T0275010

somos la leche

Alba Padró

somos la leche

Dudas, consejos y falsos mitos sobre la lactancia

LactApp

Grijalbo

ÍNDICE

PRÓLOGO

Empiezo este prólogo bastante abrumada por la responsabilidad de presentaros el libro de la que considero que es, sin duda, una de las máximas autoridades en lactancia materna de nuestro país. Para mí es un honor que Alba me haya elegido para escribirlo y puedo afirmar que ella ha supuesto, tanto mediante sus artículos como mediante e-mail (¡y whatsapp!), una ayuda fundamental para que la lactancia de mi hijo Bruno haya sido exitosa. Sinceramente, me siento muy feliz al saber que este libro va a contribuir a que muchas madres vivan, como yo estoy viviendo, una lactancia informada, consciente y no influida por consejos pseudocientíficos, tradiciones obsoletas o el famoso, ¡y absurdo!, «a demanda diez minutos en cada pecho cada tres horas».

¿Y qué es eso de una lactancia informada? La verdad es que cuando me quedé embarazada no había pensado mucho en «lo de dar el pecho». Sabía que mi madre me había dado pecho y yo pensaba «intentarlo» cuando llegara el momento, pero poco más. Fue precisamente a raíz de un e-mail de Alba en el que me mencionaba su pro-

yecto LactApp cuando empecé a interesarme por la lactancia materna, pero en serio. Pocos meses antes de dar a luz comencé a leer mucho sobre el tema (¡qué bien me habría venido este libro por aquel entonces!). Leí uno tras otro los artículos de Alba publicados en internet, me compré todos los libros de Carlos González... Aprendí cuáles son las hormonas que regulan la lactancia, qué son el agarre, las crisis de crecimiento, el calostro, qué beneficios tiene la lactancia para la madre y el bebé... De pronto había descubierto la gran importancia que tenía la lactancia materna y quería saberlo todo para estar bien preparada cuando llegara el momento.

Nació Bruno y, pese a que el parto fue complicado y estuvo a punto de acabar en cesárea, mi hijo se enganchó en el paritorio. Verle trepar por mi tripa buscando mi pecho fue una de las experiencias más alucinantes que he vivido. Mi pequeño había nacido y tenía muy claro lo que tenía que hacer... ¡más claro que yo! Y es que los primeros días fueron días de dudas, de dolor de pecho, de preguntas sobre si el agarre sería correcto, de miedo a que no estuviera cogiendo suficiente peso, de leer y releer los artículos de Alba en internet... Aun así, nada más ver la carita de Bruno al terminar de mamar, totalmente «borracho de leche», mi instinto me decía que lo estábamos haciendo bien.

Recuerdo que intercambiaba e-mails con Alba, ella preocupada por lo flaquito que estaba Bruno, yo feliz de poderle contestar que sí, que estaba muy flaquito porque había nacido muy alto, pero que estaba subiendo de peso como un tiro... ¡todo a base de teta!

Gracias a los artículos de Alba comprendí las primeras crisis de crecimiento, y las sobreviví. Más adelante, cuando me tocó separarme de Bruno varias horas por alguna grabación, Alba estuvo a mi lado (¡ay, bendito whatsapp!) tranquilizándome y ofreciéndome las mil soluciones que tan solo su experiencia podía brindarme. Superamos aquellas situaciones y logramos alcanzar los seis meses de lactancia materna exclusiva recomendados por la OMS (y a día de hoy continuamos con la lactancia materna, ya con alimentación complementaria). Pues bien, ahora, gracias a este libro, Alba estará también a vuestro lado en todos esos momentos, y estoy segura de que muchas veces recurriréis a estas páginas en busca de consejos, de respuesta a vuestras dudas o, simplemente, para encontrar una frase tranquilizadora que os recuerde que sí, que lo estáis haciendo bien.

Con franqueza, después de estos meses viviéndolo en mi piel, puedo afirmar que la lactancia es una parte tan maravillosa de la maternidad que merece la pena intentarlo. Son momentos de conexión total con tu bebé, de tranquilidad, de paz, de amor completo... No sé, es algo tan grande que me resulta difícil describirlo. Son muchas las personas que os desanimarán, que os dirán que es muy sacrificado, que os querrán meter miedo con las posibles complicaciones... Y sí, puede que sea sacrificado, pero merece la pena. Yo, personalmente, os animo a por lo menos probarlo, y creo que este libro os resultará de gran ayuda para afrontar la lactancia de manera informada. Luego saldrá o no saldrá, pero lo bueno es que no podréis decir: «Si lo hubiera sabido antes...».

Gracias, Alba, por escribirlo y por dedicar tanto trabajo y tanto esfuerzo a facilitarnos la vida a todas aquellas que optamos por la lactancia materna. Tu labor no solo es valiosa para muchísimas madres, sino también para todos aquellos bebés que crecerán beneficiándose de haber recibido las bondades de la lactancia materna. Gracias.

Alma Obregón

LA GRAN AVENTURA

Las organizaciones oficiales que velan por la salud de las madres y sus hijos nos recuerdan que todos los bebés deberían alimentarse de manera exclusiva con leche materna durante los seis primeros meses de vida y, a partir de ese momento, debe complementarse la lactancia con alimentos sólidos hasta tener como mínimo dos años. Después la lactancia materna debería continuar hasta que la madre y el niño quisieran.

Es posible que hayas tenido que releer el parágrafo anterior un par de veces, quizá porque te ha sorprendido, o has pensado que no vas a amamantar tantos meses, o te ha parecido una locura... Tal vez ni te habías planteado que los niños pueden tomar el pecho durante años. No pasa nada, esto nos ha ocurrido a todas. En nuestra sociedad no es habitual ver a niños (no hablo de bebés de pocos meses, sino de niños que ya anden o hablen) mamando y la primera vez esto no suele dejar indiferente.

Hace diecisiete años me convertí en madre y decidí que quería dar el pecho a mi hija. No era una persona decidida, más bien al contrario: basta deciros que me daba vergüenza entrar a comprar en la mayoría de las tiendas. Pero cuando me sentí perdida, cuando pensaba si no estaría matando a mi hija de hambre porque no paraba de llorar, cuando me decían que ya lo había intentado y que la leche artificial era inevitable, me armé de valor, llamé a un teléfono desconocido y encontré la respuesta que necesitaba: lo estás haciendo bien, no pasa nada, solo es una (maldita) crisis de demanda.

Esa llamada me convirtió en quien soy ahora. La maternidad me llevó por unos caminos que no había ni imaginado: primero fui asesora de lactancia, después IBCLC,[1] y la lactancia se convirtió en mi mundo y en mi camino. Así, he podido disfrutar de dos lactancias maravillosas de las que he aprendido mucho de mí misma.

En estos años he tenido la suerte de acompañar a muchas madres en su lactancia, he sido testigo de muchas situaciones y he aprendido de cada

---

[1] En España hemos traducido las siglas IBCLC como Consultora Internacional de Lactancia.

madre y cada bebé. Y sé que para las madres es vital disponer de información y apoyo para poder tomar decisiones respecto a su lactancia.

Esta va a ser una gran aventura para los dos, madre e hijo, y las aventuras hay que vivirlas, dejarse sorprender. Es muy probable que cambies de planes, modifiques tu camino y consideres que ya es suficiente y lo dejes. O puede que descubras inesperadamente lo práctico que es dar el pecho y quieras seguir amamantando mucho más de lo que habías previsto. La lactancia es vuestra aventura y deberíais poder vivirla como queráis. Verás que en ocasiones el camino se llena de piedras o avanza cuesta arriba, y por eso voy a intentar que encuentres todo lo que puedas necesitar en este libro y que estas páginas te sirvan de ayuda durante el trayecto.

Como en cualquier guía de viaje, habrá apartados que podrás obviar, otros que seguramente ya conocerás y otros que te va a tocar leer con atención, así que no tienes por qué seguir un orden estricto en la lectura de los capítulos.

El libro contiene lo que me hubiera gustado leer cuando fui madre: las luces y las sombras de la lactancia y las situaciones clave que se van a producir y que es preciso que conozcas para poder decidir qué quieres hacer. Porque lo único que pretendo es que tengas suficiente información para tomar tu camino, sea el que sea. Lo que me hubiera gustado leer cuando me pusieron por primera vez a mi hija en los brazos y me dijeron: «Hala, ya le puedes dar el pecho».

Así que disfruta del camino y disfruta de la lectura.

¿CÓMO ME PREPARO?

Seguro que has pensado en qué cochecito de todos los que ofrece el mercado debes comprar, o qué silla para el coche es la más adecuada y segura. Incluso habrás valorado temas más banales, como elegir el color de la pared de la habitación de tu bebé, los pañales y la ropa que te harán falta... En general solemos comprar las cosas del bebé con antelación y lo tenemos todo preparado antes de su llegada; no es demasiado lógico esperar a que nazca para adquirir lo que va a necesitar, porque no tendríamos tiempo ni ganas de irnos de compras.

....

Pero ¿y la alimentación del bebé? ¿Te has planteado qué quieres hacer?

En nuestra primera maternidad no solemos dar demasiada importancia al tema de la alimentación del bebé. Yo misma tenía claro que, si podía, daría el pecho a mi hija y, cuando me lo preguntaban, así lo afirmaba. Pero siempre añadía la coletilla «Si puedo, claro». Me parecía una cuestión de suerte o azar el poder o no poder dar el pecho, el tener o no tener leche. Era algo que no dependía de mí por muchas ganas que yo tuviera de hacerlo.

Y esa sensación de no tener la capacidad de decisión es la que lleva a muchas madres a no preparar la lactancia, a centrarse en el embarazo y el parto y dejar de lado la lactancia.

Pero la lactancia es instintiva, ¿no? Solo hay que poner al bebé en el pecho y listo.

Pues no. Imagina que en unos meses vas a aterrizar en un planeta desconocido, donde todo es diferente y se habla un idioma que no conoces. Estoy segura de que te gustaría llegar a ese planeta teniendo un poco de información, sabiendo unos conceptos básicos que te permitieran salir adelante y sentirte segura y fuerte. ¿Me equivoco? Lo mismo pasa con la lactancia: la lactancia no es instintiva para las madres, tenemos que aprender.

Pues esta es tu primera inmersión en el mundo llamado lactancia. Prepárate, lee, infórmate; debes capacitarte para ella, y aunque nadie puede asegurarte el éxito, sin esta base todo puede ser más complicado.

Vamos a por la teórica

Seguramente tienes el carné de conducir y si no, como es mi caso, te harás enseguida a la idea: el embarazo es el momento ideal para que te saques la teórica (no de conducir, de lactancia), es el tiempo que puedes dedicar a leer, informarte, observar y adquirir unos conceptos que te serán de mucha utilidad cuando te toque «conducir»; vaya, cuando tengas a tu pequeño bebé lleno de vérnix[2] sobre tu cuerpo.

Es cierto que muchas mujeres no necesitan sacarse la teórica, es cierto que la humanidad no ha llegado hasta aquí con un manual de lactancia, es cierto que muchas mujeres confían en su cuerpo, en su capacidad para amamantar y en las capacidades de su bebé para mamar. Pero también es cierto que en poco más de cien años la cultura de la lactancia se ha visto arrinconada y que muchas mujeres tienen dudas y miedos y no encuentran cómo resolver sus problemas.

En nuestra sociedad impera la cultura del biberón. No hace falta ser muy listo para ver que la información directa e indirecta que recibimos sobre lactancia artificial es muy superior a la que recibimos sobre lactancia materna. Solo hace falta abrir una revista de maternidad, poner la televisión o salir a la calle. Es más, aunque creas que no sabes nada de este tema, ya tienes *inputs* en tu cerebro sobre lo que crees que es amamantar a un bebé.

Hoy en día muchas mujeres quieren dar el pecho a sus hijos y optan por «criarlos»,[3] algo que quizá suena hasta antiguo. Simplemente hacen lo que sienten que deben hacer sin dejarse llevar por la masa social y la publicidad imperante. Volver a dar el pecho no representa un retroceso en los derechos de las mujeres ni en su libertad para decidir sobre el trabajo remunerado y su proyección laboral. En nuestra sociedad ser madre, querer cuidar de los hijos y desear postergar la vida laboral está mal visto, y en muchas ocasiones nos vemos obligadas a renunciar a alguno de estos aspectos o, peor aún, nos vemos obligadas a ocuparnos de todos a la vez y además a tener éxito en todos ellos.

Decidir si quieres amamantar dos días, dos meses o dos años es cosa tuya y de tu bebé. Habrá circunstancias que quizá determinen la duración de la lactancia, pero si deseas amamantar debes saber que muchas mujeres lo consiguen, muchas mujeres lo hacen cada día y muchas mujeres lo encuentran satisfactorio.

Si decides no dar el pecho o dejar de hacerlo, que sea porque tú lo quieres así.

Un día, cuando llegué al grupo de apoyo me contaron una historia que me sorprendió mucho, ocurrida en un zoo-

---

[2] El vérnix caseoso es un material graso de textura parecida a la del queso, que reviste la piel del recién nacido. Consiste en una mezcla de secreciones grasas que protege la delicada piel del bebé.
[3] Durante muchos años las mujeres debían renunciar a su maternidad o al cuidado de los hijos para mantener su posición laboral. Desde hace algunos años cada vez son más las mujeres que no están dispuestas a esta renuncia y luchan para no tener que privarse de ninguna de las dos cosas.

lógico de Estados Unidos hace ya algunos años. Una gorila nacida en cautividad tuvo una cría. Como ella había sido alimentada por los cuidadores y no había visto nunca amamantar no supo cuidar de su cría, que irremediablemente murió. Hay quien dice que se la acercaba al pecho de espaldas, lo cual explicaba con claridad que no entendía qué debía hacer.

Cuando de nuevo volvió a estar embarazada los cuidadores resolvieron que tenían que hacer algo para prepararla y mostrarle cómo debía alimentar a la cría cuando naciera. Así que se pusieron en contacto con miembros de la Liga de la Leche[4] y les pidieron que fueran al zoo. Su tarea era fácil, solo debían dar el pecho delante de la gorila para que ella pudiera ver qué hacían y cómo lo hacían. Así pues, realizaron diversas sesiones y poco a poco el interés de la gorila fue en aumento.

Nació la cría y la gorila parecía perdida de nuevo, incapaz de alimentar a su bebé. Los cuidadores llamaron de nuevo a una de las madres de la Liga de la Leche, que le fue mostrando paso a paso cómo colocaba a su bebé, cómo lo acercaba al pecho, cómo hacía que rozara con sus labios el pezón... Y la gorila imitó cada uno de los gestos hasta que su pequeño se agarró al pecho y se alimentó.

Esta historia, verdadera o no, quizá un poco adornada o amplificada, es ideal para entender que no se puede dar el pecho sin aprender, que son imprescindibles la observación y el conocimiento para lograrlo y aunque cualquier mujer sabe que amamantar consiste en poner el pecho de la madre en la boca del bebé, es preciso disponer de algunos conocimientos más. Solo nosotras, las mamíferas, las hembras de primates y las orcas, necesitamos aprender a dar el pecho. No es un comportamiento tan instintivo como creemos, debe existir una transferencia de información para que se produzca. Esto significa que disfrutamos (o deberíamos disfrutar) de una estructura matriarcal importantísima que tendría como misión el acompañamiento de la nueva madre y la transmisión de los conocimientos necesarios para conseguir la mejor lactancia y crianza.

Por suerte, para los bebés[5] la lactancia sí es instintiva. Ellos nacen esperando un pecho del que alimentarse. Lo más sorprendente es que hacen prácticas mientras están dentro del útero: han estado estos nueve meses sacándose la teórica para que al nacer les sea posible mamar. Mientras un bebé se forma y crece dentro del útero, aprende a buscar, succionar y deglutir. De esta manera cuando es puesto encima del cuerpo de su madre, piel con piel, sabe perfectamente lo que debe hacer, de la misma forma que cual-

---

[4] La Liga de la Leche (LLL) es una organización internacional sin ánimo de lucro, dedicada a la promoción de la lactancia materna mediante el apoyo mutuo entre madres. Fundada en 1956 en Estados Unidos, en la actualidad cuenta con grupos de lactancia en más de sesenta países.
[5] Los bebés nacidos a término y sanos.

quier otro cachorro sabe encontrar por sí mismo el pecho de su madre.

Pero volvamos a nosotras: ¿a cuántas mujeres has visto dar el pecho? Si lo has visto, ¿cuánto tiempo lo has visto? La mayoría de las que estéis leyendo no lo habrá visto o lo habrá visto de pasada sin estar atenta a todos los detalles. Las madres hemos perdido la cultura de la lactancia, ya no contamos con la suerte y el privilegio de estar rodeadas de mujeres que hayan dado el pecho, de las que podamos aprender y a las que podamos recurrir cuando tengamos dudas.

Muchas veces acudimos a los sanitarios y, por desgracia, ellos tampoco tienen todas las respuestas. La lactancia no es una situación patológica, por lo que no se estudia (o se trata por encima) en la mayoría de las carreras sanitarias. Es una situación fisiológica, un proceso más de la vida que no tiene por qué requerir atención médica. Cada vez más profesionales sanitarios se forman para atender mejor a las madres lactantes, e incluso ellos deben, al igual que las madres, superar los mitos y prejuicios que rodean la lactancia.

Por tanto, la clave es encontrar información veraz, apoyo respetuoso y contacto con otras madres lactantes. Así que vamos a observar, a descubrir y a aprender cómo se hace esto que llaman dar el pecho.

¿Tengo que preparar el pecho?

Durante el embarazo algunas madres se sienten animadas para planificar punto por punto la llegada del bebé y no dudan en hacer o comprar lo que sea necesario con el fin de evitar el tan temido dolor al amamantar:

> «Quiero darle pecho pero me da mucho miedo que me duela y me salgan grietas. Me han comentado que va muy bien untar la leche del pecho en el pezón. ¿Hay alguna cremita en la farmacia u otro remedio que se pueda poner una durante la lactancia o incluso antes para preparar el pezón? Me da miedo que me duela mucho y que algo tan bonito se convierta en doloroso.»

Aún hoy en día se recomienda a las mujeres embarazadas que preparen sus pezones durante el embarazo. Ya sea mediante cremas específicas, masajes en el pezón o potingues caseros. Hay quien recomienda frotarlos con guantes de crin y una mezcla de alcohol y vaselinas al cincuenta por ciento. Espero que al leerlo hayas pensado: «¡Qué dolor!». Porque, evidentemente, nada de eso es necesario. El mito del dolor planea sobre la cabeza de muchas madres. Nos han dicho que amamantar duele y, claro está, queremos escapar al dolor, curtir el pezón para endurecerlo y prevenir la aparición de estas grietas que parecen algo fatal.

Para intentar evitar las grietas debemos saber las principales situaciones que las causan: un mal agarre o una succión deficiente del bebé.

Lógicamente la parte que corresponde al bebé no la podemos encauzar en el embarazo, pero sí podemos observar a otras madres amamantando para aprender cómo deberemos colocar al bebé y entender que no hay que preparar el pezón porque los pezones vienen preparados de fábrica y están diseñados para amamantar. En todo caso, debemos preparar nuestro cerebro y empaparnos del conocimiento necesario para conseguir una lactancia indolora.

Por ello, es clave saber cómo funciona el pecho para así desterrar mitos y miedos. Descubre tu cuerpo y sorpréndete con la perfección de la glándula mamaria.

Tus pechos: únicos y diferentes

Si te pido que imagines un pecho quizá lo primero que evocará tu mente es un pecho redondo, turgente, simétrico... ¡Un pecho de anuncio, vaya! La publicidad no ha ayudado demasiado a conocernos y nos ha vendido que el pecho es solo de una determinada forma. El pecho de nuestro imaginario es muy diferente de los pechos reales, los pechos de las mujeres y las madres de verdad.

La variedad en la forma, las medidas, los pezones y las areolas de los pechos es infinita. Por suerte, las partes del pezón —tanto interior como exterior— son las mismas y funcionan de la misma manera.

¿Cómo funciona el pecho? Externo

Lo primero que te quiero pedir es que te desnudes y observes tus pechos. Colócate delante de un espejo que te permita verte desnuda de cintura para arriba. Quizá nunca te has parado a observar tus pechos con detenimiento. Obsérvate de frente, de un lado y del otro lado, y busca diferencias: ¿tus pechos son completamente simétricos? ¿Hacia dónde se dirigen los pezones: al frente, hacia los lados?

Seguramente tus dos pechos no se parecen en nada y quizá no tienen los pezones situados justo delante, sino más bien hacia los lados. Esta observación minuciosa te permitirá entender que vas a necesitar una postura diferente en cada pecho y, como verás en el siguiente capítulo, es fundamental para una lactancia placentera y eficaz.

Seguro que en la escuela estudiaste los nombres de las partes del sistema reproductor. En los libros de texto se presta atención a los genitales, tanto internos como externos, pero en ningún libro se detallan las partes del pecho, ni qué hacen ni para qué sirven. Eso sí, a todos nos toca aprendernos las partes del riñón, del corazón o del hígado... Partes importantes del cuerpo que hay que conocer, pero que funcionan solas y de las que no tenemos mayor control. Pero ¿y del pecho? ¿No te gustaría tener más información sobre sus partes y funcionamiento?

Pues vamos allá.

EL PECHO DESDE FUERA

Pecho: Como has visto, tu pecho es único. La forma de cada pecho está determinada por la grasa corporal, que lo moldea. Normalmente el tejido glandular, el encargado de producir leche, es similar en los pechos pequeños y en los grandes. Da igual el pecho que tengas,[6] da igual si es pequeño o grande, la gran mayoría de ellos permiten amamantar a un bebé, a dos e incluso a tres. La forma del pecho va a determinar cómo debes colocar al bebé.

Durante el primer trimestre de embarazo, el pecho crece, la glándula mamaria se desarrolla interiormente y se prepara para la lactancia. En el tercer trimestre, la glándula ya segrega leche (calostro) y está preparada para la llegada del bebé.

Areola: La areola es la zona circular más oscura que rodea el pezón. Hay areolas de todos los tamaños: grandes, medianas, pequeñas... Una idea muy extendida es pensar que cuando el bebé mama debe tener toda la areola dentro de la boca, pero en realidad hay areolas que no cabrían ni en la boca de un adulto. Así que lo más importante cuando el bebé mama es que tenga gran parte de la areola dentro de la boca, especialmente la zona inferior.

Durante el embarazo, la areola se oscurece para darle otra pista al bebé. Al nacer los bebés tienen una vista bastante limitada, pero distinguen bien los colores oscuros, de esta manera identifican rápidamente el color oscuro que les indica dónde está la comida.

En la areola se destacan unos «granitos» blanquecinos llamados corpúsculos de Montgomery, a los que familiarmente llamamos Montgomerys, acortándoles el nombre para que sea más fácil de recordar. Si no los distingues muy bien, basta con que pases los dedos dibujando círculos por encima de la areola y verás cómo responden arrugándose, contrayéndose y endureciendo el pezón.

Estas pequeñas «espinillas» se encargan de lubricar e hidratar el pezón. Además, la sustancia blanca de su interior huele como el líquido amniótico, lo que le proporciona al bebé, justo después de nacer, una segunda pista, en este caso olfativa, para saber dónde se tiene que dirigir.

---

[6] Tan solo los llamados pechos hipoplásicos pueden presentar falta de tejido mamario que en ocasiones dificulta la lactancia materna exclusiva.

Pezón: No hay dos pezones iguales: pueden ser anchos, planos, grandes, pequeños, poco salidos, planos, invertidos...

No hay pezones ni buenos ni malos y aunque quizá te hayan dicho que tu pezón no sirve, nada más lejos de la realidad. Tus pezones son perfectamente válidos para amamantar.

¿Tienes el pezón plano o invertido y eso te preocupa?

Pues no hay razón para ello, ya que el pezón no es más que un referente táctil para el bebé. Una manera de encontrar, después del nacimiento, junto con el color oscuro de la areola y el olor que desprenden los corpúsculos de Montgomery, el lugar exacto por donde sale la leche. Porque recuerda: la leche no sale del pezón, sale por el pezón. Y los bebés para mamar necesitan agarrar la areola, no solo el pezón. Podrás comprobar que si aprietas el pezón salen apenas unas gotas de calostro o de leche. Para conseguir que salga leche debes comprimir la areola y, con un poco de práctica, ¡verás qué chorros salen!

Si tienes el pezón plano o invertido lo más importante es empezar con buen pie. Cuando se deja al bebé piel con piel justo después del parto, el bebé está atento y dispuesto a mamar. Este momento se llama período sensible o sensitivo y es un momento único de aprendizaje, similar al que experimentan otros animales recién nacidos, por ejemplo los patos. Cuando un pato nace experimenta un período de impronta,[7] lo que significa que va a reconocer como a iguales a todos los seres que le rodeen y aprenderá de ellos y de sus comportamientos. Si esta impronta no se produce es imposible reproducirla después.

De la misma manera, si el bebé consigue mamar y agarrar el pezón «complicado» en ese momento, en el que está tan bien dispuesto al aprendizaje, es más probable que la succión a posteriori no le cree problemas.

---

[7] La impronta es un tipo de aprendizaje temprano que se produce unas horas después del nacimiento y que otorga más posibilidades de sobrevivir. En el capítulo «Amamantar no debe doler» dispones de más información.

¿Cómo funciona el pecho? Interno

Para imaginar el interior de la glándula mamaria lo más fácil es que te imagines que tu pecho está compuesto por varios racimos de uvas, de esta manera te será más fácil entender cómo funciona y dónde se sitúa cada parte. También es conveniente que te familiarices con las hormonas, que son las encargadas de fabricar y exprimir la leche del interior y mandarla hacia el bebé.

Prolactina: La prolactina es la hormona que fabrica la leche. Se produce en respuesta al estímulo que el bebé realiza al succionar el pezón. Cuando se produce una descarga de prolactina en la sangre de la madre, en los acinos, y en concreto dentro de cada célula productora que los conforma, todo el mecanismo se pone en funcionamiento y se elabora la receta que da como resultado leche materna de la mejor calidad.

Acinos o alvéolos: Los acinos son como diminutos granos de uva. Dentro de cada uno de ellos hay células que se encargan de fabricar leche. La leche materna se fabrica usando, por un lado, sustancias procedentes de la sangre de la madre y, por otro lado, estas células son capaces de crear nutrientes por sí mismas, son unas pequeñas fábricas que trabajan de manera incansable para nutrir al bebé.

Para conseguir que la leche salga de su interior y vaya hacia el pezón, los acinos están envueltos en unas estructuras que responden a la presencia de la hormona oxitocina y les hacen contraerse como una esponja cuando es apretada por alguien.

Oxitocina: La oxitocina es la hormona del amor y los cuidados maternales. Se produce no solamente en respuesta a la succión del pezón sino también mediante estímulos táctiles, olfativos y visuales relacionados con el bebé. Es la encargada de contraer los pequeños alvéolos para que la leche se dirija al pezón. Además, se ocupa de contraer las fibras del útero cuando el bebé succiona o cuando tenemos un orgasmo. Los entuertos[8] que puedes notar los primeros días tras el parto cuando tu bebé mama también se deben a la acción de esta hormona.

---

[8] Son los molestos espasmos que se sienten, cuando el útero se contrae, los días posteriores al parto.

Lobulillos y lóbulos: Los acinos, las fábricas de producción, se unen formando lobulillos (el racimo de uvas), y dentro del pecho encontramos diversos lobulillos que forman lóbulos más grandes; es decir, varios racimos de uvas juntos que se unen e interrelacionan por medio de los conductos y los conductillos.

Conductos y conductillos: Forman un gran entramado parecido a las raíces de un árbol, van de los lobulillos hasta el pezón.

FIL: Este nombre son las siglas de «factor inhibidor de la lactancia», que es una proteína que tiene la función de regular la producción de leche de ambos pechos. La producción de cada pecho es variable e independiente y el FIL se encarga de regularla de una manera muy sencilla e ingeniosa. Si el FIL que está en la leche es extraído del pecho por la succión del bebé o por la extracción manual o mecánica (sacaleches), el cuerpo entiende que ha producido poca leche y fabricará más en la siguiente toma. Si por el contrario el FIL queda dentro del pecho junto con la leche, la glándula entiende que se ha pasado produciendo y ajustará a la baja su producción.

El saber no ocupa lugar

Cuando todavía no somos madres solemos tener una idea preconcebida bastante romántica de lo que es la maternidad, así que resulta muy aconsejable darse un baño de realidad antes de tener al bebé. La maternidad no es rosa, la lactancia no es rosa, la maternidad y la lactancia pueden ser maravillosas pero también fuente de frustración y de cansancio.

Mi primer libro sobre la lactancia fue el mítico *Mi niño no me come*, del doctor Carlos González. No es un libro que hable de lactancia de manera específica, así que compré varios libros americanos para tener recursos e información; en ese momento no había nada más. Hoy en día la situación ha cambiado, puedes acceder a una variedad infinita de libros. Existen libros muy diversos, unos enfocados exclusivamente a la lactancia y otros que incluyen temas de crianza: colecho,[9] inicio de la alimentación complementaria, BLW,[10] crianza con apego...

Y por otro lado tenemos mucha información en la red. Este ha sido el

---

[9] El término «colecho» hace referencia a compartir la cama. Los bebés o los niños comparten el sueño con el adulto dentro de la misma cama.
[10] Con las siglas BLW (Baby Led Weaning) conocemos el método gradual y guiado por el bebé para iniciarse en la alimentación sólida.

gran avance de los últimos años. Internet ha democratizado el acceso a la información, y eso afecta también a la información acerca de la lactancia. Hay webs, blogs, grupos de Facebook, etc., que proporcionan información muy valiosa y que ayudan a las madres a encontrar su tribu virtual.

Es cierto que puede ser complicado averiguar qué información es correcta y cuál es mejor obviar, pero con la información que te proporcionaré al final del libro podrás hacer una búsqueda rápida que te dará una buena base para empezar.

Por cierto, las revistas de maternidad que se venden en el quiosco no siempre contienen información adecuada sobre la lactancia. Además, en muchas ocasiones, al lado de cada página donde se habla de lactancia hay un anuncio de leche artificial, que fomenta una visión sesgada de la alimentación infantil, ya que transmite la idea de que la leche artificial es nutricionalmente igual que la leche materna y que es absolutamente necesario que en algún momento tu hijo la tome.

No estoy en contra de la leche artificial y de su uso, estoy en contra de la publicidad de la leche artificial que infringe la ley española[11] y el Código Internacional de Comercialización de Sucedáneos de la Leche Materna.[12] De la misma manera que estoy en contra de los anuncios y la publicidad de la mayoría de productos o alimentos destinados a menores.

Así que aprovecha y lee. Leer te hará comprender que la visión que solemos tener sobre los bebés no es real, que no son seres manipuladores a los que hay que domar o adiestrar. Nuestros bebés nos necesitan y solo quieren de nosotras amor, calor y alimento.

Observando se aprende
(Los grupos de apoyo)

Quizá te apura ir a un grupo de lactancia, ¡habrás oído de todo! Debo confesar que, hace diecisiete años, la primera vez que acudí a uno sentí miedo y lo pasé mal. A pesar de que el ambiente era distendido y nadie me dijo nada, yo estaba tensa. Y es que tenía miedo: miedo de lo que pudieran decirme, pues tenía la sensación de que iba a pasar un examen de conocimientos y habilidades, y estaba segura de que me reñirían en el caso de hacer algo mal. Me pasé las dos horas de la reunión callada, con la niña en brazos y poniéndola a la teta de vez en cuando, escuchando, mirando, hasta que una asesora me preguntó qué tal esta-

---

[11] https://www.boe.es/boe/dias/2008/05/30/pdfs/A25121-25137.pdf

[12] El Código Internacional de Comercialización de Sucedáneos de la Leche Materna fue adoptado por la Asamblea Mundial de la Salud en el año 1981. Busca proteger a todas las madres y a sus bebés de las prácticas inapropiadas de comercialización. Prohíbe toda promoción de los sucedáneos de la leche materna, biberones y tetinas. Lucha para asegurar que las madres reciban información adecuada por parte del personal de salud.

ba, me comentó que veía muy bien a la niña. Le expliqué que yo creía que todo iba bien, que la niña ganaba peso divinamente, que no me dolía nada... Me repitió que la niña se veía preciosa y que lo estaba haciendo muy bien. Fin.

¡Ostras! Salí con un subidón impresionante, segura, tranquila, con ganas de repetir la siguiente semana. Nadie me había presionado para nada,[13] solo eran mujeres que daban el pecho a sus hijos y que tenían información sobre la lactancia. No me parecieron nada peligrosas. Bueno, de hecho, me uní a ellas.

El desconocimiento de qué son los grupos de apoyo a la lactancia y qué hacen aún es muy común; además, creo que es hasta peligroso. Porque el miedo a acudir a uno puede impedir encontrar soluciones a los problemas de lactancia. Los grupos de apoyo tienen y tenían mala fama, y todavía me llaman a diario madres asustadas para saber cómo funcionan: ¿cuánto vale?, ¿tengo que pedir hora?, ¿quién me va a ayudar?, ¿lo llevan comadronas?...

Por suerte cada vez más madres acuden a los grupos de apoyo y encuentran respuestas a sus dificultades. Aun así hay quien cree que si recurres a ellos te van a obligar a dar el pecho hasta los dos años o más, o que las asesoras no respondemos preguntas sobre el destete, o que si a tu bebé les das chu-

pete mejor que se lo quites antes de entrar, y hasta se llega a decir que en los grupos te piden dinero. Se los compara con sectas, con extremistas radicales, con talibanes... Vaya, que pocas son las madres que se acercan a un grupo tranquilas y sin prejuicios.

Los grupos de apoyo a la lactancia y los grupos de la Liga de la Leche realizan encuentros semanales o mensuales de madres, en los que se habla de lactancia y se ofrece apoyo e información. Los grupos son conducidos por estas mujeres que son madres como tú, con experiencia propia amamantando y formación específica en lactancia, que ceden su tiempo libre para ayudar e informar a las otras madres.

Acudir con antelación a un grupo de apoyo a la lactancia es una grandiosa idea. Mientras estás embarazada quizá creas que un grupo de apoyo no es aún tu lugar, que ya irás cuando haya nacido el bebé, y es una opción. Aunque si va a ser tu primer hijo y no has visto con detalle cómo se da el pecho, te recomiendo que te animes y les hagas una visita antes de tener a tu bebé en brazos. Ni que sea una sola vez, porque la mayoría de las dificultades aparecen en el hospital, durante los primeros días, y en ese momento no siempre se puede contar con la atención continua de una comadrona; en cambio, si dispones de las nociones

---

[13] Si acudes a un grupo de apoyo y te sientes obligada a hacer algo que no deseas, las asesoras están haciendo mal su trabajo. La asesora debe mostrar opciones a las madres, siempre sugerir y nunca obligar.

básicas te vas a sentir más segura. Asimismo, si tienes el teléfono de tu grupo de apoyo podrás contactar con alguien del grupo si lo necesitas.

Yo lo quiero intentar

La inseguridad es algo habitual. Pocas futuras madres primerizas tienen total confianza en su cuerpo y en la capacidad de su pecho para producir leche. Así, la lactancia empieza siendo un deseo, algo que depende de la fortuna o del azar.

La glándula mamaria funciona como un órgano más del cuerpo. Si no tienes ninguna enfermedad, ¿has dudado alguna vez de tu corazón o de tus riñones? ¿Has dudado de que tu hígado funcione bien? Y, por contra, seguramente has dudado de tus pechos: «¿Tendré leche? ¿Será de calidad? ¿Será suficiente?», te habrás preguntado.

La mayoría de las mujeres tienen dudas respecto a su capacidad para producir leche antes de parir, y en muchos casos conocen directamente a otras mujeres que no lo han conseguido. De hecho, muchas de nosotras no fuimos amamantadas de bebés, por lo que las abuelas actuales tienen poca información y no pueden resolver demasiadas dudas pero, en cambio, saben expresar y repetir al dedillo los mitos que la sociedad alimenta respecto a la lactancia.

Si hemos llegado hasta aquí como especie no ha sido gracias a la leche artificial. Hace poco más de cien años la leche artificial ni siquiera existía. La capacidad para producir leche es una característica de los mamíferos, una peculiaridad que permite a nuestras crías totalmente desvalidas[14] crecer y sobrevivir.

Las crías de mamífero, incluidas las humanas, al nacer necesitan cuidados, calor y alimentos. Y el resumen perfecto, la fusión perfecta para satisfacer estas necesidades se llama lactancia materna. Así pues, quizá la lactancia materna no sea la opción preferida de todas las madres, pero sí es lo que esperan todos los bebés.

¿Qué puedo necesitar?

Me hacía esta pregunta y leía en las revistas qué debía preparar para la lactancia. Por cierto, la lista era larga: sostenes de lactancia, camisones de lactancia, protectores para no manchar la ropa, esterilizador, sacaleches, tetinas, chupetes, dosificadores para la leche artificial, dos biberones...

Y a pesar de que cuando repasaba el listado muchas cosas me rechinaban —¿para qué narices me hacían falta un dosificador de leche artificial o dos biberones si quería dar el pecho?—, lo compré todo, todo, todo. No me paré a pensar y no fui capaz de darme cuenta de que me estaban tomando el pelo.

Comprar es una actividad a la que dedicamos mucho interés y dinero, y

---

[14] Las crías de mamífero altriciales son aquellas que nacen totalmente desvalidas, que necesitan de un adulto y muchos meses para desarrollar todas las características y capacidades del adulto.

estamos muy acostumbradas a comprar, pero... ¿es indispensable comprar algo para poder dar el pecho?

¿Ropa de lactancia?

Bueno, hay quien dice que la ropa de lactancia es lo mínimo. Muchas grandes marcas tienen una línea de ropa específica para la lactancia y hay muchas tiendas que solo se dedican a la ropa de embarazo y lactancia. A ver, no seré yo quien te diga que no compres ropa de lactancia, pero debes saber que es probable que no la necesites.

No hacen falta prendas especiales para dar el pecho, porque con la mayoría de camisetas y ropa que tienes en tu armario lo harás perfectamente. Si se pueden levantar desde la cintura o se pueden desabrochar, van bien para dar el pecho. Es probable, y más si eres friolera o te da algo de vergüenza ir enseñando la tripa por ahí, que no te sientas cómoda dejando parte de tu barriga o tu espalda al aire. Han inventado unas camisetas interiores que mantienen estas zonas calentitas y a salvo de miradas enjuiciadoras. Así puedes usar la ropa del embarazo o las camisetas y blusas de antes de estar embarazada.

Los sujetadores de lactancia están en otra categoría. Tus pechos van a crecer y se van a modificar en el embarazo y al inicio de la lactancia. Los que usamos habitualmente son muy incómodos durante la lactancia: están llenos de aros, laterales metálicos, rellenos, fibras sintéticas...

Busca sujetadores de fibras naturales, que no te aprieten el pecho ni tengan estructuras metálicas. Cuando el pecho está lleno de leche y tenso cualquier maldita costura puede ser una pesadilla. El pecho tiene que quedar sujeto para que te sientas cómoda, pero a la vez libre de presiones para evitar padecer retenciones de leche.

Muchas madres quieren saber si tienen que llevar el sujetador todo el día o si es bueno dormir con él puesto. Es cuestión de gustos, y cada madre, en función de cómo se sienta, decidirá si le conviene llevarlo puesto más o menos horas o si se lo deja por la noche.

¿Gadgets de lactancia?

La oferta de productos es infinita, se vende de todo para dar el pecho: conchas recolectoras, conchas protectoras, protectores, formadores para los pezones, pezoneras, sacaleches, bolsas y botes para almacenar la leche, tetinas, collares de lactancia, cremas y ungüentos, infusiones para tener más leche, galletas para tener más leche, cojines de lactancia de mil formas y colores, relactadores, máquinas para saber qué cantidad de leche tienes en el pecho, aparatejos para saber si tu bebé traga, calientabiberones, sillones de lactancia... Podría seguir, pero no vale la pena. ¿Los necesitas? Pues seguramente no: lo más probable es que no uses ninguno, o quizá uno o dos, pero todos nunca los emplearás.

Entonces ¿qué compro?

Pues a priori, nada. A menos que sepas que vas a tener que utilizar algo en concreto, no vale la pena comprar por comprar... Como verás a continuación, las cosas esenciales son quizá un poco más etéreas, y sí, alguna vale dinero, pero estoy segura de que no te has planteado ni la mitad de ellas.

Cosas importantes de verdad

Uno de los recuerdos más bonitos de mi posparto es la felicidad que sentía al abrir una fiambrera llena de los macarrones que me preparaba mi madre. ¡Estaban tan ricos! Tenían el mismo sabor de siempre, pero me sabían a gloria.

Hay diversas cosas que todas las madres agradecen y que les hacen el período posterior al parto, el puerperio,[15] más fácil y agradable. Creo firmemente que son mucho más importantes y útiles para una mujer que cualquiera de los artilugios que se compran.

ESENCIALES PARA LA MAMÁ

Comida: Comer es imprescindible para sentirse bien. Y, a pesar de que vas a pasar muchas horas en casa, lo normal es no tener demasiado tiempo para cocinar. Ni tiempo, ni ganas, de modo que acabas comiendo cualquier cosa. No necesitas una nutrición perfecta para producir leche de calidad, necesitas una buena alimentación para estar saludable y encontrarte bien.

Así que, pide. Seguro que tu madre o tu suegra cocinan de cine, o tu padre hace una receta que te encanta. O tienes un amigo cocinillas que no sabe qué regalarte por el nacimiento de tu bebé... Pide comida. Que te traigan platos caseros cocinados con amor, que puedas guardar en el refrigerador o en el congelador. Platos que, aparte de sacarte del apuro, te permitan estar en forma.

Tareas del hogar: Vas a estar en casa, sí, pero tendrás poco tiempo libre. A veces poner una lavadora o planchar es una misión imposible. Que estés en casa no quiere decir

[15] El puerperio es el período que se inicia tras el parto y finaliza seis semanas después del nacimiento. Es un tiempo de cambios, de adaptación, de aprendizaje y de expectativas nuevas. Un tiempo necesario para acoger y cuidar al bebé, en el que se producen transformaciones en todos los sentidos.

que puedas ni que tengas que ocuparte de todo. De hecho, tu ocupación más importante es cuidar a tu bebé. Y cuidar de alguien las veinticuatro horas del día resulta agotador, y no es realista pensar que vas a poder con todo.

Seguro que habrá quien estará encantado de venir a tu casa un rato a fregar el suelo, tender la ropa o limpiar el baño. No eres vaga, ni eres lenta, ni eres incapaz: eres una madre y las madres necesitamos ayuda.

Acompañamiento: Los grupos de apoyo a la lactancia son una pieza clave, ya te lo he dicho, pero en muchas ocasiones puede ser complicado salir de casa con el bebé, porque no te encuentras bien, o porque el bebé es prematuro o simplemente porque necesitas ayuda urgente.

Pedir acompañamiento especializado es fundamental, tanto para el bienestar físico como para el emocional. Existen profesionales que se trasladarán a tu domicilio y otros con los que podrás reservar una visita cuando te haga falta.

Si económicamente te lo puedes permitir y lo necesitas, no lo dudes.[16] Vas a necesitar que te escuchen, explayarte, hablar de cómo te sientes y qué sientes. El puerperio es una época muy movida.

Amigas: Claro que necesitas a tus amigas, necesitas tener una tribu[17] para hablar y compartir. En muchas ocasiones, la maternidad y la crianza modifican nuestras amistades. Es posible que con algunas compartas más cosas que con otras. Busca aquellas con las que te sientas cómoda, intenta salir con ellas y vuestros bebés a dar un paseo o a tomar un café. Se agradece.

Tapones para las orejas: Sí, lo has leído bien: tapones. Vas a oír de todo, pues te dirán toda clase de cosas. Los tapones para las orejas son estupendos: son buenos, bonitos y baratos. No te imaginas lo bien que te van a venir y de cuántas situaciones embarazosas te van a sacar. Con los tapones puestos te limitas a sonreír y listo.

---

[16] La ayuda de expertos o la ayuda individual suele tener un coste económico variable. Quizá te sale a cuenta realizar una visita de urgencia y posteriormente ir a un grupo de apoyo a la lactancia donde los servicios son gratuitos para todas las usuarias.

[17] El término «tribu» hace referencia al grupo de madres de la familia o amigas, que han amamantado y tienen experiencia en temas de lactancia y crianza, y con las que vas a poder compartir lo que sientes sin sentirte juzgada ni reprobada.

Una coraza: Metafóricamente hablando, que en las tiendas no son fáciles de encontrar. Las opiniones sobre tu lactancia se las tiene que llevar el aire, las palabras no deben herirte. Te tiene que resbalar todo... Porque con buena o mala intención la gente te dirá muchas cosas y debes estar lista para oír y olvidar cada palabra.

Cosas que dan miedo

Tener miedo es normal. Tanto en la primera lactancia como en la segunda o la tercera, es de lo más habitual que surjan dudas o miedos acerca de lo que puede pasar. Nadie sabe lo que ocurrirá, nadie sabe cómo transcurrirá esta aventura: ¿será un éxito, se complicará, irá todo rodado?

Tal vez temas las grietas o el dolor, la falta de leche, no aguantar el ritmo, el cansancio, o quizá te asuste la posibilidad de fracasar... Vale, un momento, echemos el freno.

El miedo al fracaso. Imaginemos que te has propuesto subir al Everest; eso sí, es la primera vez que haces alpinismo y te has preparado lo justo. ¡Una locura! Aun así, te lanzas y para arriba que vas. Encuentras muchos escollos en el camino, el ascenso no resulta nada fácil y el reto es duro, pero pones toda la carne en el asador. Sin embargo, ¡cosas que pasan!, en algún momento de la aventura tienes que dejarlo, dar media vuelta y volver a casa.

¿Cómo te sentirías? Es posible que un poco triste, quizá enfadada o quizá preguntándote quién te mandaba meterte en tamaño berenjenal. Pero ¿fracasada o culpable?

Muchas mujeres se sienten frustradas y culpables por no conseguir sus objetivos, por no conseguir amamantar. Y la realidad es que no lo tenemos nada fácil, porque a pesar de que dar el pecho es una cosa normal, podemos toparnos con muchas dificultades. Y a veces algunas de estas dificultades son insalvables y nos obligan a abandonar.

El miedo lo puedes usar como un resorte. Cuando algo no va bien y sentimos miedo, lo tenemos que aprovechar para modificar algo, para saltar y cambiar la situación. El problema es que el miedo nos paralice y nos limite. Usa el miedo para volar y no dejes que las dificultades te asusten. Si las puedes superar, lo harás; si no se puede, habrás luchado. Vivid vuestra lactancia día a día: cada paso es un regalo.

DE LA TEORÍA A LA PRÁCTICA

El parto y la primera cita

Si estás embarazada por primera vez, seguro que le has dado vueltas más de mil veces a este momento: el parto. Los partos que habrás visto en la televisión o en el cine normalmente están muy lejos de lo que es un parto real, te lo aseguro.

Este no es un libro enfocado al parto, pero sí debes saber que el parto puede afectar a la lactancia. He dicho «puede afectar», que es distinto de «va a afectar». Es un tema de probabilidades y en muchos casos después de partos nefastos acontecen lactancias maravillosas.

Es más que recomendable contar con un plan de parto[18] que te permita expresar por escrito tus preferencias, necesidades y expectativas en relación con la atención que vas a recibir. El parto es un momento único y vale la pena disfrutarlo.

Parto, cesárea… nacimiento

Lo primero que hay que decir es que la producción de leche no depende del tipo de parto. La subida de leche se va a producir tanto en un parto vaginal como en una cesárea. El inicio de la secreción de leche (el paso del calostro a la leche) se da en el momento en que la placenta se separa del útero, y esto ocurre en todos los nacimientos, sean por vía vaginal sean por vía abdominal. Una vez transcurridas de 48 a 72 horas tras la llegada del bebé, la madre empieza a experimentar el inicio de la producción de leche.

Lo que sí es posible es que las rutinas asociadas a la cesárea, o el tipo de cesárea que se practique, retrasen unas horas (más de lo habitual) la subida de la leche.[19]

No obstante, en general son las técnicas aplicadas en los partos hospitalarios los que interfieren más en la instauración de la lactancia.

---

[18] El plan de parto es un documento que recoge la voluntad de la madre respecto al parto. https://www.elpartoesnuestro.es/informacion/conoce-tus-derechos-area-legal/hojas-de-consentimiento-informado-y-planes-de-parto

[19] En el caso de que una madre sufra estrés o mucho miedo y sea sometida a una cesárea de emergencia se puede producir un retraso significativo en el inicio de la producción de leche. De la misma manera, en la cesárea programada cuando el cuerpo aún no ha puesto en marcha el mecanismo del parto la lactancia puede retrasarse unas horas más de lo habitual.

TÉCNICAS APLICADAS EN LOS PARTOS HOSPITALARIOS

Inducción: El parto inducido es el que se inicia de manera artificial, mediante la administración de determinados medicamentos a la madre que suelen iniciar las contracciones. Es altamente probable que el bebé no esté del todo listo para lo que le espera. Los bebés nacidos mediante inducción se suelen mostrar adormilados y sin demasiada fuerza, lo que puede hacerles caer en un círculo vicioso: como poco o no como, al no comer estoy cansado y duermo más, duermo y no como...

Oxitocina sintética: La administración de oxitocina sintética durante el parto se relaciona con un inicio más complicado de la lactancia, ya que afecta a la succión del bebé. Asimismo, se relaciona con una menor duración de la misma.

Administración de fluidos intravenosos: Se correlaciona la administración de fluidos durante el parto con un edema (o también ingurgitación) en los días posteriores al parto y durante la subida de leche, lo que causa dolor y dificultades en el agarre del bebé.[20]

Parto instrumentado: El dolor y los daños en los nervios craneales encargados de la succión, producidos por los fórceps o las ventosas, producen dificultades de succión al bebé.

Anestesia epidural: Se ha constatado que los bebés nacidos bajo el efecto de la anestesia epidural presentan un pequeño descenso en el índice del test de Apgar (el que se realiza nada más nacer), requieren un porcentaje mayor de reanimación y tienen más problemas para iniciar la lactancia materna.

Separación rutinaria: La separación de la madre y el bebé crea estrés en el pequeño, que activa en su cerebro una reacción básica e instintiva de «lucha o huida». Esta situación provoca una serie de reacciones en su cuerpo: el bebé empieza a llorar desesperado, aumenta su ritmo cardíaco, se incrementa la presión pulmonar, el cerebro comienza a segregar cortisol, la hormona del estrés.[21] Finalmente, y para protegerse, si no se reencuentra con su madre, el cuerpo del bebé se aletarga para no sufrir daños mayores.

---

[20] Existen otras causas de ingurgitación: un mal agarre, un número de tomas insuficientes...
[21] El cortisol es la hormona del estrés, que cuando es segregada en grandes cantidades puede dañar el cerebro del bebé.

Cuando el bebé aletargado vuelve por fin al lado de su madre a veces está demasiado dormido para mamar o se muestra torpe y desorientado.

Episiotomía: Se trata de una incisión quirúrgica que se realiza en la zona vaginal.[22] La herida resulta bastante molesta y puede condicionar la postura adoptada para amamantar; incluso puede restar fuerzas a la madre y retrasar su capacidad para salir de casa en busca de ayuda.

[22] Para más información no dejes de consultar la web https://goo.gl/s6LoN6

Es más que probable, a menos que hayas tenido un parto domiciliario,[23] que se te hayan aplicado o se te apliquen algunas de estas rutinas. Lo ideal es conseguir un parto lo más respetado posible y siempre teniendo en cuenta que, a pesar de la evidencia científica, muchas madres (hasta yo misma) que han sufrido alguna o varias de estas intervenciones durante el parto han conseguido lactancias estupendas.

El primer encuentro

¿Recuerdas tu primera cita? La emoción, los nervios en la boca del estómago, la sonrisa tonta, la ansiedad por estar a solas con él o con ella... Pues bien, esta es la primera cita con tu hijo: el momento en que vas a mirar a los ojos de tu pequeño bebé y, por fin, después de tantos meses, lo vas a conocer. ¿Has pensado cómo te gustaría que fuera?

Tu bebé lo tiene claro, solo quiere estar contigo, pegado a tu cuerpo, en la seguridad de lo que conoce. No necesita nada más.

El bebé que nace a término y sano está preparado para mamar. Nace invadido por una hormona, la noradrenalina, que lo mantiene alerta y dispuesto para completar el proceso de su llegada: mamar. En las dos horas posteriores al parto se produce el período llamado sensible o sensitivo. Un espacio temporal en el que el bebé tiene una misión: aprender cómo debe succionar y consolidar el agarre correcto del pecho.

Es un comportamiento alucinante, que si nunca lo has visto, te va a fascinar. Cuando lo experimenté por primera vez no podía dejar de preguntarme

[23] El parto domiciliario es aquel atendido por comadronas y profesionales en la intimidad del domicilio de la parturienta, respetando las preferencias de la misma y con el deseo de evitar una experiencia centrada en la tecnología hospitalaria invasiva.

por qué nunca nadie me había hablado de esto. Yo veía a los bebés como unos seres frágiles, incapaces de hacer nada por sí mismos. Y es asombroso que ese bebé tan pequeño y delicado pueda mover su cuerpo, gatear, y buscar el pecho, llegar a él, agarrarse y empezar a mamar. Ellos saben hacerlo y solamente tenemos que darles tiempo y espacio para que demuestren sus habilidades y nos dejen pasmadas.

Las rutinas y las prisas que imperan en algunos hospitales pueden entorpecer este momento, y es una lástima porque las prácticas tales como pesar y medir al bebé, vestirlo y administrarle vitaminas o vacunas pueden esperar. Si las rutinas se anteponen a ese primer contacto, o ese primer contacto es escaso y breve, perdemos una oportunidad única. Claro que tendrá más ocasiones de agarrarse y mamar, pero la primera vez que lo hace le permite fijar el agarre al pecho, y si ese primer contacto es efectivo, la evidencia científica demuestra que la lactancia va mejor y dura más tiempo.

Después del nacimiento, el bebé debe ser colocado encima del pecho o del vientre de su madre, tapado, y se le debe permitir que busque el pecho por sí mismo, que succione y se mantenga sobre el cuerpo de la madre hasta que haya conseguido este hito sorprendente.

El bebé se arrastra, gatea en dirección al pecho. Se mete la manita, impregnada de líquido amniótico, que sabe igual que el calostro, en la boca. Se irá acercando poco a poco al pecho,

y cuando note el pezón en su mejilla empezará a cabecear hasta situar el pezón en su boca y agarrarse.

Mientras lo hace, es posible que te pongas nerviosa, que tengas ganas de colocarlo o de que lo coloquen. Mientras lo intenta, puedes hablarle, sostenerlo (para evitar que caiga hacia los lados), acariciarlo y mirarlo. El bebé va a buscar tu contacto visual y, cuando llegue al pecho o esté cerca de tu cara, te va a mirar con mucha atención, reconociendo por fin, después de nueve meses, la cara de su mamá.

Si, por lo que fuera, el primer encuentro no ha sido posible tras el nacimiento, tienes la oportunidad de intentar la experiencia en las horas y días posteriores. Los bebés pueden realizar el rastreo durante varios meses, y si no lo ha podido llevar a cabo vale la pena que lo intentéis.

Las horas posteriores

Una vez terminada esta primera toma, el bebé va a caer en un profundo sueño. Este sueño reparador se llama letargo y permite al bebé, y a la mamá, recuperarse del parto. Intentad evitar la presencia de familiares y amigos durante las primeras horas: es el momento de sosegarse después de tantas emociones, de enamorarse y conocerse. Empieza una nueva etapa de vuestras vidas.

Si el bebé ha mamado, el letargo puede ser bastante prolongado, a veces dura unas ocho horas. Merece la pena aprovechar para descansar todos. En este tiempo el contacto piel con piel con la madre o con la pareja es perfecto para que el bebé no gaste energía para calentarse y para sentirse seguro y relajado.

Si el bebé no consiguió mamar después del parto, es importante dejarlo descansar en contacto piel con piel y ofrecerle el pecho en cuanto demuestre interés.

El calostro es leche

Aún hoy en día, en muchas culturas se cree que el calostro no es leche, y en muchas otras perviven numerosos mitos en torno a él. A veces incluso se lo considera un líquido dañino para el bebé que es necesario desechar hasta la aparición de la leche.

Pero el calostro es leche, y la primera gran vacuna que va a recibir el bebé. Un cóctel especialmente diseñado para protegerlo. Aun así, el calostro es muy diferente a la leche ¿Por qué?

El calostro se empieza a producir entre las semanas 12 y 16 de embarazo y unas veces es visible y otras no lo es. Muchas mujeres se dan cuenta de que en el pezón se les forma una costra transparente, o de color marrón claro, que se desprende después de la ducha diaria y que vuelve a aparecer al cabo de pocas horas.

No observar el calostro durante el embarazo no tiene la menor importancia ni determina el curso de la futura lactancia ni la producción de leche. El cuerpo es sabio y sabe que el calostro es oro para el bebé, y lo tendrá preparado en el momento en que este nazca.

El calostro es visiblemente diferente a la leche madura, es de color amarillo o naranja, ya que está lleno de vitaminas, en especial de betacarotenos, que le dan color y tienen un efecto antioxidante en las células del bebé. La primera función del calostro es la de protección y, la segunda, de alimentación. Por lo tanto, el bebé debe tomar pequeñas cantidades de calostro al día durante unas setenta y dos horas, haciendo de 8 a 12 tomas al día.[24] El calostro es un tesoro y, a pesar de servirse en pequeñas cantidades, estas son más que suficientes para llenar el estómago del bebé. Para que te sea más fácil entender lo que el bebé toma los primeros días de vida, vamos a detallarlo en cifras:

• En las primeras 24 horas el bebé toma entre 5 y 7 ml por toma.
• El segundo día el bebé tomará unos 14 ml por toma.

Ya ves que la cantidad diaria es muy poca y está perfectamente sincronizada con la capacidad estomacal del bebé. Cuando el calostro da paso a la leche de transición, el bebé empezará a tomar unos 400 ml de leche al día.

El aspecto y la cantidad no son las únicas diferencias entre el calostro y la leche madura. El rasgo distintivo del calostro es su composición única, que le hace parecerse mucho a la sangre.

---

[24] Los primeros días los bebés deben hacer unas 8 tomas cada 24 horas.

EL CALOSTRO, LA PRIMERA VACUNA DEL BEBÉ

- Es un cóctel de protección inmunológica, una primera vacuna especializada y única. El calostro reviste la mucosa gástrica creando una capa protectora en todo el tracto gastrointestinal del bebé.
- El calostro está lleno de células vivas que trabajan para proteger al recién nacido. Estas células transmiten información inmunológica de madre a hijo, por lo que ofrecen una protección tanto a corto plazo como en la edad adulta.
- El calostro contiene altas cantidades de sodio, potasio, cloruro y colesterol, cuya función es estimular el crecimiento óptimo del corazón, el sistema nervioso central y el cerebro.
- El calostro tiene muchas más proteínas que la leche madura, que desempeñan una importante tarea de protección y nutrición; además, controlan los niveles de azúcar en la sangre del bebé. Esto es especialmente importante, pues los bebés tienen dificultades para mantener sus glicemias.
- El calostro contiene también lactoferrina, una proteína con actividad antibacteriana y antifúngica, que aparece en la orina de los niños que toman calostro. Parece ser que de esta manera el sistema urinario se protege frente a las infecciones que suelen afectar a los recién nacidos con mucha facilidad.
- Y, por último, pero no menos importante, el calostro tiene un efecto laxante que favorece la eliminación del meconio acumulado en el intestino del niño, y así se evita la ictericia por acumulación de bilirrubina en el intestino.[25]

---

[25] La ictericia produce una coloración amarillenta en la piel y las mucosas del bebé. La causa es la falta de eliminación de la bilirrubina de la sangre del bebé, que si se acumula en grandes cantidades puede llegar a ser peligrosa para el pequeño.

El calostro es un tesoro, oro amarillo, que se sirve en la medida justa y en el momento justo para garantizar la mejor protección y la mejor alimentación.

Tetasutra

Hay mil posiciones y posturas para dar el pecho, tantas que es imposible reproducirlas todas. Y tampoco hace falta practicarlas una a una. En realidad, solemos dar de mamar en dos, tres o cuatro posiciones a lo sumo. Hace algunos años oí decir que era necesario dar el pecho colocando al bebé en posiciones diferentes para estimular toda la glándula y tener una buena producción de leche. Esta afirmación, sin embargo, es incierta, ya que mientras el bebé tenga un buen agarre y mame en buena posición el drenaje y la estimulación de la glándula serán siempre los ideales.

Cada madre y cada bebé tienen que buscar las posturas y las posiciones que les resulten cómodas y estén acordes con la forma y dirección del pecho. Además, recuerda que nuestros pechos no son iguales, no somos simétricas, y eso requiere una posición del bebé diferente para cada pecho.

Antes de continuar, conviene aclarar algunos términos.

LOS TÉRMINOS CLAVE

La postura es la manera en que la madre se coloca para dar el pecho. Te puedes colocar como quieras para amamantar; tan solo debes estar cómoda. Muy cómoda, porque amamantar es una acción que realizarás muchas veces al día y es muy fácil empezar a tener dolor de espalda, en los brazos o incluso en las manos. Así que busca la postura óptima, evitando que tu cuerpo vaya hacia el bebé y favoreciendo una postura amplia y abierta, para que el bebé pueda sentir la proximidad de tu cuerpo y se sienta estable y seguro.

La posición es la forma en que el bebé se coloca para mamar. Hay miles de posibilidades, y a medida que crezca el bebé te enseñará nuevas posiciones que ahora ni imaginas. Durante los primeros tres meses es importante que revises y te asegures de que su posición es correcta, ya que de ella depende, en parte, que tu peque consiga toda la leche que necesita.

El agarre es la manera en la que el peque coloca la boca para extraer la leche de manera efectiva y sin causar dolor.

Como te decía, puedes dar el pecho en la postura que quieras: sentada, estirada, de pie... Lo importante es que estés cómoda y evites tensiones que luego te pueden pasar factura.

La posición del bebé sí que es una cuestión a la que hay que estar atentos, al menos al principio. El bebé debe tener el cuerpo en línea recta, debes vigilar que su oreja, su hombro y su cadera se mantengan alineados. Para que te sea fácil entender la importancia de la alineación del cuerpo del bebé, me gustaría que intentes una cosa muy simple. Bebe agua de lado: gira la cabeza, sitúala sobre tu hombro y acerca una botella de agua o un vaso lleno. Intenta beber. ¿Qué tal? Horrible, ¿verdad? Pues esa sensación es la que tiene tu bebé cuando trata de mamar en una posición incorrecta.

Ahora nos toca desmontar otro mito, el que dice que hay que colocar al bebé barriga con barriga, panza con panza o en cualquier variación de esta posición. ¿Te acuerdas de que hablamos sobre que tenías que observar tu pecho? (Si te has saltado esa parte del capítulo «¿Cómo me preparo?», no dejes de leerla ahora.) Pues esa observación es clave para encontrar la posición adecuada para vosotros.

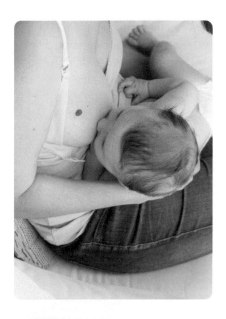
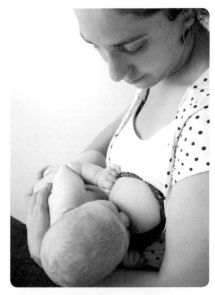
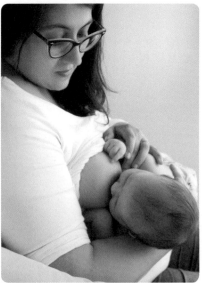
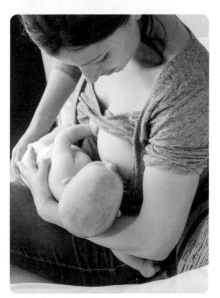

Tu pecho y la cabeza del bebé deben estar alineados, evitando que se formen ángulos o que el bebé torsione el pezón al mamar.

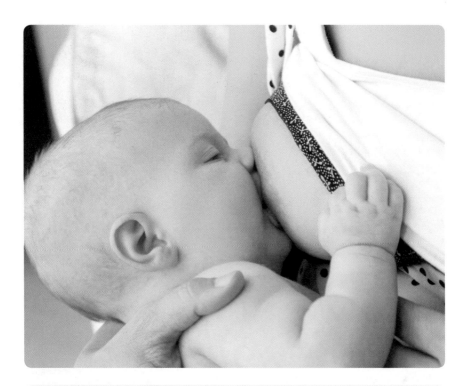

Para saber si el agarre de tu bebé es correcto, te toca fijarte en qué hace cuando está mamando. Cuando el bebé se agarra, tu pezón tiene que estar dirigido hacia su paladar. Una vez agarrado, no debes sentir dolor.[26] El bebé tiene que estar muy cerca de tu pecho, de manera que tenga la nariz y la barbilla pegadas a él. Debe tener ambos labios evertidos (hacia fuera) agarrando no solo el pezón, sino también gran parte de la areola en un ángulo de unos 90 grados. Cuando el bebé succione, podrás observar que sus mejillas se redondean y mueve toda la mandíbula inferior hasta la oreja.

Así que elige la postura que quieras y disfruta. Como hay mil posturas y posiciones para practicar, me limito a apuntar consejos e ideas para conseguir las más habituales: sentada, rugby, caballito y tumbada.

---

[26] En los primeros 15 o 17 días de vida del bebé el agarre puede ser molesto. Puedes notar una sensación desagradable, similar a un pellizco. Se trata de un dolor de origen hormonal que debería ir desapareciendo. Si no desaparece, es importante que busques ayuda lo antes posible.

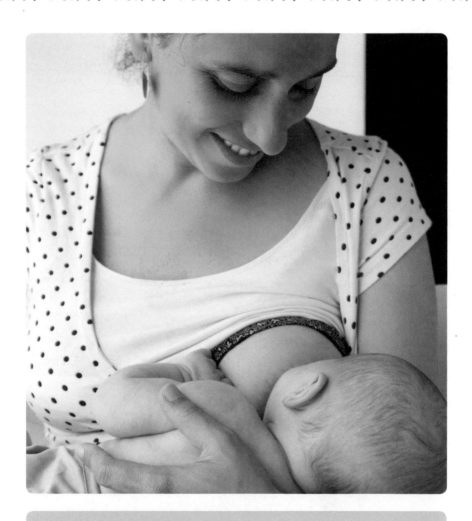

LAS POSTURAS MÁS COMUNES DEL TETASUTRA

Sentada: Colócate cómoda, evitando tensiones en hombros y brazos. Elige qué pecho le vas a dar. Sitúa la cabeza del bebé en el antebrazo del lado del pecho que hayas elegido (evita apoyarla en el hueco del codo o en la muñeca). La mano debes colocársela en la espalda, no en la cabeza ni en el culito. Una vez lo tengas así, acerca al bebé al pecho, de manera que el pezón le quede a la altura de la nariz. Él desplazará la cabeza hacia atrás y abrirá la boca. El pezón tiene que entrar en dirección a su paladar, de esta manera conseguirás un agarre profundo.

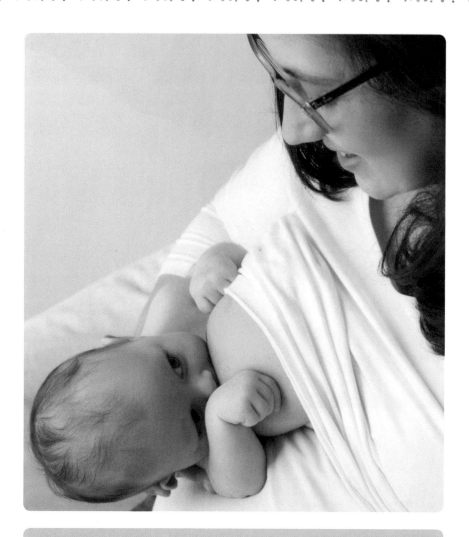

Rugby: De nuevo acomódate en un sofá o en una silla que tenga una zona ancha para que el bebé quede apoyado de espaldas. Agarra al bebé por debajo de las orejas. Tu mano debe dibujar una C, de esta manera podrás sujetarlo por la nuca. El cuerpo del bebé tiene que reposar sobre el brazo del sofá o sobre almohadas, con estabilidad; si el bebé tiene la impresión de que se va a caer, no se relajará. Acerca al bebé por el costado exterior del pecho; cuando el pecho le roce la barbilla el bebé abrirá la boca, en ese momento deslízalo de nuevo un poco hacia abajo para conseguir que se agarre.

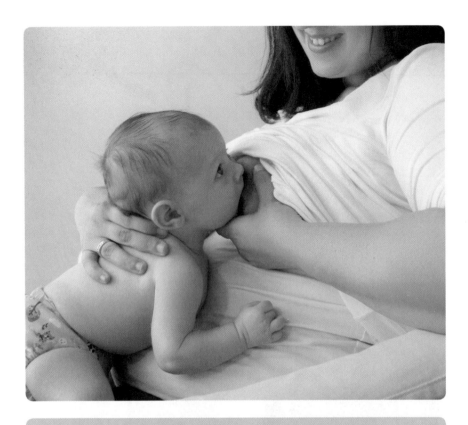

Caballito: Siéntate en una silla o reclínate hacia atrás en un ángulo de 30 grados. Si te sientas en una silla, agarra al bebé por debajo de las orejas, haciendo una C con la mano. Dobla sus piernas con cuidado para que queden cruzadas o abiertas sobre tus piernas. Siéntalo encima de tu pierna y acércalo al pecho. Si tienes un pecho muy grande o caído te va a ser más fácil agarrar el pecho con la mano del mismo lado y acercarlo al bebé. Otro truco es usar una toalla pequeña o un trapo enrollado para levantar el pecho y que sea más fácil acercar al bebé.

Apoya su barbilla en tu pecho y espera a que abra la boca. Cuando lo haga, acércalo completamente para que pueda agarrarse. Cuando se haya agarrado, sigue sujetándote el pecho con la mano para que el pezón se mantenga siempre en dirección a su paladar. Si no te duele deja de agarrarte el pecho, pero si sientes molestias quizá te será más cómodo mantener la sujeción con la mano.

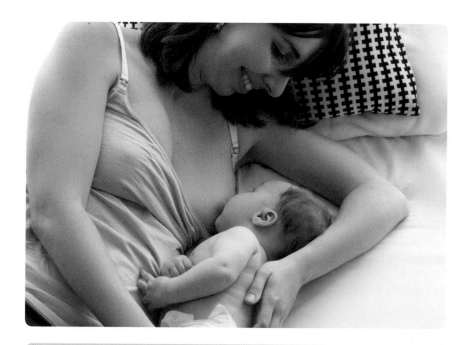

Tumbada: Esta postura es ideal para poder dormir y descansar por las noches. Cada familia es libre de adoptar el colecho, una práctica que muchas veces causa temor o dudas. Lo que no podemos ignorar es que permite descansar y amamantar a la vez.

Tiéndete en paralelo con tu bebé. El brazo del lado que apoyas en el colchón puedes dejarlo detrás de tu cabeza (en plan «maja desnuda») o pasarlo por encima de la cabeza del bebé, recogiéndolo.

Si te han practicado una cesárea o una episiotomía y las heridas te molestan, esta postura te puede ayudar a estar más relajada y disminuir el dolor.

El pezón tiene que quedar a la altura de la nariz del bebé, que debe echar la cabeza hacia atrás y agarrarse. Una vez haya terminado la toma, el bebé debe dormir boca arriba; no le pongas ningún cojín o toalla detrás de la espalda y la cabeza que le impidan colocarse de esta manera.

Esta postura al principio puede costar un poco, pero como todo, es cuestión de práctica. Cuando lo consigáis, verás que puedes dar el pecho sin necesidad ni siquiera de encender la luz.

Evita tenderte en un sofá, ya que es peligroso para el bebé.

No hace falta probar todas las posturas y posiciones del «tetasutra», el cambio continuo no te garantiza tener más leche ni mayor producción. Investiga en qué posturas y posiciones os sentís mejor y practica día a día la técnica. ¡Ah!, y déjate sorprender porque tu bebé, a medida que crezca, va a mamar ¡hasta haciendo el pino puente!

Qué puedo esperar: dolor, subida de leche

Esta es la gran pregunta. Al desconocer el funcionamiento de la lactancia, es complicado saber qué es normal, qué es esperable, qué no lo es... La información es la clave en estas primeras horas.

....

¡Me duele!

El dolor no debe formar parte de la lactancia. El dolor nos avisa de que algo no va bien y si dar el pecho te resulta doloroso, pide ayuda inmediatamente. Los primeros quince o veinte días es posible que sientas una leve molestia con el agarre. Durante el embarazo los pezones están muy sensibles y cualquier roce es irritante y hasta desagradable. Esto se debe a la gran cantidad de progesterona que circula por el cuerpo. Esta hormona va desapareciendo de manera paulatina después del parto, y esto hace que la sensibilidad se mantenga los primeros días de vida del bebé. Se trata de una sensación similar a un pellizco, una molestia breve e intensa que debe durar solo unos segundos. Si se prolonga y el dolor se mantiene durante toda la toma, algo está pasando: el bebé no se agarra bien, está mal colocado, tiene el frenillo lingual corto...

En caso de dolor, no esperes, no lo aplaces, pide ayuda para terminar con él lo antes posible.

....

¿Cuándo tendré leche?

Esperar que nos suba la leche es algo que nos mantiene en jaque. Ahora que ya sabes que el calostro también es leche y que sí alimenta, quizá te sientas más tranquila. La leche aparece entre 48 y 72 horas después del parto. Vas a notar los pechos más tensos y más pesados. Si te miras en el espejo verás una gran cantidad de venas azuladas atravesando tu pecho en dirección al pezón. La maquinaria se pone en marcha. Es posible que si estás pocas horas en el hospital no notes este proceso hasta llegar a casa. En los siguientes apartados de este capítulo encontrarás más información.

Es muy importante que sepas que la segunda noche de vida del bebé suele ser muy movida. Los bebés están muy activos y muy demandantes. Quieren ir casi de «teta en teta» toda la noche. Puedes tener la sensación de que el bebé tiene hambre y que no le está saciando el calostro, y nada más lejos de la realidad. Lo que hace el bebé demandando tanto es conseguir aumentar la prolactina en tu sangre lo que provocará que la leche suba antes. Así que calma y tranquilidad; el bebé hace justo lo que se espera de él.

¿Más dolor?

Otra situación que no esperas son los llamados entuertos producidos por la succión del bebé y la segregación de oxitocina, que, como ya sabes, se encarga de hacer salir la leche hacia el pezón y que a la vez hace que el útero se contraiga y vuelva a recuperar su tamaño habitual.

Los entuertos (vaya nombre) son las contracciones que vas a sentir en el abdomen los primeros días cada vez que el bebé mame. En el primer parto estos entuertos son muy suaves, a veces casi imperceptibles. En los siguientes partos ya no son tan discretos y a veces llegan a ser muy molestos. Poco hay que hacer, solo saber que a pesar de todo son normales y pasarán en unos días.

¡Agua, dame agua!

Otra sensación que vas a notar es la sed. ¡Bienvenida al desierto! Empezar a dar el pecho y sentirte deshidratada es sin duda lo más habitual. El cuerpo te va a pedir agua y tan solo debes hacerle caso. Hay un mito que dice que necesitas beber muchos líquidos para tener mucha leche, pero no es cierto.

No es preciso que bebas más agua o líquidos por encima de la sed que tengas. De hecho, no sirve de nada: ingerir más líquidos no hará que tengas más leche, al contrario. Un exceso de líquidos puede disminuir la producción de leche, ya que obliga a los riñones a trabajar de más. Bebe el agua que el cuerpo te pida, esa es la medida perfecta; eso sí, antes de amamantar asegúrate de que tienes agua cerca.

¡Estoy agobiada!

Y, por último, pero no por eso menos importante, una sensación que suele agobiar mucho: el cansancio y el sueño. Amamantar da sueño, la oxitocina que se produce cuando el bebé mama tiene efectos relajantes en la madre. Baja la presión arterial y el cerebro se nubla, te sientes como emborrachada y los párpados se te cierran irremediablemente. Ni el mejor hipnotizador tiene tanto poder como la oxitocina. No luches contra esa sensación, no batalles para mantenerte despierta. Descansa... relájate... Tu cuerpo te dice claramente que debes descansar y dormir a la vez que el bebé para recargar las pilas y tener fuerza para aguantar. ¿Dormir de día? ¡Sí! Aprovecha la ocasión y no intentes hacer cosas mientras el bebé duerme, porque necesitas sacar partido de todas las siestas de tu bebé. Además, vas a tener las emociones a flor de piel, sentirás muchas cosas nuevas y todas serán a lo grande, así que descansa para evitar que se magnifiquen. Llorarás, pero también reirás como nunca en la vida: irás montada en la primera vagoneta de una gran y sorprendente montaña rusa.

Lo uso o no lo uso

Existen muchos productos supuestamente destinados a ayudarnos con nuestra lactancia y es posible que no sepas cuáles debes usar: ¿lo uso o no lo uso? ¡Esa es la cuestión! No todo es necesario ni adecuado, aunque quizá te parezca que es imprescindible porque te lo presentan como producto «para la lactancia».

....

¿Necesita una ayudita?

Hablamos de «ayuditas» para referirnos a la leche artificial que se administra al bebé, una o varias veces al día, después de las tomas de pecho habituales. Como ya habrás leído, el calostro es más que suficiente para alimentar al bebé de manera exclusiva durante los primeros días. Por tanto, las ayuditas no deberían ser necesarias, pero la oferta (por parte de los hospitales) o la demanda (por nuestra parte) de darle al bebé «un poco» de leche artificial, es habitual en las primeras horas y días de vida del bebé: llora, está inquieto, parece no querer dejar de mamar, está muy despierto por la noche y quizá nos duele el pecho o todo el cuerpo...

Cuando el bebé pierde peso o no lo gana, la ayudita debería ser de leche materna en diferido.[27] Si no quieres o no puedes sacarte calostro o leche, y se hace necesario ofrecerle la ayudita, la leche artificial es la segunda opción, nunca la primera.

Dar leche artificial a un bebé no es ni bueno ni malo. Cuando el bebé no puede alimentarse en exclusiva de leche materna y necesita recibir alimento debe tomar leche artificial y empezar una lactancia mixta.[28] La duración de la suplementación depende de muchos factores. Si deseas intentar eliminar los suplementos contacta con una comadrona o con un grupo de apoyo a la lactancia para que te ayuden a conseguirlo.

....

¿Uso pezoneras?

Las pezoneras deberían ser un «puente» para conseguir que la lactancia funcione, y usarse solo cuando fueran necesarias.

Para los bebés que no se agarran al pecho (después de haberlo intentado varias veces con ayuda experta), los prematuros o los que tienen una succión débil, las pezoneras pueden ser de gran ayuda, ya que estimulan la succión. Corre el mito de que las pezoneras hacen bajar la producción de leche porque impiden la estimulación directa de la boca del bebé sobre el pezón de la madre. Da miedo usarlas por esta razón, así que conviene remarcar que con las pezoneras de silicona de hoy en día y si el bebé se agarra bien al pecho, la producción de leche no va a disminuir.

---

[27] El término «diferido» hace referencia a la acción de extraerse leche materna y ofrecérsela al bebé. Y a pesar de que el primer recipiente que nos viene a la mente para ofrecer esa leche es un biberón, existen muchos otros medios: en vaso, en cuchara, la técnica jeringa-dedo, por ejemplo, que comprometen en menor grado la confusión que el bebé puede experimentar al succionar un biberón.

[28] Hablamos de lactancia mixta cuando el bebé es alimentado con leche materna y leche artificial.

Es importante saber que hay pezoneras de diversas tallas. De la misma manera que no todas tenemos la misma talla de pie, no tenemos la misma medida de pezón. ¡Imagina lo que llegaría a dolerte andar con un zapato demasiado pequeño para tu pie! Pues con los pezones es lo mismo. Si vas a usar o estás usando una pezonera, debes encontrar la medida adecuada. Para saber la talla tienes que medir la cara frontal del pezón y sumarle 2 mm: esta será la medida que mejor se te ajuste. No es que haya demasiadas tallas, pero por suerte las mejores marcas suelen tener pezoneras de tres o cuatro medidas entre las cuales podrás escoger la mejor para ti. Usar una pezonera de una talla inadecuada te puede causar dolor e incluso grietas en el pezón.

....
¿Debo usar un cojín de lactancia?
Los cojines son otra cosa no necesaria que se suele comprar y usar porque toca. La mayoría de las mujeres no los necesitamos para nada. Quizá las madres que tengan el pecho muy firme y poco manejable se pueden beneficiar de la elevación que permiten del bebé, y según la estructura de tu pecho y la postura que escojas te ayudarán a estar más cómoda. Pero por lo general los cojines de lactancia no son imprescindibles y si hace falta un poco de apoyo para descansar los brazos, se puede conseguir el mismo efecto con los almohadones que tengamos por casa.

....
¿Me pongo cremas en el pezón?
El uso de cremas para el pezón está muy extendido. En España, casi todas las madres salen del hospital con una muestra o con la indicación de comprarla para curar las grietas.

Lo cierto es que no existen cremas que hagan tal cosa, ningún ungüento aplicado antes o durante la lactancia te evitará el dolor o las grietas. La mayoría de las cremas que se recomiendan son a base de lanolina purificada. La lanolina es emoliente y puede ayudar a mejorar la sensación de sequedad en la piel, pero no cura grietas. Para entender mejor por qué las cremas no son necesarias, imagina que tienes un cuchillo de cocina nuevo. Te han dicho que va de maravilla y que corta cualquier cosa. Has empezado a usarlo y no dejas de cortarte; aún no dominas la técnica de corte pero debes seguir aunque tengas los dedos destrozados. Te han recomendado ponerte tiritas para curarte las heridas, y te las pones porque tienes que continuar usando el cuchillo varias veces al día aunque te sigas cortando y te duela.

¿Por qué no se curan las heridas? ¡Si te pones tiritas a todas horas!
Quizá comprenderás por qué no recomiendo lanolina ni cremas para los pezones sustituyendo mentalmente dedos por pezones, cuchillo por boca del bebé mal agarrado o con frenillo lingual y tiritas por lanolina. Si te cortas una y otra vez y no hay más remedio

que seguir cortando con ese cuchillo, o mejoras tu técnica o las tiritas te van a servir de poco. La lanolina no es más que una tirita, no cura ni resuelve el problema. Por el contrario, no permite la cicatrización de las heridas ya que ablanda y macera los tejidos y eso retrasa la curación.

Si tienes grietas, busca ayuda para solucionarlas. La lanolina puede entorpecer la curación si se recurre a ella como única solución o como solución mágica para resolverlo todo.

....

¿Me compro un sacaleches?

Los sacaleches no son nada económicos. A mí al principio me parecían todos iguales, pero existen sacaleches manuales y eléctricos, individuales o dobles (para los dos pechos a la vez), y eso hace variar el precio.

En el mercado encontrarás muchas opciones y suele ser complicado acertar. En primer lugar, debes preguntarte qué uso le quieres dar. ¿Sabes que lo vas a tener que utilizar desde los primeros días o es comprar por comprar? Si con seguridad te va a hacer falta, no dudes en hacerte con uno. Si no lo tienes claro, es mejor que esperes, siempre estás a tiempo de comprarlo. En el siguiente capítulo hablaremos más sobre los sacaleches y te daré pistas para elegir el que mejor se adapte a tus necesidades.

Que no sea como el metro en hora punta

Las habitaciones de hospital suelen ser pequeñas, a veces hasta las tienes que compartir con otras mujeres. Y aunque a la gente no suele gustarle ir al hospital para nada, oye, ¡cuando se trata de un nacimiento te salen primos hasta de debajo de las piedras! La gente quiere conocer al bebé sí o sí y no se conforma con entrar y salir y hacer una visita corta y discreta. No, ahí los tienes sentados toda la tarde hablando del tiempo, la política, lo caro que es el parking del hospital y por supuesto lo precioso que es el bebé.

En cambio, lo mejor para vosotros es evitar la ocupación de la habitación y fomentar el desalojo paralelo. Evitar que la habitación esté tan concurrida como una parada de metro en hora punta es más importante de lo que parece. Porque recuerda tu primera cita, esos nervios, esa emoción contenida, esas ganas de descubrir al otro, de sentirlo, olerlo, besarlo... Estoy segura de que te has puesto en situación. Pues ahora imagínate que estás con tu pareja y justo al lado tienes a tu suegra, tu primo y demás parentela, pegados a vosotros y retransmitiendo la jugada en estéreo: «¿Otra vez le vas a dar un beso?», «¡No, no, no! Así no se hace, no lo haces bien, ¿no ves que en esta postura no le puedes besar bien?», «Yo nunca le besaba así, vaya maneras tenéis ahora de dar besos, no lo entiendo».

Vale, ahora lee de nuevo las mismas frases con una ligera variación: «¿Otra vez le vas a dar el pecho?», «¡No, no, no! Así no se hace, no lo haces bien, ¿no ves que en esta postura no le puedes dar bien el pecho?», «Yo nunca le amamantaba así, vaya maneras tenéis ahora de dar el pecho, no lo entiendo».

¿Qué te parece? Pues comentarios como estos y peores son los que una madre lactante aguanta continuamente de su familia y amigos. Y da igual que sea hombre o mujer, cualquiera se siente autorizado para soltar estas lindezas. Después de dar a luz, cansada física y emocionalmente, llena de oxitocina y deseosa de descubrir a tu bebé, necesitas intimidad, tranquilidad y mucho respeto. Así que concedeos las primeras horas (idealmente, y sé que puede ser complicado, el primer día) para estar tranquilos, intentar que se agarre bien, que te sientas cómoda y relajada. Evita sentirte cohibida por visitas inoportunas, que no tengas que aguantar comentarios desafortunados, o que no tengas que aplazar o acortar las tomas para «recibir» a las visitas.

Es vuestro momento de amor. Y puedes dejarlo claro antes de dar a luz: «Ya os avisaremos cuando podáis venir». También puedes omitir que has dado a luz e informar a familia y amigos cuando creas que ha llegado el momento. O bien que tu pareja haga temporalmente el papel de «poli malo» y se encargue de hacer circular a la gente que se vaya acumulando en vuestra habitación.

Disfruta de las primeras horas, os acabáis de conocer y es vuestra primera vez, esto no volverá a pasar.

¿Qué puedo hacer para que todo vaya bien?

Los dos días que siguen al parto son un reto. Si estás en el hospital es posible que te den diferentes recomendaciones, que no sepas muy bien qué debes o qué no debes hacer... Escucha tu instinto y piensa que tu bebé te necesita, que tu cuerpo, tu voz y tu olor son lo único que conoce en este mundo.

Piel con piel:

Para tu bebé es muy importante mantener el contacto contigo. Tu cuerpo es la continuidad del suyo y si lo pierde se siente en peligro. Así que las cunitas del hospital son una monada y los bebés se ven muy bonitos en ellas, pero el espacio adecuado para el bebé son tus brazos, en contacto contigo piel con piel. Disfruta del momento, que a los doce años ya no se dejan achuchar.

Aparte de que el bebé así puede mamar cuando quiere y tiene el pecho a pedir de boca, tu calor mantiene su temperatura corporal. A los bebés les cuesta mucho mantener una temperatura corporal estable y, a la vez, tienen pocas reservas de grasa almacenada. Esto sería una mala combinación si la naturaleza no hubiera previsto una solución ingeniosa: que la madre conserve la temperatura del bebé. El contacto piel con piel ayuda al bebé a no perder peso, pues no necesitará gastar energía en mantener su temperatura corporal. Además, es menos probable que sufra las temidas bajadas de azúcar, porque cuando eres tú la que mantienes su calor, él ahorra energía.

Demanda:

Los bebés suelen ser bastante demandantes los primeros días y, en especial, las primeras noches. Mamar con frecuencia hace que la glándula se ponga en marcha, que trabaje a toda máquina, y esta estimulación es un paso clave para garantizar la producción de leche.

Así que no te asustes si solo quiere mamar y mamar y estar pegado a ti. Es normal que tengas dudas y que pienses que el calostro no le llega y que seguro, seguro, se queda con hambre. Lo más probable es que todo marche perfectamente y el bebé esté haciendo el trabajo que le toca, pero si estás preocupada, las deposiciones y el peso del bebé te dirán qué tal va todo.

Evitar otras succiones:

Seguro que te han regalado o has comprado un chupete. Ofrecer o no un chupete al bebé es una decisión que atañe al tipo de crianza que elijas. Si se lo vas a ofrecer, solo debes saber que puede crear interferencias en la lactancia.

Por esa razón la recomendación es evitar usar o abusar del chupete durante las seis primeras semanas de vida del bebé. De la misma manera si es necesario ofrecer leche al bebé, es mejor hacerlo en un recipiente que no sea un biberón.[29]

Algunos bebés pueden mamar y succionar un biberón y una tetina sin ningún tipo de problema. Sin embargo, otros a los que se les ha ofrecido algo diferente al pecho tienen después muchas dificultades para mamar. Y el problema es que no sabes qué bebé te ha tocado, es como una lotería. Si compras un boleto te puede tocar.

Los pañales sucios:

El primer día de vida, el bebé debe mojar un pañal con orina y otro con meconio, que son las primeras cacas que va a hacer. Son negras, pegajosas, similares a petróleo.

El segundo día los pañales mojados aumentan a dos de cada: dos de orina, dos de meconio.

Y el tercer día pasan a ser tres: tres de orina, tres de meconio o caca de transición, que es de un color verde grisáceo.[30]

También los tres primeros días pueden aparecer unas manchas de color rosa o anaranjado en el pañal. No te asustes. Se llaman uratos, se deben a la concentración de la orina y son norma-

---

[29] En el capítulo «La vuelta al trabajo remunerado» dispones de información sobre los diferentes utensilios en los que les puedes ofrecer leche al bebé.

[30] Lo arriba expuesto es lo ideal, luego hay mil variaciones que son normales. Y es muy importante dejar claro que tan solo un suplemento de leche artificial puede modificar esta pauta. Los bebés que toman leche artificial sufren modificaciones en su flora intestinal, lo que puede traducirse en una variación del patrón de deposiciones. Cuando un bebé toma leche artificial no podemos usar las deposiciones para valorar la ingesta de leche y el siguiente aumento de peso.

les los primeros días de vida. Solo debes pedir ayuda y acudir al pediatra en el caso de que sigan apareciendo en el pañal después del tercer día de vida o si la orina de tu bebé es muy oscura, lo cual puede significar que mama menos de lo que necesita.

A partir del quinto día de vida deben hacer un mínimo de dos o tres cacas al día, idealmente una después de cada toma. De esta manera, sabrás que está tomando toda la leche que necesita.[31]

Pérdida y aumento de peso:

Los bebés pierden peso al nacer. Lo normal es que pierdan entre un 7 % y un 10 % de su peso, que serían no más de unos 300 gramos. Esta pérdida se produce durante los tres primeros días de vida, y a partir del quinto día el bebé debe empezar a ganar peso. Así que si tu bebé nace en el hospital y te dan el alta el tercer día, el peso que tenga a partir de ese día debe aumentar y no disminuir. Es preciso, además, que haya recuperado todo el peso perdido cuando tenga entre diez o quince días de vida.

Los bebés que pierden más de un 10 % del peso tienen que ser examinados. Es necesario valorar una toma y trazar un plan de acción para resolver la situación. Puedes encontrar más información al final de este capítulo.

Ten en cuenta que los bebés no ganan peso de manera lineal ni ascendente, sino más bien a escalones, de modo que en la mayoría de los casos no es preciso pesar al bebé día a día. Hacerlo estresa mucho a los padres y puede inducir a tomar decisiones poco oportunas o prematuras.

La bella durmiente:

Los extremos siempre son malos y un bebé que duerme mucho y que es «muy bueno» también requiere que no le quites el ojo de encima. Hay algunos bebés nacidos por cesárea programada o mediante inducción que llegan al mundo sin estar aún listos del todo. Son bebés muy dormilones que no lloran nunca, que solo duermen y que no hay manera de despertarlos para que mamen.

Si un bebé no hace de 8 a 12 tomas en 24 horas puede estar tomando menos leche de la que necesita. Así que será inevitable despertarle, porque a pesar de que la lactancia es a demanda, los bebés enfermos, prematuros o que no ganan peso deben ser alimentados con frecuencia y fomentar las tomas sin esperar a que pidan comida.

Así que, para resumir: piel con piel, fomentar las tomas (de 8 a 12 en 24 horas) y observar las deposiciones. Con estas pautas podemos verificar qué tal va todo.

---

[31] A partir del mes de vida, si sigue tomando lactancia materna exclusiva, es probable que el bebé deje de hacer varias cacas al día para hacerla cada cinco, diez o quince días. En el capítulo «Los meses pasan y los niños crecen» tienes más información sobre este tema.

El papel del padre o la pareja

Convertirse en madre no es fácil, y de la misma manera transformarse en padre tampoco lo es. Nadie te prepara para ser el padre de un lactante y es posible que no sepas muy bien qué debes hacer o de qué manera puedes ayudar en todo esto, porque a pesar de que la lactancia es cosa de dos, madre y bebé, no está de más recordar que los estudios señalan que el éxito de la lactancia recae en gran medida en la ayuda y sostenimiento que la pareja preste a la madre lactante.

Todo lo escrito en el libro va dirigido a las madres, menos este trozo. Es posible que quieras ejercer una paternidad activa y te hayas leído el libro de cabo a rabo, pero si no tienes ganas o tiempo de hacerlo, lee al menos el siguiente apartado para saber lo mínimo para poder ayudar.

SER O PREPARARSE PARA SER UN PADRE LACTANTE

....
Si la lactancia es cosa de dos, ¿qué puedo hacer para ayudar a la madre?

Esta es la mejor pregunta, pero debes hacérsela a ella. Si no sabes cómo ayudar no dudes en preguntarle qué puedes hacer. Aunque te anticipo que la ayuda puede consistir en las cosas más pequeñas: acercarle un vaso de agua cuando se siente a dar el pecho, pedir a la familia que aún no venga a veros o atender tú solo a las visitas mientras ella da el pecho, cuidar del bebé mientras se da una ducha o va al baño y atenderlo mientras ella descansa un par de horas. También puedes prepararle su comida favorita, cambiar los pañales al bebé y poner lavadoras. Como ves, hay mil formas de ayudar y facilitarle la lactancia a tu pareja, mil formas de conseguir que se sienta bien y que sepa que estás a su lado.

....
Pero ¡es que yo no sé nada de lactancia!

Bueno, todos somos primerizos en algún momento, además todas y todos partimos de cero. No pasa nada por no dominar el tema, pero de la misma manera que ella se ha informado puedes informarte tú también. Una pareja informada es fundamental para el éxito de la lactancia. Y si no quieres informarte, ni leer, ni acompañarla a un grupo de apoyo antes del parto, lo que debes hacer es confiar en ella al cien por cien, dejar que decida lo que quiere, no estorbar y no criticar ni entrometerte en sus elecciones.

....

Mi pareja lo está pasando mal. ¿Le digo que deje de amamantar?

Es muy probable que si ves a tu pareja sufrir o pasarlo mal por amamantar tengas ganas de que todo termine, de que lo deje y no tenga que aguantar más dolor. Pero para muchas mujeres dejar la lactancia no es la solución, así que es posible que la sugerencia no le guste en absoluto. Cuando una madre sigue dando el pecho a pesar del dolor y las dificultades lo que quiere son soluciones, no rendirse. Así que te toca contribuir a buscarlas, investigar quién os puede ayudar, llamar, preguntar, acompañar...

Y si tienes dudas, si no tienes claro qué quiere tu pareja, de nuevo pregúntale: ¿tú qué quieres hacer? Ahí está la clave. Una vez que tengas claro lo que ella quiere la podrás ayudar.

....

¿Le puedo dar algún biberón al bebé para que se vincule conmigo?

Poder puedes, la pregunta es: ¿es absolutamente necesario? Es posible que tengas ganas de interactuar con tu bebé, que tengas ganas de hacer cosas con él y te apetezca alimentarlo. Es genial que quieras ejercer de padre, pero dar el pecho es lo único que solo puede hacer tu pareja.

Otra cosa es que tu pareja esté cansada o sufra dolores y quiera diferir la lactancia,[32] en este caso si quieres darle la leche al bebé, ya sea con un biberón o con otro método de suplementación, perfecto. Pero si la lactancia funciona y lo que ocurre es que deseas estrechar la relación con tu bebé, puedes encontrar diferentes maneras de crear ese vínculo tan importante.

Los bebés deberían estar los dos primeros años de su vida vinculados estrechamente con su madre,[33] lo que no significa que en estos años no puedas hacer nada para ir trabajando el vínculo con tu bebé. De hecho, se trata de sembrar y esperar con paciencia los resultados. Si haces bien el trabajo previo durante estos años, cuando el bebé esté listo para ello verás los resultados.

Puedes hacer muchas cosas con tu bebé: calmarlo, acunarlo, sacarlo de paseo en un portabebés para que estéis cerca, cambiarle los pañales, bañarlo, llenarlo de besos, hacerle reír... En suma: quiérele mucho y demuéstraselo, y participa en su crianza de manera activa para de esta manera conseguir una fuerte vinculación con tu bebé.

---

[32] Cuando la madre tiene dolor, está cansada o no puede dar el pecho directamente hablamos de diferir la lactancia, es decir, ofrecer al bebé la leche materna en un recipiente adecuado.
[33] O en su defecto, cuidador primario.

Nos vamos a casa

¿Qué sientes? Felicidad, miedo, incertidumbre, cansancio, dudas, emoción... ¿Todo a la vez, quizá?

Dependiendo de si es tu primer hijo, de cómo han ido el parto y los primeros días y de qué sensaciones has tenido con la lactancia puedes sentirte más o menos tranquila.

Sería importante que salieras del hospital sabiendo la evolución de tu bebé, segura de cómo debes colocarlo al pecho y sin sentir dolor. En casa, aunque quizá no lo creas, todo es más fácil. Vas a estar más cómoda y poco a poco vas a ir conociendo a tu bebé.

Lo que sí es muy importante que comprendas antes de empezar es que no hay nada más variable que un bebé: cuando creas que tienes controlada la situación y que ya sabes cuándo va a mamar, modificará sus patrones de demanda. Esto va a pasar muchas veces durante la lactancia, así que te recomiendo tranquilidad y vivir el día a día.

Intenta no hacer planes a largo plazo y déjate sorprender.

En casa

¡Por fin en casa! Aunque en casa todo parece más fácil, tal vez te sientas un poco sola o anonadada con el bebé, con su demanda, sus cuidados.

Es posible que no conozcas a nadie que haya dado el pecho o que en tu familia todas las lactancias hayan sido problemáticas. Por desgracia, suele ser lo habitual en nuestros días. Pero si por el contrario tienes una amiga, una hermana o una prima que hayan tenido lactancias exitosas, no dudes en pedirle ayuda, en reclamar que esté a tu lado. Estará encantada de hacerlo y con ella te sentirás acompañada.

Seguramente antes de parir has sido una mujer independiente, con una vida social activa, con muchos planes, con aficiones... Cuando tienes un bebé tienes entre tus brazos a una personita que va a depender de ti las veinticuatro horas del día durante muchos meses. Pide ayuda, delega ciertos trabajos relacionados con la casa, déjate mimar y deja que te cuiden.

A veces queremos ser supermamis, supermujeres que podemos con todo y debemos ser muy felices por ello. La maternidad no es nada fácil si tienes que o pretendes hacerlo sola. Déjate acompañar, búscate apoyos y pide ayuda cuando lo necesites.

Dudas de lo más comunes

Los primeros días en casa suelen ser los más caóticos: todo es nuevo y te falta el manual de instrucciones del bebé y de la lactancia. Si resuelves rápidamente las dudas, sin embargo, todo se ve de otro color.

....

¿Tengo leche?

Un proceso que suele pintarse de forma muy dramática es el de subida o bajada de la leche.[34] Yo esperaba que ocurriera algo terrible: dolor, fiebre... una película de terror. Y como esta situación no se produce en casi ninguna lactancia, aunque la esperemos, entonces aparecen las dudas: ¿me ha subido la leche?

Este proceso mágico se pone en marcha cuando la placenta se separa del útero. En ese momento se desencadena el efecto mariposa que va a terminar entre 48 y 72 horas después con el final de la producción de calostro y el inicio de la producción de leche.

¿Y qué se nota? Pues una sensación de plenitud, el pecho «lleno», la piel tersa, un poco de calor, y se observan muchas venas que cruzan el pecho en dirección al pezón. Nada grave, vaya. Cuando la lactancia se inicia con buen pie este proceso es delicado y voluptuoso.

....

¡Tengo los pechos como una piedra!

Si tienes los pechos duros como piedras es que la subida de la leche se ha complicado. Las causas por las que este proceso se enreda son diversas: haber recibido muchos sueros endovenosos durante el parto, haber estado separada de tu bebé, que el bebé duerma demasiado o tenga dificultades de succión... En ese caso, la experiencia puede ser más traumática porque se complica y se transforma en una ingurgitación.

La ingurgitación es la inflamación y acumulación de líquidos en el tejido que rodea la glándula. O sea, aparte de la abundancia de leche debida a la subida, la acumulación de sangre, linfa y líquidos deja el pecho como una piedra.

Y no es una metáfora, no, el pecho está tan duro e inflamado que el dolor es terrible. En ocasiones, se llega a inflamar el tejido de la zona de la axila y las madres no pueden ni bajar los brazos, y menos agarrar al bebé.

Entonces hay que buscar soluciones, y va bien saber que si sigues ciertas medidas al cabo de 24 o 48 horas todo habrá remitido. Para conseguir que ter-

---

[34] En España y en Sudamérica el mismo proceso se llama de forma diferente.

mine lo antes posible, aplica frío sobre el pecho para reducir la inflamación.

Las hojas de col o repollo pueden ser una bendición porque tienen la temperatura ideal y se adaptan muy bien a la forma del pecho. Para usarlas basta con deshojar la col, lavar las hojas que hayas elegido y con un rodillo de cocina o similar aplastar los nervios hasta dejar la hoja plana. En ese momento puedes colocártela sobre el pecho y, fijándola con el sujetador, dejarla hasta que se «cueza». Verás que en veinte o treinta minutos la hoja está pocha y blanda, así que la puedes sacar y sustituir por otra nueva.

Aparte de la medida del frío debes vaciar el pecho. El problema es que el pecho está tan congestionado que la leche no sale o sale muy poca y, al estar tan duro, el bebé no puede ni siquiera agarrarse o, si lo consigue, le cuesta mucho extraer leche. Para que lo entiendas, es como si los tres carriles de una carretera se redujeran a uno. Los dos más exteriores, que son los que están cargados de líquido, bloquean la salida del carril central, en este caso, la leche, con lo cual nos toca hacer retroceder estos dos carriles exteriores para dar prioridad al central. ¿Y cómo lo hacemos? Pues muy simple, mediante los masajes de presión inversa suavizante.[35] Esta técnica desarrollada por la enfermera

Jean Cotterman permite solucionar el atasco.

A pesar de lo aparatoso del nombre, la técnica es muy simple y consiste en obligar, con las manos, a todos esos líquidos a retroceder. Se realiza con varios tipos de masajes. La forma más sencilla es colocar la mano en forma de garra sobre la areola, ejerciendo presión hacia las costillas. Es necesario mantener la presión durante unos minutos o hasta que empieces a ver gotas de leche en el pezón. En ese momento puedes colocar al bebé para mamar, pues conseguirá extraer la leche con facilidad.

Con esta técnica y el vaciado frecuente lo normal es revertir el proceso en unas 48 horas. En los casos más extremos, el ginecólogo puede recetar antiinflamatorios, que al ser compatibles con la lactancia completan la recuperación sin perjudicarla.

......

¿Y el peso?

A partir del quinto día de vida los bebés deben ir ganando entre 20 y 30 gramos diarios como mínimo.[36] Si ganan más, maravilloso. Hay bebés que ganan mucho peso en las primeras semanas. En cambio, si ganan menos, hay que actuar y buscar lo antes posible por qué esto es así, y solucionarlo. Si no has pesado al bebé y no sabes si aumenta de peso los pañales nos pueden dar una pista.

---

[35] Encontrarás más información en la web goo.gl/BHV70r.
[36] Siempre que quieras saber cuánto pesa el bebé es necesario que lo peses sin ropa ni pañal y a poder ser en la misma balanza.

Pañales sucios

A partir del quinto día de vida lo esperable es que los bebés ensucien cinco o más pañales, o idealmente uno después de cada toma. Las cacas de un bebé amamantado son líquidas y frecuentes y no hay que confundirlas con diarrea.

Es importante saber que para poderlas considerar «cacas» han de tener la medida mínima de una cuchara sopera.

Las cacas de un bebé que toma solamente leche materna son de un color amarillento, como el de la mostaza. No son demasiado desagradables para el olfato, tienen un olor un poco ácido similar al del yogur.

Si el bebé hace pocas deposiciones o no hace, es indispensable controlar el aumento de peso, ya que la ausencia de deposiciones en un bebé de menos de un mes que solo toma leche materna puede indicar que está comiendo poco.[37]

¿Qué pecho le toca?

Esta es otra gran preocupación. De hecho, hay quien usa pequeñas señales para saber qué pecho le toca al bebé: una goma de pelo en la muñeca, un imperdible en el sostén, cambiar el anillo de mano... Y la verdad es que todo es mucho más fácil de lo que parece.

Para saber qué pecho le toca al bebé basta tocarse los pechos. Es un gesto que, como el de observarse el pecho, no solemos hacer antes de ser madres y que a partir de este momento realizamos a menudo.

Tócate los dos pechos. ¿Cuál está más lleno? El pecho más lleno tiene prioridad. Si tienes los dos pechos a tope elige el que quieras y extrae un poco de leche manualmente para aliviar el pecho y para que el cuerpo entienda que tiene que ir ajustando la producción.

Normalmente entre los quince días y el mes de vida del bebé la oferta y la demanda se regulan, y dejarás de tener los pechos trabajando a tope sin ton ni son.

Horarios: ¿Tiene que mamar cada 3 horas?

Otra cosa que los bebés no tienen es horarios, ni los necesitan. A los adultos los horarios nos acostumbran a dar seguridad y sensación de orden. Aprender que los niños no funcionan con horarios es un reto.

Aunque parezca imposible, aún hay quien recomienda dar el pecho con horarios. Lo de cada tres horas no hemos conseguido borrarlo de nuestra mente.

Por lo general un bebé mama cuando quiere, cuando tiene hambre o está cansado, cuando está aburrido o cuando tiene sed. Eso se traduce en que el bebé mama de manera errática.

Los bebés tienen que mamar un mínimo de entre 8 y 12 veces en 24 horas, la manera de repartir esas tomas es lo de menos. La mayoría de ellos suele

---

[37] Cuando un bebé toma lactancia mixta o ha tomado un único suplemento de leche artificial no podemos servirnos de los pañales sucios para evaluar el aumento de peso.

mamar con tranquilidad a lo largo de la mañana y ponen el turbo a partir de la tarde o la noche.

Si el bebé no mama, no se despierta o está enfermo y por una de estas causas no gana peso y no hace las ocho o doce tomas, es necesario ofrecerle el pecho y marcar la demanda.

¿Un pecho o dos?

Cuando un bebé es pequeño normalmente tiene de sobras con un pecho. No hay que limitar el tiempo que el bebé está en el pecho, nada de «cinco minutos», «nueve minutos» o «no más de quince minutos».

Los bebés de menos de un mes pueden estar entre cuarenta y sesenta minutos agarrados al mismo pecho. Siempre hay bebés que maman en cinco minutos, se sueltan del pecho y van geniales de peso, pero la mayoría tardan mucho en mamar. Las tomas son algo relajado y con diferentes fases de más o menos actividad.

El bebé debe soltarse por sí solo del pecho, no hay necesidad de sacarlo o interrumpir la toma. Si tienes dolor o el bebé no mama con eficacia, realiza compresiones en el pecho para acelerar la toma; al final de este capítulo te enseñaré cómo hacerlo.

Así que, en resumen, hasta que el bebé no diga lo contrario, con un pecho por toma es más que suficiente.

¿Me usa de chupete?

Cuando el bebé mama lento o parece que no come hay quien se alarma.[38] Es fácil que empiecen a decirte y aconsejarte que no se lo permitas. Que no le dejes que te «use de chupete», que este tipo de succión no le aporta nada y que cuando el bebé no come es mejor sacarlo del pecho para que no se te hagan grietas.

El concepto «te usa de chupete» lo odio, lucho diariamente por erradicarlo, pues da a entender que el bebé hace algo que no debe hacer y encima decreta que el pecho solo sirve para comer. El pecho es mucho más que alimento: succionar permite al bebé sentirse bien, seguro y feliz. Cuando está en el pecho el bebé siente la proximidad del cuerpo de su madre: su calor, su olor, el tacto de su piel, su voz, su ritmo cardíaco... ¿Crees que eso lo consigue un chupete? Si te digo que a este tipo de succión es mejor llamarla «succión afectiva», es decir, que provee de afecto, seguro que no te parece tan raro que tu bebé quiera estar mamando sin comer.

Por cierto, si tratas de evitar el chupete pero a veces no sabes cómo calmar a tu bebé, una técnica muy útil es dejar que succione tu dedo meñique.[39] Esto acostumbra a calmarlo y en momentos de crisis, cuando está muy nervioso y no acepta ni mamar, puede ayudarlo a relajarse.

---

[38] En el capítulo «Mi bebé» tienes más información sobre cómo funciona la succión del bebé.
[39] El dedo tiene que estar limpio, con la uña cortada. La yema del dedo toca el paladar del bebé, que empezará a succionar el dedo y se calmará.

¿Qué cantidad de leche está tomando?

¿Tu pecho es transparente? Seguro que no. La lactancia es un acto de fe. Un acto de confianza en tu capacidad de producir leche y en la capacidad del bebé para saber qué necesita. Estará tomando la cantidad de leche que necesita si le permites que mame sin limitaciones o sin cambiarlo de pecho de manera arbitraria. Si todo esto se traduce en un adecuado aumento de peso, puedes estar segura de que vuestra lactancia va bien y el bebé está mamando lo que necesita.

¿Tomará la leche que necesita?

Imagina un león en la sabana africana. ¿Sabías que necesita comer unos siete kilos de carne al día? Estoy segura de que no lo sabías, y te aseguro que el león tampoco. Él sabe que debe comer y así lo hará. Tu bebé sabe mejor que nadie la cantidad de leche que le hace falta. Y si se lo permites, y aunque quizá debas ayudarlo un poco los primeros días si está muy dormido, va a tomar lo que necesita. Confía en él y confía en tu capacidad para producir leche.

¿Cómo sé que ha vaciado un pecho?

Tenemos un problema, y es que el pecho no se vacía. No es un botella de agua en la que hay un litro de líquido y cuando la terminas se acabó. El pecho es más bien como un grifo de agua, que siempre que lo abres sale agua. Lo que sí puedes notar al terminar la toma es un antes y un después. El pecho está más blando después de que el bebé mame, aunque eso no quiere decir que no quede leche, simplemente que el bebé ha tomado la leche que necesitaba. Si vuelve a tener hambre y lo vuelves a poner al pecho, su succión provocará que tu cuerpo responda con un nuevo reflejo de eyección, fabricando la leche que el pequeño necesite. Tan solo debes dejar que sea él el que se suelte del pecho, así sabrás que está saciado y ha tomado toda la leche que quería.

No se suelta solo... nunca

Ya te he comentado que durante los primeros meses las tomas pueden ser muy largas. El bebé mama de un solo pecho hasta que se suelta, relajado y dormido. Si no lo hace, si no suelta nunca el pecho por sí mismo, si parece que pueda pasar todo el día y toda la noche enganchado al pecho sin soltarlo ni un momento, si cuando se suelta está nervioso o enfadado, si tienes dolor o grietas, es que algo pasa. No dudes en revisar con un profesional el agarre, la postura y la boca de tu bebé para determinar las causas del malestar.

Se duerme al pecho

Todos los recién nacidos se duermen al pecho. Es un mecanismo inmediato. Empiezan mamando con energía y, en pocos minutos, cierran los ojos y aparentemente se duermen. Aparentemente.

Succionar y llenar el estómago produce relajación, y eso hacen, se relajan mucho, pero siguen comiendo.

A medida que crezcan dejarán de hacerlo en la mayoría de las tomas, pero al principio es de lo más habitual y no pasa nada. Dentro de una toma hay tiempo para todo, y mientras están agarrados a lo que dedican menos rato es a comer.

Si el bebé aumenta de peso de manera óptima, no hay que hacer nada, quizá relajarse con ellos y dejar que la cosa fluya. Si el bebé no gana peso o su succión resulta dolorosa, puedes intentar acortar la toma animando al bebé a mamar. Para ello, comprime el pecho mientras mama. Al final de este capítulo te cuento cómo hacerlo.

....

Regurgitaciones, eructos y más cosas

La mayoría de los bebés regurgitan leche al terminar la toma, es algo muy común. Hablamos de regurgitación para referirnos al alimento que los bebés expulsan sin esfuerzo al terminar la toma o al rato de haberla acabado.

Hay regurgitaciones de todos los tipos: muy líquidas, abundantes, insignificantes, con grumos, con algo de mocos... Todas ellas son normales si el bebé aumenta de peso y está feliz.

Las regurgitaciones pueden durar muchos meses, habitualmente entre siete y ocho meses, y te obligarán a que cada vez que salgas de casa vayas cargada de ropa de recambio para el bebé y para ti.

Cuando un bebé vomita, la leche sale a chorro. Estoy segura de que recuerdas la famosa escena de la niña de *El*

exorcista. Eso es vomitar. Si el bebé lo hace en cada toma o de manera frecuente es muy importante que un pediatra lo examine cuanto antes.

Otra de las cosas más curiosas de los bebés es que tienen mucho hipo. Sin duda cuando estabas embarazada notaste esos saltitos sincrónicos en la barriga a cualquier hora del día o de la noche. ¿Y recuerdas qué hacías? Nada, no podías hacer nada y esperabas a que se le pasara, ¿no?

Cuando un bebé tiene hipo lo primero que te preguntas es por qué lo tiene. Lo segundo, si haces algo mal, y lo tercero, qué puedes hacer para que se le pase.

El hipo lo causa un movimiento involuntario del diafragma; se cree que se produce por la inmadurez del sistema nervioso, que no acaba de controlar aún lo que debe hacer. El hipo es pesado pero inofensivo para el bebé, así que una opción para ayudarle a dejar de hipar es ofrecer un poco de teta. Normalmente se le pasa en un ratito.

Y por último, pedos, ventosidades y flatulencias. Sí, que no te sorprenda porque aunque tu bebé es pequeño, el ruido que provocará para deshacerse del aire acumulado será tremendo. Es tan fuerte que parece imposible que tamaño estruendo salga del cuerpo de un bebé tan chiquito.

Los gases se forman por la fermentación intestinal y son inofensivos; si el bebé está feliz y hace cacas de color mostaza estos estruendos son totalmente normales.

¿Por qué cuando lo dejo en la cuna no aguanta ni cinco minutos?

Por supuesto, la cuna de tu peque es preciosa y la has comprado con todo el amor del mundo. En cambio, es muy posible que el inquilino tenga muy claro que no le gusta nada.

Si terminas una toma y dejas al bebé dormido en la cuna y a los cinco minutos despierta llorando, es que está experimentando el síndrome de la «cuna con pinchos». Tranquila, no es grave y tiene cura.

Los bebés no saben que viven en una casa segura, quizá con alarmas en las puertas, sin animales hambrientos merodeando cerca. Los bebés son biológicamente muy inmaduros, muy similares a los bebés que nacían y vivían en Atapuerca o cualquier comunidad prehistórica. Para ellos, perder el contacto físico con el adulto es un gran problema, puede significar no sobrevivir y la cuna, por muy preciosa que sea, no cumple su primer requisito de seguridad, que es tener una mamá o un cuidador incorporado.

En estos casos, el porteo ergonómico te puede ayudar a conseguir hacer cosas con tu pequeño seguro y tranquilo.

¿Por qué por la noche pide más?

¡Ay, las noches! Las noches no volverán a ser lo que eran, eso ante todo. Los bebés se suelen movilizar a partir del atardecer y se muestran muy activos de noche. Algunos están bastante tranquilos durante el día, van haciendo tomas y descansado, pero en cuanto anochece no se quieren separar de la teta y maman como si no hubiera un mañana.

Para ti es agotador, arrastras el cansancio de todo el día y acusas la falta de sueño, mientras que tu bebé por la noche está a tope.

Los bebés necesitan mamar de noche durante muchos meses, muchos. No es raro, pues no duermen como los adultos. Mamar de noche es para ellos como hacer el encargo en la fábrica de la leche.

Si los bebés maman de noche, la producción de leche se mantiene al alza y eso les garantiza un buen suministro de alimento para el día siguiente.

Hay mil formas de dormir con un bebé y elegir cómo hacerlo es una decisión de crianza que os atañe a vosotros. Pensando en la lactancia solo puedo recomendar que sea lo más relajada para ti y que os permita mantener las tomas nocturnas con cierta comodidad.

¡Ah!, una cosa que no quiero olvidar: los primeros meses de lactancia, y gracias al efecto de las hormonas que circulan por tu cuerpo, vas a tener unos sofocos increíbles. De pronto te quedarás empapada preguntándote qué narices te está pasando. Un curioso efecto secundario de la lactancia.

¡LA LECHE!

La leche humana es un líquido vivo, que se modifica y adapta a las necesidades de tu bebé. Es el único alimento que varía su composición a medida que el consumidor crece y se desarrolla. A pesar de los avances científicos que permiten un conocimiento cada vez mayor de la leche materna y sus nutrientes, hay quien se atreve a seguir afirmando que algunas madres fabrican leche de mala calidad o que la leche deja de alimentar llegados a una determinada etapa. Si estos mitos perduran es solo por el desconocimiento general de los componentes de la leche materna y sus funciones. No pretendo que esta lectura se convierta en una clase de bioquímica, pero sí me encantaría que supieras lo más básico de la leche que fabricas y lo maravillosa que es.

¿Alguna vez has soñado con tener un superpoder? No sé, ver el futuro, volar, poder mover objetos con la fuerza de tu mente, teletransportarte... Bueno, pues ahora tienes uno: fabricas leche. Yo nunca he conocido a nadie que pudiera volar o leer mentes, pero sí a muchas madres que fabrican leche: este es tu superpoder.

Recuerda: ¡somos la leche!

Leche de transición y leche madura

Después del calostro vas a fabricar leche de transición. Estamos muy acostumbrados al hecho de que haya diferentes tipos de leche artificial, pero tú solita vas a fabricar una gran variedad de leches con recetas diferentes sin ni siquiera darte cuenta.

Cuando el calostro se termina empiezas a fabricar la primera leche, la leche de transición, que va a durar hasta que el bebé tenga unos quince días. Estos primeros días el pecho crece y se siente turgente y pesado. Si el bebé duerme más de la cuenta, puedes notar molestias y desear que se despierte. No olvides que la lactancia es a demanda de madre y bebé, y que si tú necesitas que el bebé mame para aliviar el pecho puedes despertarlo e invitarlo a tomar un tentempié, que no te dé pena despertarlo. Poco a poco la oferta y la demanda se irán sincronizando. Al principio, la glándula suele fabricar más leche de la que el bebé requiere y poco a poco encuentra la cantidad ideal.

Visualmente la leche de transición es aún amarillenta o anaranjada y densa, más similar al calostro en cuanto al aspecto que a la leche madura.[40]

Si hablamos de las diferencias nutricionales de la leche de transición respecto al calostro y la leche madura, es preciso decir que la leche de transición tiene menos inmunoglobulinas.[41] El contenido de proteínas se reduce respecto al del calostro, mientras que la cantidad de grasa y lactosa aumenta.[42] Además, esta leche contiene hormonas y enzimas esenciales para el crecimiento del bebé.

Después de la crisis de los quince días[43] la leche se modifica y pasa a ser lo que llamamos leche madura. Y a pesar de que hablamos de leche madura a partir de este momento y durante todo el tiempo que dure la lactancia, la receta que la glándula va a empezar a preparar irá variando a medida que pasen los meses. La composición de la leche a los quince días de vida de tu hijo no es la misma que cuando el niño tiene un año o dos. La composición de la leche se modifica con el paso del tiempo y también con acontecimientos concretos: una mastitis, un destete súbito... A pesar de esas variaciones, la leche materna nunca deja de alimentar, siempre es buena y adecuada para el bebé.

(Algunos) componentes de la leche materna

Cuando te digan «Tu leche es agua», puedes responder: «Sí, claro, el 88 % es agua, donde están disueltos el resto de los elementos». ¡Y te quedas a gusto! Porque sí, el agua es un componente muy abundante en la leche materna. Por esta razón los bebés no tienen necesidad de tomar agua durante los primeros seis meses de su vida ni aunque haga mucho calor. Si toman leche a demanda, van a tener toda la hidratación que necesitan.

La leche materna es muy dulce y eso es gracias a la lactosa, que es el principal azúcar presente en la leche humana. La lactosa tiene muy mala fama, es el patito feo de los nutrientes. ¿Quién no ha oído hablar de la terrible lactosa? Muchos alimentos destinados a los adultos se publicitan con la frase «sin lactosa». Y es que la mayoría de la población mundial adulta tiene déficit de lactasa,[44] y es porque a partir de los cinco años el cuerpo deja progresivamente de producir lactasa.

La lactasa es una enzima presente en el intestino de los bebés y los niños que les permite absorber la lactosa. La

---

[40] Lo podrás ver si te extraes un poco de leche o tu bebé regurgita.
[41] Las inmunoglobulinas o anticuerpos están presentes en nuestra sangre y también en la leche. Protegen al bebé frente a las infecciones y le ofrecen inmunidad pasiva.
[42] Un error común es confundir la alergia a la proteína de la leche de vaca (APLV) con la intolerancia a la lactosa, que normalmente es transitoria y causada por una pérdida de la enzima lactasa del intestino, debido a una diarrea o al consumo de antibióticos. La intolerancia a la lactosa en los adultos está causada por la pérdida progresiva de la lactasa del intestino, con lo que la leche se digiere mal.
[43] Tienes más información sobre los baches y las crisis de lactancia en el capítulo «Mi bebé»..
[44] Excepto la población del norte y el centro de Europa.

lactosa es esencial para su intestino, ya que crea un pH ácido que impide el crecimiento de las bacterias perjudiciales; además aporta a los niños el 40 % de las calorías totales de la leche materna.[45]

La mala fama de la lactosa se debe a que muchas madres han oído hablar de la leche del principio y la leche del final. Lo que se suele decir es que la leche inicial del pecho es la más líquida y rica en lactosa, y la leche del final es la más rica en grasas. La «sabiduría popular» insiste en que el bebé debe vaciar el pecho para llegar a la leche del final porque esa es la que alimenta. Tal afirmación inquieta a muchas madres que no saben cómo conseguir que el bebé tome la leche más grasa y no solo la leche «mala» del principio.

Las grasas de la leche materna son el componente más variable y la primera fuente de calorías. Las variaciones se producen según la hora del día en que mama el bebé, el rato que hace que no mama, el rato que está succionando... Una de las obsesiones o mitos que se han inculcado a las madres lactantes es que el bebé tiene que llegar hasta el final de la toma para poder ingerir toda la grasa de la leche.

Sin embargo, es imposible saber qué está tomando el bebé en cada momento. El pecho no es transparente y no podemos ver la composición a cada instante, ni existe un punto determinado de la toma en el que podamos afirmar que el bebé ya está tomando la leche con más grasa. El único que sabe qué está tomando en cada momento es tu peque. Por tanto, nosotras solo debemos permitir que el bebé mame a libre demanda, sin limitar las tomas ni cambiar al bebé de pecho cuando hayan pasado unos minutos concretos. Cuando el bebé esté saciado se soltará del pecho.

Otra curiosidad de la grasa que encontramos en la leche materna es que tiene mucho colesterol y, a pesar de que acostumbramos a relacionarlo con algo malo, es absolutamente indispensable para el bebé, ya que un 60 % del cerebro está compuesto por grasas.[46] Las etapas más sensibles en la formación del cerebro humano se suceden durante el último trimestre del embarazo y continúan hasta dos años después del nacimiento. Los ácidos grasos de la leche intervienen en la creación del tejido nervioso, en la generación y transmisión de la información a través de las neuronas, en la formación de la membrana celular, en el correcto funcionamiento del sistema inmunitario... ¿Te parece poco?

Y, finalmente, las proteínas. El grupo de las proteínas es muy variado, y

---

[45] A muchos bebés se les diagnostica erróneamente intolerancia a la lactosa y se les indica suspender el pecho, consejo desafortunado e innecesario donde los haya.

[46] Si te haces un análisis de sangre durante la lactancia es posible que te asustes. Las madres lactantes tienen el colesterol elevado. No es ningún problema, al contrario.

muchas de ellas tienen una doble función: una nutritiva y otra funcional.

Un gran número de los componentes de la leche materna tienen esa sorprendente doble función, y las proteínas, aparte de alimentar, facilitan la digestión y la absorción de los nutrientes, ayudan a desarrollar el sistema inmune y estimulan el crecimiento óptimo de la flora intestinal, entre otros cometidos.

La leche de cada mamífero es específica para su cría, adaptada al crecimiento de cada una. La leche de un león marino tiene mucha grasa porque el cachorro necesita acumular grasa en su cuerpo rápidamente y porque su madre pasa muchas horas lejos de él. La leche de las ratas tiene muchas proteínas porque las pequeñas crías deben crecer muy deprisa. Y así ocurre en cada una de las más de cuatro mil especies de mamíferos que existen en el planeta.

La leche materna humana aporta todos los nutrientes que un bebé necesita durante aproximadamente los seis primeros meses de su vida, y es un elemento esencial para su alimentación, complementada con alimentos sólidos, hasta al menos los dos años.[47]

Beneficios, el *bonus track*

No me gusta hablar de los beneficios de la lactancia materna, aunque es cierto que los tiene y muchos. En este libro no vas a encontrar demasiada información sobre los beneficios de la leche materna (algunos se me han colado en el apartado sobre los nutrientes) porque creo firmemente que si das el pecho, la principal motivación no pueden ser los beneficios. Te cuento el porqué.

Sin duda alguna vez has comprado una película en DVD, esa peli que te emociona, te divierte o te fascina. En todos los DVD se ofrece un material extra: pueden ser tomas descartadas, escenas ampliadas, el *casting*... Cuando eres muy fan evidentemente que revisas todo ese material extra con devoción, pero lo que ves cien veces es la película, y te sabes los guiones de memoria, aprecias los pequeños fallos de *raccord* y hablarías horas y más horas sobre la película y los personajes.

Entonces ¿qué es más importante, la película o el material adicional? De hecho, por algo le llaman material adicional o extra, porque complementa la película pero no constituye lo más importante.

La lactancia es placer, debe ser un placer. Si amamantar no te gusta, si dar el pecho te agota, si te sientes mal, si deja de ser bonito, abandona la lactancia. No le des más vueltas porque no vale la pena. Busca tus propias razones para dar el pecho:

---

[47] Cuando está listo, el bebé empieza a comer otros alimentos para complementar la leche. En el capítulo «Los meses pasan y los niños crecen» dispones de más información.

ALGUNAS RAZONES PARA DAR EL PECHO

- Porque te apetece.
- Porque es fácil.
- Porque quieres vivir la experiencia.
- Porque no sabes hacerlo de otra manera.
- Porque lo disfrutas.
- Porque te hace llorar y sonreír a la vez.
- Porque no tienes que levantarte a media noche.
- Porque llevas la comida incorporada a todas partes.
- Porque tienes tetas y sirven para esto.

La evidencia científica día a día corrobora que dar el pecho no es malo y que parece favorecer la salud de la madre, el bebé y el planeta, pero nada de esto vale la pena si dar el pecho no te hace feliz.

Diferir la lactancia

Cuando tienes mucho dolor, cuando pensar en que el bebé se despertará y pedirá el pecho es una pesadilla, hay que valorar la situación. Una de las opciones es diferir la lactancia. Es decir, extraerte leche a mano o con un sacaleches y ofrecer la leche en un recipiente adecuado.

Como toda opción, tiene pros y contras que debes conocer y evaluar para saber si te conviene.

Argumentos a favor: permite descansar el pecho y gracias a la extracción, a mano o con el sacaleches, el dolor suele disminuir.

Argumentos en contra: es necesa-

rio controlar que todas las zonas del pecho sean drenadas y no queden retenciones de leche. Si el bebé no mama en ninguna toma, aumenta el riesgo de padecer obstrucción o mastitis. Además, si la lactancia diferida se mantiene en el tiempo, la producción de leche peligra, ya que la estimulación del sacaleches no es tan efectiva como la succión del bebé.

Lo ideal sería el equilibrio. Si el dolor es muy intenso, diferir la lactancia en algunas tomas o algunos días puede ayudar a ver las cosas de otro modo y pensar con más calma qué se puede hacer. Otra posibilidad es diferir la lactancia en la mayoría de las tomas e intentar hacer algunas directamente, tanto para que el bebé no sufra confusión como para poder vaciar el pecho con efectividad.

Por diversos motivos hay madres que deciden hacer toda la lactancia en diferido. En estos casos se necesita un buen sacaleches, a poder ser eléctrico doble, y planificar muy bien las extracciones a fin de que la producción no disminuya y la lactancia pueda mantenerse tanto tiempo como madre y bebé quieran.

La principal dificultad de la lactancia diferida es que poco a poco resulta cada vez más complicado extraer la leche. Cada vez se consigue un poco menos y se necesita más tiempo para obtener la misma cantidad de leche. Y en este punto es cuando la diferida se puede ir al traste, porque por muy bueno que sea el sacaleches el estímulo que ofrece es mucho menor que el que realiza un bebé.

Las madres que hacen lactancia diferida total suelen necesitar también mucho apoyo y ayuda para poder mantenerla.[48]

Cuando no puedes dar el pecho en exclusiva: lactancia mixta

La lactancia mixta consiste en combinar la lactancia materna con leche artificial. Mantenerla tiene bastantes dificultades añadidas, ya que los bebés que toman biberón con leche materna o artificial pueden rechazar el pecho, lo que supone el final de la lactancia mixta, que se convierte en lactancia artificial.

Las principales dificultades de mantener la lactancia mixta son dos:

- **El volumen:** los bebés cuando maman reciben en cada succión pequeñas cantidades de leche y esto les requiere esfuerzo y tiempo. Con el biberón toman la leche muy rápido, en pocos minutos tragan mucha cantidad. Esto hace que algunos bebés se frustren cuando están en el pecho, ya que el proceso es más lento.

- **La succión:** un pecho y una tetina no se agarran de la misma manera, y algunos bebés no consiguen saber qué tienen que hacer en cada caso, un problema que se conoce como «confusión tetina-pezón». Los movimientos de succión que el bebé realiza en el pecho para mamar siguen una coreografía perfecta. Por lo tanto, cualquier interferencia puede ser la causa de que al bebé le cueste mamar con eficacia.

---

[48] En esta página de Facebook encontrarás un grupo de madres que hacen lactancia diferida y te pueden ayudar y apoyar si lo necesitas: https://goo.gl/ukkag2

Así que si decides mantener una lactancia mixta debes tener en cuenta unas premisas básicas:

Ofrece primero el pecho: Siempre que sea posible, amamanta primero, deja la leche artificial para el final y ofrécela solo en el caso de que sea necesario.

Elige un método de suplementación adecuado: También es necesario buscar un método de suplementación no invasivo, que permita al bebé decidir la cantidad de leche artificial que quiere tomar. Es responsabilidad de los adultos darle la leche despacio para que tenga tiempo de notar las señales de saciedad que va a recibir cuando esté satisfecho. Al mismo tiempo, el método elegido debe evitar la confusión en la succión que hemos comentado antes (volveré a tratar este tema en el capítulo «La vuelta al trabajo remunerado»).

Mantén cerca a tu bebé: Sí, para dar la leche con el método de suplementación elegido, madre y bebé deben permanecer lo más cerca posible y mantener el contacto visual y táctil mientras dure la toma, creando un contacto físico semejante al que se produce con la lactancia materna.

Siguiendo estas simples reglas, es posible conseguir una lactancia mixta feliz y duradera. Muchas madres hacen lactancia mixta hasta que su bebé cumple seis meses. Llegados a esa edad, y si siguen mamando, van reduciendo la cantidad de leche artificial hasta conseguir una lactancia materna «exclusiva» complementada con alimentos sólidos. Muchas madres a las que he tenido el placer de acompañar lo han hecho de manera muy satisfactoria.

La leche se corta y cien mitos más

Se podría escribir un libro entero con los mitos que hacen referencia a la lactancia. Hay tantos que da miedo la imaginación que tiene la gente. Los mitos relacionados con la lactancia forman parte de nuestra cultura y civilización. Para empezar, nuestra galaxia se llama Vía Láctea. El mito dice que la diosa Hera apartó del pecho a su hijastro Hércules y el chorro de leche que salió disparado al cielo creó el conjunto de estrellas que conocemos como Vía Láctea. Este mito aún es bonito y positivo, pero los que vienen a continuación no lo son tanto.

Leche mala o de mala calidad: La leche de mala calidad, falta de nutrientes o de algún nutriente concreto, no existe.

La mala leche es otra cosa muy diferente no relacionada con la leche que fabricas. Existe una pequeña e insignificante variación calórica en la leche de las madres sanas que va de las 65 a las 70 kilocalorías. Como ves, una diferencia mínima que no sustenta el mito de la leche mala. ¡Ah! Y lo de: «¡Uy, qué leche tienes! Parece mantequilla» también es un mito.

Si te asustas se corta la leche: La leche no se corta, ni desaparece ni nada por el estilo. Hacer desaparecer la producción de leche es un poco más complicado. De hecho, cuando una madre deja la lactancia y deja de dar el pecho, sigue teniendo leche durante meses e incluso años. No se nota nada especial, pero si manipulas el pezón es posible ver alguna gota amarillenta o transparente.

Lo que sí conservamos, como el resto de los mamíferos que son presa de depredadores, es la capacidad para bloquear temporalmente la salida de la leche y evitar dejar rastro cuando se produce una situación de peligro. Un mito muy repetido es que el estrés hace disminuir la producción de leche. Pero ¿a qué nos referimos cuando decimos «estrés»? Todas las madres humanas sufrimos un estrés de diferente grado: en nuestro primer mundo relacionamos el trabajo, las obligaciones familiares o las preocupaciones eco-

nómicas con el estrés, pero ¿has pensado alguna vez en el estrés que sufren muchas mujeres de este planeta que viven en situaciones de guerra, hambruna o violencia y luchan a diario para mantenerse con vida? Si estas mujeres siguen teniendo leche para sus hijos, ¿por qué nosotras no?

Cuando vivimos situaciones excepcionales y muy duras es cuando se puede producir el bloqueo temporal, pero debemos tener presente que dura unas horas y que cuando todo se calma y el nivel de estrés disminuye, la leche vuelve a fluir.

Sin susto también se puede cortar: Eso dicen. Parece que la leche tiene la capacidad de aparecer y desaparecer. Normalmente, este mito llega de la mano de algún bache de crecimiento.[49] El bebé parece inquieto, el pecho se ve vacío y la deducción está servida: se me ha retirado la leche. Es un error pensar que solo tenemos leche cuando sentimos el pecho congestionado. Si el bebé mama mucho o rechaza el pecho porque se encuentra mal o está cansado y protesta o se enfada, nos puede parecer que lo que le falta es leche, cuando en realidad las causas de su inquietud pueden ser muchas otras.

Una dieta equilibrada y muy sana es imprescindible: Cuando estás embarazada es indispensable una dieta sa-

---

[49] Los baches o crisis de lactancia son cambios en el ritmo de las tomas o en la demanda del bebé. Si quieres saber más de ellas no te pierdas el capítulo «Mi bebé».

ludable. De hecho, es indispensable una dieta saludable siempre, pero durante el embarazo más, evitando sobre todo el alcohol y el tabaco, que pueden perjudicar al feto. ¿Y durante la lactancia? Pues de nuevo la alimentación saludable es importante, pero sobre todo por tu salud. Además, vas a tener antojos de cosas dulces o de chocolate, y si tienes poca ayuda vas a comer lo que puedas cuando puedas. Pero sea como sea tu dieta, puedes amamantar, y la tuya es la mejor leche para alimentar a tu bebé. Come de manera saludable siempre que te sea posible, pero que la alimentación no sea una causa para dejar la lactancia.

Hay alimentos que te ayudan a producir más leche: Cada cultura tiene sus alimentos recomendados durante la lactancia, la lista es infinita y en el mismo país varían según la zona. No existen alimentos que den más leche, a pesar de lo que tu madre o abuela o tía o bisabuela te digan, y a pesar de las comidas especiales que te querrán hacer comer. Una amiga boliviana me contaba que las mujeres de su familia se empecinaban en prepararle caldos de morro de vaca para que tuviera leche, y aunque a ella le parecían asquerosos, se los tomaba por no discutir y por si acaso era verdad. En España, ¿cuántas madres beben litros y litros de horchata o leche de almendras para tener más leche?

Si lo que te ofrecen te gusta y te apetece, adelante, tómatelo sin problemas, pero en caso contrario no dudes en negarte, porque ante cualquier dificultad para producir leche o para que tu bebé gane peso, los alimentos que puedas tomar no van a ser la solución.

Tienes que beber mucha leche o mucha agua para tener leche: Otro mito muy extendido. La leche materna es agua en un 88 %, y el resto son los nutrientes disueltos en ella. Las madres lactantes suelen tener mucha sed, pero no hay razón para sobrepasar la demanda que indica nuestro cuerpo. No por beber más vamos a tener más leche. Ni el hecho de beber leche hace que produzcamos más leche, ¿o es que las vacas beben leche?

Hay alimentos que dan mal sabor a la leche: La leche materna no tiene siempre el mismo sabor, los diferentes alimentos que consumimos a diario modifican el sabor de la leche, pero no hay alimentos que den mal sabor. Lo que entendemos por «mal sabor» es una percepción nuestra, mientras que la mayoría de los bebés no tiene problema alguno con esas modificaciones diarias. A menos que se pueda relacionar el rechazo del pecho con un alimento que hayas consumido, no hay necesidad de retirar alimentos porque sí.

Y como esto da para mucho, te presento la lista de los 101 mitos relacionados con la lactancia (podría añadir muchos más, pero sería un pelín largo y aburrido), por cierto, todos falsos y llenos de incongruencias fácilmente detectables.

LOS 101 MITOS DE LA LACTANCIA

1. Tener leche es cuestión de suerte.

2. Si le das el pecho este se te va a caer y a estropear.

3. Durante el embarazo debes preparar el pezón para que se endurezca.

4. Si en el embarazo no observas calostro en tu pezón, no vas a tener leche.

5. Con una cesárea tarda más en subir la leche.

6. Si te hacen una cesárea le vas a tener que dar leche artificial unos días.

7. El calostro es malo y hay que evitar dárselo al bebé.

8. El calostro no es suficiente para el bebé.

9. Hay madres que tiene leche de mala calidad, aguada o «delgada».

10. Los recién nacidos deben tomar agua o manzanilla.

11. Si durante los primeros días no come nada de nada, no importa.

12. Dormir también les alimenta, no le despiertes.

13. El color de los ojos de los bebés no será definitivo hasta que dejes la lactancia.

14. Las engordaderas[50] son por las hormonas que le pasas a través de la leche.

15. La costra láctea del bebé es por la leche materna.

16. Los bebés suelen necesitar ayuditas de leche artificial.

17. Si empiezas con las ayuditas, es mejor que dejes la lactancia.

18. Si el bebé no aguanta tres horas, dale agua o infusiones.

19. Si el bebé no aguanta tres horas es que tu leche no le llena.

20. Pecho a demanda pero nunca antes de tres horas.

21. Con diez minutos basta, luego te usan de chupete.

22. Hay que ofrecer los dos pechos en cada toma durante cinco minutos.

23. Siempre hay que dar los dos pechos por toma.

---

[50] Las pequeñas espinillas blancas que aparecen en la cara de los bebés.

24. Si no aguanta tres horas sin mamar, pasa hambre.

25. Hay que esperar unas horas antes de volver a amamantar para que el pecho se llene.

26. Si no sientes el pecho lleno es que no tienes leche.

27. Los pechos pequeños dan poca leche.

28. Con un solo pecho no puedes amamantar.

29. Tu pezón no sirve porque es muy plano.

30. Tu pezón no sirve porque es muy grande.

31. Tu pezón no sirve porque es muy pequeño.

32. Las grietas y el dolor son normales.

33. Hay muchas mujeres que no tienen leche.

34. Hay familias que tienen poca leche: tu abuela no tenía leche, tu madre tampoco, tú no vas a tener.

35. Amamantar ata a las madres a sus bebés.

36. Amamantar impide a las mujeres desarrollarse laboralmente.

37. Solo amamantan las mujeres sin estudios.

38. Si tienes que volver a trabajar, es mejor que no le des el pecho.

39. Si tienes que volver a trabajar, es mejor que lo acostumbres a tomar el biberón para que no lo rechace.

40. Es imposible trabajar y amamantar.

41. Si a los cuatro meses no duerme del tirón y te pide pecho, tiene hambre.

42. A partir de los cuatro meses ya no es necesario que mame por la noche.

43. Los conflictos con la madre o con la suegra afectan a la producción.

44. El estrés afecta a la producción, te puedes quedar sin leche.

45. Es casi imposible tener leche para alimentar a mellizos o gemelos.

46. Si hace calor y solo toma leche materna, tiene que tomar agua.

47. Con el biberón el padre o la pareja comparte la crianza.

48. Si le das el pecho, el padre o la pareja no puede establecer una relación con sus hijos.

49. Si sales a la calle con poca ropa o te da una corriente de aire, la leche se corta.

50. No puedes tomar el sol si amamantas.

51. No puedes tomar rayos UVA si das el pecho.

52. Tampoco puedes ir a la playa ni a la piscina.

53. No puedes hacer submarinismo.

54. No puedes hacer deporte.

55. No puedes teñirte el pelo.

56. Nada de depilación láser.

57. Si fumas, es mejor que dejes el pecho.

58. Durante la lactancia, no puedes ir al dentista.

59. Si te duele algo, no puedes tomarte ni un analgésico.

60. No te puedes hacer una radiografía de tórax, y una mamografía menos.

61. Cada lactancia te cuesta un diente.

62. No puedes comer alcachofas ni espárragos.

63. No puedes comer ajos ni cebollas.

64. Ni se te ocurra comer col.

65. No bebas leche de vaca.

66. Debes beber mucha leche de vaca para tener leche.

67. Si no bebes leche de vaca, te vas a descalcificar.

68. No se puede tomar café dando el pecho.

69. No puedes tomar bebidas con gas porque este pasa a la leche.

70. No puedes comer legumbres porque le causan gases al bebé.

71. Nada de comidas picantes.

72. Debes comer por dos y muy equilibrado.

73. Si no comes sano es mejor que no le des el pecho.

74. Debes comer MUY sano para tener leche de calidad.

75. Tienes que beber mucha agua para tener leche.

76. Si bebes horchata vas a tener mucha leche.

77. Si comes almendras vas a tener más leche.

78. Para tener leche lo mejor es que comas bacalao o sardinas.

79. Los atoles y las sopas son indispensables para tener más leche.

80. No puedes comer cítricos porque cortan la leche.

81. Cuando al bebé le salen los dientes, ya está listo para dejar de mamar.

82. Si un bebé de más de seis meses mama es por vicio.

83. A un bebé de más de seis meses mamar no le aporta nada.

84. Si un bebé de un año o dos mama, esto le quita el hambre y no va a crecer.

85. Los bebés solo deben mamar los primeros meses.

86. Si un bebé sigue mamando más allá del año va a tener problemas de habla.

87. La leche materna causa caries a los niños.

88. Si le das el pecho en la cama vas a destruir la relación de pareja.

89. Si le das el pecho en la cama se acabó el sexo con tu pareja.

90. Si amamantas a tu bebé en la cama no lo sacarás nunca de ella.

91. Si te viene la regla se te va la leche.

92. Si te viene la regla la leche se pone mala.

93. Si te quedas embarazada debes dejar de dar teta.

94. La lactancia durante el embarazo causa abortos.

95. Si das el pecho embarazada te vas a quedar sin nutrientes.

96. La leche se pone mala durante el embarazo.

97. Si el bebé que esperas es un niño, seguir amamantando le puede perjudicar a él.

98. Los bebés que maman demasiado tiempo están «enmadrados».

99. Los niños que toman teta mucho tiempo no se socializan.

100. Los niños que toman teta mucho tiempo pueden tener problemas psicológicos.

101. La lactancia no es importante.

Y así podríamos seguir hasta el infinito porque la retahíla de mitos y mentiras relacionados con la lactancia no se acaba nunca. Muchas veces son ideas irracionales, otras son creencias fundamentadas en el miedo de las madres o en el desconocimiento de cómo funciona la producción de leche y la evolución de la lactancia.

Un detalle importante: muchos mitos te los van a transmitir tus familiares y amigos y te van a hacer dudar profundamente, hasta la mujer más sensata puede volverse loca con tantos comentarios absurdos. Y es que los mitos han formado y forman parte de cada civilización y de cada cultura.

La Guerra de las Madres

Cada vez que aparece una noticia en internet sobre la lactancia materna empieza la guerra. Centenares de mujeres se lanzan a exponer sus opiniones a favor o en contra de la lactancia materna, corren ríos de agrias opiniones con múltiples posicionamientos y reproches, llenos de culpa y acusaciones; de esta forma empieza la Guerra de las Madres. Es una guerra muy curiosa porque se forman dos bandos y ambos afirman que el otro les ataca, cuestiona e insulta.

Si alguna vez que te has sentido criticada, ofendida o menospreciada por tu manera de alimentar a tu bebé, ya sea con lactancia materna o con leche artificial, intenta hacer un listado de las personas que te han interpelado. ¿Quiénes eran? Estoy segura de que anotarás en la lista nombres de gente conocida y de gente a la que no conoces de nada. Y lo más probable es que la mayoría de estas personas no sean madres o lo hayan sido hace años.[51] En casi todos los casos las personas que te han comentado algo sobre tu elección son ciudadanos de a pie, gente con la que tienes la mala suerte de toparte y que no duda en expresar su opinión. La gente se mete en todo y opina de todo sin saber de nada, y cuando se trata de niños y crianza este efecto de «opinología» se multiplica por mil. Todo el mundo parece estar capacitado para decirte exactamente lo que debes hacer y, en especial, para señalarte lo que haces mal. Cuanto antes aceptes, de cara a la galería, que te equivocas en todo, antes dejarás de sentirte mal por los comentarios absurdos. La sociedad actúa como si los bebés y los niños fueran un bien común y eso parece darle la potestad de corregirte «los errores».

Te quiero contar algo sobre esta guerra absurda. Una de las madres a las que más admiro en este mundo es Helena. No es que tenga un gran corazón, es que es toda corazón, y sufrió una de las experiencias que

---

[51] También hay madres primerizas, de ambos lados, que en su momento de pasión y autoafirmación pierden el norte y la capacidad de empatizar, lo que las lleva a decir cosas que estoy segura de que al cabo de un tiempo ya no pensarán.

más me impactó y me dolió al mismo tiempo.

Estaba en un centro comercial dando el biberón a su hija pequeña cuando se le acercó una mujer, que lejos de callarse su opinión sobre lo que veía, le dijo que el pecho era mucho mejor. ¿Crees que Helena no sabe que el pecho es lo mejor? ¿Crees que Helena no hubiera deseado dar el pecho a sus hijos? Helena es madre, madre de seis hijos. Madre de acogida y madre adoptiva: un pedazo de madre. Es evidente que la señora que se le acercó aquella mañana no tenía ni idea de la situación de Helena y precisamente porque no tenía ni idea de sus circunstancias, hubiera tenido que callar.

La Guerra de las Madres no nos conviene, nos separa y nos aleja. Ser madre ya es bastante complicado sin necesidad de recibir ataques de otras madres. Así que nuestro deber es ser las primeras en transmitir respeto por las decisiones de las demás, ofrecer una mirada limpia y sin prejuicios e ir aprendiendo a dejar que los comentarios que la sociedad nos ofrece de manera gratuita nos resbalen.

Dicho esto, si le quieres o le tienes que dar leche artificial a tu bebé, no te sientas mal por ello; cuando un bebé de menos de un año no puede tomar leche materna debe tomar leche artificial. En este caso, y si económicamente te lo puedes permitir, elige siempre leche 1, la llamada leche de inicio. La leche 1 es la más adaptada a los bebés, tengan la edad que tengan. No es que la leche de continuación o 2 sea más conveniente para ellos o contenga ingredientes específicos, simplemente es menos adaptada porque el bebé ha crecido y la tolera mejor.

Hay madres que sienten un rechazo visceral a la leche artificial y tener que ofrecérsela a sus bebés les resulta doloroso, por lo que buscan alternativas a la fórmula a base de leche de vaca. Las únicas leches de origen animal aptas para bebés son la leche de cabra o de yegua.[52] Si no te convence ninguna de ellas, solo quedan las leches artificiales a base de soja o arroz que, aunque son leches pensadas para niños con alergias, también son aptas para bebés menores de 1 año.

Y ante todo debes recordar que las bebidas vegetales que tan de moda están no son alternativas válidas para los bebés, ya que desde el punto de vista nutricional no se parecen en nada a la leche materna.

Por otro lado, aunque no te lo creas, hay muchas cosas que puedes hacer para que dar el biberón se asemeje a dar el pecho:

---

[52] La leche artificial a base de leche de cabra o de yegua no tiene a nivel nutricional ninguna diferencia respecto a la de vaca.

- Intenta ofrecer el biberón lo más horizontal posible y con el bebé sentado, para que él regule la cantidad de leche que quiere tomar. Las cantidades indicadas en los botes de fórmula están pensadas al alza, de manera que es muy posible que tu bebé no necesite tanta leche.

- El pecho se da a demanda y el biberón también. Es absurdo seguir las reglas rígidas y anticuadas que indicaban que los bebés tenían que comer solo cada cuatro horas. De la misma manera, no está obligado a terminarse el biberón, así que no lo fuerces para que se lo tome «todo».

Cuando un bebé mama, mira muchas veces a su madre, y se produce un contacto visual y físico intenso que puedes reproducir con el biberón. No dejes al bebé solo con el biberón, y evita ofrecerle la leche mientras está sentado en el cochecito o de espaldas a ti.

Que ofrezca información y apoyo sobre la lactancia materna no quiere decir que esté en contra de las madres que decidan dar leche artificial. Dar un biberón, o mil, no convierte a ninguna mujer en una mala madre. Si alguien te lo ha dicho, puedes mandarlo a freír espárragos. Una mala madre o un mal padre es aquella persona negligente con el cuidado de su bebé. No tiene nada que ver con ofrecerle leche materna o artificial.

MI BEBÉ

Estoy segura de que llevas meses soñando con tener a tu bebé en brazos. Todas fantaseamos sobre nuestro futuro hijo: cómo será, a quién se va a parecer, será bueno, será tranquilo o muy despierto, rubio, moreno, grandote... Lo que sí sabemos sin ningún género de dudas es que será el más guapo del mundo. Lo demás son incógnitas. Todas tenemos ganas de conocerlo y, lo más importante, de entender qué necesita y dárselo.

Conociendo a tu bebé

Estando aún embarazada, una amiga que no quería ser madre me dijo que ella sería incapaz de interpretar qué le pasaba a un bebé, que le daba miedo no saber por qué razón lloraban los niños. Nunca me lo había planteado, pero no pude evitar decirle: «Bueno, no creo que pueda ser tan complicado, cuando vi la peli *E. T., el extraterrestre*, ¡yo entendía a E. T.! Entender a un bebé tiene que ser mucho más fácil que entender a un extraterrestre, ¿no?».

El día que te dan el título de madre, te otorgan dos títulos extras: el de sufridora universal y el de culpable. Que sirven de poco, sería mucho más de agradecer que te regalaran uno que te permitiera comprender y entender a tu hijo.

Porque llega el bebé y tu pareja parece tener claro que tú eres la única dotada de un diccionario y traductor incorporado: «¿Qué le pasa? ¿Qué tiene? ¿Tiene hambre? ¿Tiene sueño?». Los primeros días lo miras con cara de circunstancias, pero después poco a poco te vas dando cuenta de que tu cerebro está preparado para «leer» las emociones y necesidades del bebé. Luego lees que la ciencia afirma que el cerebro femenino es capaz de captar e interpretar las microexpresiones faciales mucho mejor que el masculino, porque las mujeres lo hemos ensayado durante miles de años. Así que, aunque creas que no puedes o que no vas a poder, lo vas a hacer. Nadie conoce a tu bebé mejor que tú.

Estados del bebé

Antes de ser madre piensas que los bebés siguen una rutina de tres pasos: dormir, comer y ensuciar pañales. Estás segura de que no hacen más que estas tres cosas, si bien el orden puede variar. Y llega el día en que lo tienes en brazos y te das cuenta de que te han tomado el pelo.

Los recién nacidos hacen mucho más que eso, y transitan por diferentes estados, en concreto seis estados, que son fáciles de observar y aprender. Conocerlos te será muy útil para saber cuándo el bebé va a aceptar mamar o si te puedes relajar media hora, hacer una minifiesta o una minisiesta, irte a la ducha a cantar (bajito) o hasta ponerte una mascarilla en el pelo. Lo que más te apetezca.

Para distinguir los diferentes estados del bebé debes fijarte en su cuerpo, sus extremidades (brazos y piernas), sus ojos y sus expresiones faciales, de esta manera verás en cuál de ellos está.

Sueño profundo: Este es el momento en que aunque se te cayera toda la cubertería al suelo el bebé no movería ni una pestaña. Si le agarras un brazo y se lo levantas se le cae de nuevo, parece de trapo.

Tienes un mínimo de veinte minutillos libres. Por más que quieras, no va a mamar, ni siquiera lo va a intentar.

Sueño ligero: Si se te vuelve a caer la cubertería, que ya es mala suerte, el bebé se puede sobresaltar e incluso llorar, pero acunándolo o calmándolo se volverá a dormir. Al moverle un brazo, verás que tiene un poco de tono muscular, incluso te va a costar movérselo porque ofrece resistencia.

En brazos aguantará un poco más dormido. Si lo dejas en la cuna, menos de diez o quince minutos.

Adormilado: Es la típica imagen de la pereza: se estira, bosteza... Aún tiene los ojos cerrados, pero si le tocas la mejilla, activarás su reflejo de búsqueda y cuando encuentre el pecho empezará a mamar. Tienes menos de cinco minutos para estar lista, pillar el vaso de agua, el teléfono y el mando de la tele: va a comer en nada. De hecho, este es el momento ideal para ponerlo al pecho. Si tu bebé tiene alguna dificultad para mamar o es muy ansioso, no esperes a la siguiente etapa, este es el momento perfecto para empezar la toma.

Alerta tranquila: Tu bebé está despierto y tranquilo, seguramente tiene la mirada fija en un punto o si conecta con tus ojos, está pendiente de lo que le dices y las caras que le pones. Su cuerpo está distendido, al igual que sus expresiones faciales, que son de tranquilidad y relax. Este es el segundo momento ideal para ponerlo al pecho. Ahora no lo puedes dejar ni hacerlo esperar, porque si no come comenzará a enfadarse mucho.

Alerta activa: Empieza a sollozar, se le tensa la cara, arruga la frente y aprieta los ojos. Tiene hambre y un gran enfado. Es posible que le cueste agarrarse al pecho y calmarse. O le das el pecho ahora mismo o la cosa se complicará.

Llanto: Llora de manera enérgica y activa, seguramente agita el cuerpo y está muy tenso. No es que tenga hambre, es que está hambriento y no puede más. Si lo pones al pecho es posible que ni lo encuentre, que no sepa agarrarse, que solo llore y sea incapaz de hacer nada más. A partir de este momento pueden pasar dos cosas: una, si es muy pequeño o su aumento de peso no es el óptimo, tal vez se duerma sin comer, cosa poco deseable y no demasiado aconsejable para un recién nacido; dos, puedes intentar calmarlo para que vuelva al estado de alerta activa y ver si se prende al pecho y mama.

Si aún estás embarazada, quizá esto te parezca demasiado complicado, pero te aseguro que cuando sea el momento dominarás la evaluación rápida del estado del bebé en un plis plas. Y si ya tienes al bebé, verás cómo le pillas el truco.

Señales de hambre

«El que no llora no mama.» Sin duda te suena esta frase hecha, que da a entender que para ser atendido hay que llorar. Que si tienes hambre debes llorar reclamando la teta.

Muchas madres esperan a que el bebé llore para darle el pecho. Como conté antes, no hay que esperar a que el bebé llore para darle de mamar, ya que es fácil encontrarse con un bebé nervioso que, a pesar de tener el pecho delante de sus narices, no atina con él. O un bebé que se da de cabezazos contra nuestro torso sin saber qué hacer, y que solo llora sin parar. Y de nuevo las madres pueden traducir su actitud como: me rechaza, no quiere, tiene hambre pero no quiere, no sabe mamar...

Cuando un bebé de menos de tres meses tiene que ponerse a llorar para comer llegará a la toma muerto de hambre. Además, literalmente angustiado, cansado y enfadado. Hay que rebobinar la película y observar todo lo que nos ha dicho el bebé antes de llorar.

FASES PREVIAS AL LLANTO DEL BEBÉ

Primera fase: Lo más destacado es que aún está con los ojos cerrados, quizá saca un poco la lengua como buscando el pecho y la leche, también puede hacer algún ruidito leve.

Segunda fase: Si sus demandas no son atendidas y su hambre aumenta vamos a ver que empieza a desperezarse, se estira, mueve la cabeza con más energía, su cara comienza a mostrar enfado y frunce el ceño mientras empieza a abrir los ojos y se mete las manos en la boca.

Y si en este punto no le hemos hecho caso se nos complica el asunto...

Tercera fase: Está desesperado: llora, se mueve enérgicamente, tiene los ojos cerrados y apretados... Vaya, que está muy enfadado.

Lo peor es que cuando los bebés están tan cabreados no atienden a razones, están tan sobrepasados que no saben ni agarrarse al pecho. Cuando un bebé está relajado, todavía en la primera fase, a pesar de tener los ojos cerrados y aspecto de estar durmiendo, está en lo que podríamos llamar «modo automático», en el que es capaz de mamar sin demasiadas dificultades. A medida que el hambre aumenta y está cada vez más despierto y nervioso, su capacidad para agarrarse al pecho disminuye.

El bebé que está sobrepasado lo más seguro es que se duerma sin comer, lo que puede ser muy peligroso durante las primeras semanas. Si a tu bebé le ocurre esto o tiene dificultades para agarrarse, intenta darle el pecho cuando esté en la primera fase: en cuanto muestre las primeras señales de hambre, directo al pecho.

Aumentos de demanda

Con toda seguridad, o casi, habrás oído hablar de las crisis o baches o escalones de lactancia. Es quizá uno de los temas más conocidos y, a la vez, más desconocidos.

La única vez que creí que la lactancia de mi hija se iba al traste fue cuando la niña tenía diecisiete días. Era una niña muy previsible, al menos hasta ese momento, comía y dormía con un ritmo estable cada tres horas. Yo sabía que el pecho era a demanda, pero su demanda se descontroló al cumplir los diecisiete días. Pasó de seguir un ritmo constante a estar pegada a mi pecho. Si la dejaba en el moisés o la metía en el cochecito, lloraba como una loca. Llamé a mi madre, que tan solo supo decirme que quizá con mi leche no tenía bastante. Todo me abocaba a comprar leche en la farmacia. Me puse a buscar teléfonos de ayuda a la lactancia en una guía de la ciudad. Y me lancé a pedir auxilio, llamando desesperadamente a dos grupos de apoyo. No paré hasta que me atendieron, y no os podéis imaginar la sensación de tranquilidad que me invadió al colgar. Mi hija no necesitaba más leche, ni yo estaba haciendo nada mal, tenía una maldita crisis de lactancia.

Estos aumentos de demanda o cambios en el comportamiento del bebé se pueden prever porque la mayoría de los bebés los experimentan a una edad similar. Así podemos saber más o menos cuándo van a llegar y ese conocimiento es el que nos permite mantener la calma y no desesperarnos, ni adoptar soluciones inadecuadas. Los baches de lactancia se caracterizan por el aumento de la demanda del bebé o por un cambio en su comportamiento en el pecho.

Las crisis estrictamente relacionadas con la lactancia y la producción de leche son:[53]

---

[53] Hay crisis relacionadas con la producción de leche y otras relacionadas con la maduración del bebé, que no tienen nada que ver con el hecho de que tomen pecho o biberón.

Crisis de los 15 días: Es quizá la más sorprendente porque es el primer cambio de comportamiento del bebé. Suele durar dos o tres días y se normaliza cuando el bebé ha conseguido aumentar la producción de leche.

Crisis de las 6-7 semanas: El bebé se estira mientras mama, está inquieto y se lo ve muy incómodo. La leche parece tener un sabor más salado de manera temporal y el bebé no está nada de acuerdo con eso.

Crisis de los 3 meses: Es la más larga y la que más cambios supone para el bebé y la madre. Puede durar hasta un mes, durante el cual es necesario armarse de paciencia y seguridad para hacer frente a las propias sensaciones y a los comentarios ajenos.

Crisis del año: El bebé ralentiza su crecimiento al llegar al año y, por ello, pierde el interés por la comida y solo quiere comer un poco y mamar mucho. Es un momento en que suele plantearse el destete para intentar que coma más, cuando en realidad la leche ya lo está alimentando.

Crisis de los 2 años: La sorpresa mayúscula llega cuando el bebé, que nos parece tan mayor, empieza a querer mamar cada media hora, como si fuera un recién nacido, y pide teta para todo. Te aseguro que es sorprendente.

Las crisis, como baches que son, suponen un momento de inflexión y de cambio, son etapas que forman parte de la lactancia y por las que la mayoría de los bebés (por no decir todos) y las mamás de teta van a pasar. No se puede hacer nada para sortearlas, no se puede hacer nada para evitarlas. Hay que vivirlas con la confianza de que son absolutamente normales y que se superarán.[54]

El crecimiento del bebé amamantado y los malditos percentiles

Si hay una cosa que odio en el mundo son las matemáticas, los números en general me suponen una pesadilla.

Antes de ser madre pensaba que lo más duro relacionado con los números eran los exámenes de matemáticas, pero luego me di cuenta de que lo peor era el momento en que tenía que pesar a mi bebé. Porque al darle el pecho y ser tú la que se encarga de su nutrición, te sientes examinada.

Cuando vayas al pediatra es posible que te hable de percentiles y es posible que los acabes odiando, igual que las notas del colegio.

¿Qué son los percentiles?

Pues son una representación gráfica del peso y la talla de un bebé en relación con los de otros niños de su mismo se-

---

[54] En el capítulo «Los meses pasan y los niños crecen» vas a encontrar mucha más información sobre las crisis, y aprovecharemos para revisarlas una a una.

xo y edad. Por tanto, nos aportan información general sobre la «normalidad» en cuanto al peso y la talla del bebé. Mes a mes, en cada visita, el pediatra irá trazando los puntos sobre las curvas que representan el aumento de peso y talla de tu hijo.

Una cosa importante es aprender a leer los percentiles. En la gráfica que seguramente te mostrará el pediatra verás que hay dibujadas cinco curvas ascendentes marcadas sobre la tabla correspondiente a los percentiles: 3, 15, 50, 85 y 97, que no son notas ni calificaciones.

El percentil 50 está en la mitad, quiere decir que la mitad de los niños del mismo sexo y edad que el tuyo están en ese punto. Y, respectivamente, un 50% está por encima y un 50%, por debajo de este percentil. Hay quien piensa que todos los bebés tienen que estar en el percentil 50 o por encima, y esta interpretación de los percentiles no es correcta, pues la mitad de los bebés sanos están por encima y la otra mitad, por debajo de este percentil. De la misma manera que los adultos somos diferentes en estatura y peso, los bebés no son todos iguales. Como madres siempre queremos que nuestro hijo sea «el más»: el más guapo, el más alto y el más grandote, y esto es imposible. Un niño que está en el percentil 3 de peso y uno similar de talla es un bebé sano y tan normal como uno de la misma edad y sexo que esté por encima del 50.

Hace unos años, los percentiles que se utilizaban para valorar el crecimiento de los bebés se calculaban con unas tablas antiguas, de los años sesenta, elaboradas con niños americanos que tomaban biberón y a los que se les introducía alimentación complementaria a los pocos meses debido a las carencias nutricionales que presentaban por tomar una leche deficiente. En el año 2006, la OMS (Organización Mundial de la Salud) presentó unos nuevos percentiles, más correctos en cuanto a su elaboración porque se realizaron con niños amamantados de seis países diferentes.[55]

Otro dato importante es que los percentiles que vemos dibujados (las curvas) no son la representación exacta del crecimiento real de los bebés, ya que el crecimiento de los niños y niñas no dibuja este arco tan regular y perfecto. Los arcos que vemos representados no son más que el resultado de pulir los datos y hacerlos más simples a primera vista, pues en realidad los percentiles son peldaños irregulares. Por lo tanto, bajar un poco de percentil suele ser absolutamente normal. Hay que fijarse siempre en la relación talla/peso, pues solemos estar atentos solo al percentil de peso.

El peso es una cuestión que a las madres suele agobiarnos. Muchas veces vivimos el examen mensual del peso preocupadas por que el bebé haya engordado los gramos que le corres-

---

[55] Sería interesante que te aseguraras que tu pediatra utiliza los percentiles de la OMS para controlar a tu bebé.

ponden, con miedo a no tener suficiente leche, abrumadas por la sensación de culpa si un mes no ha ganado lo suficiente.

A pesar de que hay que valorar a cada bebé de manera individual, con los siguientes datos nos podemos hacer una idea del aumento de peso según la edad:

- Deben recuperar el peso del nacimiento antes de los 15 días de vida.[56]

- De los 0 a los 3 meses: 20-30 g/día
- De los 3 a los 6 meses: 20 g/día
- De los 6 a los 12 meses: 15 g/día

El bebé debería doblar el peso que tenía al nacer entre los 4 y los 5 meses de vida y triplicarlo al cumplir un año.

[56] Máximo a las tres semanas de vida.

A pesar de que se calcula un «peso por día», el crecimiento de los bebés no es uniforme, puesto que no engordan determinados gramos al día, de manera precisa y milimétrica. Por esta razón, es mejor no pesarlos cada día ni cada dos días. Si la lactancia va bien y tu hijo ha recuperado el peso antes de los 15 días, no es necesario que lo peses en casa ni que vayas a la farmacia. Además de innecesario, los pesos recogidos con básculas diferentes pueden diferir, y si se pesa al bebé con ropita y pañal los datos no serán precisos. El pediatra o la enfermera pediátrica se encargarán de medir y pesar a tu bebé en cada revisión. Solo en el caso de una relactación,[57] de un bebé enfermo o prematuro, o un bebé que no aumenta de peso, es necesario llevar un mayor control de la evolución del peso.

Etiquetas vendo
Ahora que ya hemos hablado del aumento de peso, de las señales de hambre, de las crisis y baches varios, quiero confesar una cosa: soy Alba y odio las etiquetas. Y si las odio para encasillar a los mayores, ni te cuento cómo las odio para hablar sobre el temperamento de los bebés.

La primera etiqueta que todo el mundo va a querer ponerle a tu bebé es la de bebé bueno o bebé malo, y te preguntarán: «¿Qué, qué tal va? ¿Es bueno?».

[57] Relactar significa eliminar las tomas de leche artificial para volver a dar al bebé leche materna en exclusiva.

Para los adultos un bebé bueno es el que no da guerra a los adultos: el que come, duerme y vuelve a comer. ¡Ah, y te deja dormir!

Primera etiqueta que debemos borrar: no hay bebés buenos ni bebés malos. Los bebés no hacen nada malo ni se comportan mal para fastidiar a los adultos. Los bebés se comunican llorando, tienen un ritmo de sueño diferente al de los adultos, comen pequeñas cantidades muchas veces al día y necesitan que cuidemos de ellos.

Esto no es todo, hay más etiquetas:

> «Mi hijo tiene cinco días y es tan vago que prácticamente no mama. Cuando se coge, mama unos segundos y se duerme. Ya me ha dicho el pediatra que es gandulote para comer y así no cogerá peso.»
>
> «Mi niña de dos semanas está aumentando muy bien de peso,

> de hecho demasiado, ¡es una comilona, se pasaría el día en la teta!»
>
> «Mi hijo de trece días es muy dormilón, no hace más que dormir.»
>
> «Mi hija es muy ansiosa. Cada vez que la acerco al pecho se desespera y da cabezazos como una loca.»

Bonitos adjetivos para comenzar una vida, ¿no te parece? Me imagino que te suenan, que los has oído y hasta quizá dicho alguna vez. Son adjetivos calificativos para nada agradables, no aportan nada positivo a la valoración de nuestro bebé ni sirven para caracterizarlo: vago, glotón, dormilona, ansioso, panchón... A ti, como adulta, ¿te gustaría que utilizaran estos términos para definirte? Estoy segura de que no.

Así que a continuación voy a intentar explicarte qué hay detrás de cada etiqueta.

LA VERDAD TRAS LAS ETIQUETAS

Los alias vagos: Durante un par de meses, todos los bebés parece que se duerman al mamar. Entre que se cansan y se relajan se quedan adormilados a los pocos minutos. Lo llamamos «tetanestesia» porque les deja fuera de juego en algunos segundos.

Pero cerrar los ojos no significa dormir, quiere decir que están en una especie de *standby*. Mientras esté agarrado y succionado, está comiendo. Y puede permanecer mucho rato en el mismo pecho. Si va aumentando de peso, maravilloso. Si el peso no va bien, necesitamos intervenir y quizá no es que sea vago, sino que tiene problemas para mamar, o le falta fuerza. Un niño que mama despacio o que requiere mucho tiempo para mamar puede presentar alguna dificultad de succión: mala postura, toma deficiente, frenillo corto...

Los alias glotones: En esta categoría suelen clasificarse los niños que maman «mucho» o los que regurgitan gran cantidad de leche al terminar.

En primer lugar, hay que definir qué significa mamar «mucho», porque las expectativas que tenemos las madres suelen ser diferentes de las necesidades de los pequeños. Para todos los bebés, el mejor sitio del mundo es el pecho y los brazos de mamá. Si no hay otro sitio mejor, ¿para qué querer estar en otro lugar?

Si realmente la demanda es exagerada y no se corresponde con un aumento de peso óptimo, podemos pensar que algo no acaba de funcionar y volvemos al punto anterior: dificultades para conseguir un buen agarre o succionar. Y tendremos que descartar uno por uno los puntos anteriores para ver si, por ejemplo, mejorando la postura, el tiempo invertido es menor y el aumento de peso es mayor.

En el caso de los niños que regurgitan mucha leche, hay que ver también por qué pasa. La mayoría de las veces simplemente ocurre porque la válvula del estómago es inmadura y tal como entra, la leche sale. A pesar de que estas regurgitaciones pueden ser muy abundantes y de que te va a tocar llevar ropa de recambio a todas partes (tanto para él como para ti), lo más normal es que estas no afecten a su evolución, peso, salud ni felicidad. El único problema serán los constantes cambios de ropa durante siete u ocho meses, hasta que la cosa se solucione por sí sola.

En caso de que las regurgitaciones se acompañen de malestar, llanto y nerviosismo, cacas explosivas[58] y verdes, es preciso revisar qué podemos mejorar. Consulta a un especialista digestivo para valorar la posibilidad de reflujo, intolerancias o alergias.

Y si el bebé devuelve toda la leche en todas las tomas, es mejor que acudas a urgencias cuanto antes.

---

[58] Es un tipo de diarrea que se caracteriza por la presencia de heces muy líquidas y sin forma.

Los alias dormilones: Cuando el aumento de peso es correcto podemos estar contentos por tener un niño apacible y feliz. Pero si la cuestión del peso no va bien, de poco nos sirve la etiqueta. Si el bebé duerme demasiado, no puedes despertarlo o no consigue mantener el agarre al pecho, hay que intervenir. Un niño que no aumenta de peso y duerme mucho[59] es como el pez que se muerde la cola. Intenta despertarlo y marcar el ritmo de demanda, si consigues que se agarre pero succiona poco o de manera débil trata de hacer compresiones mamarias.[60] Y si no se despierta, no dudes en ofrecerle leche materna extraída mientras sigues intentando que se agarre. Es probable que en la medida que gane peso y fuerza, consiga estar más despierto.

Los alias nerviosos: Ciertamente, cada niño tiene su carácter desde que nace, es innegable. Pero a menudo somos nosotros, los adultos, los que no sabemos leer sus señales y tenemos la sensación de que pasan del cero al cien en pocos segundos. Es importante que ofrezcas el pecho tan pronto como tu bebé muestre señales de hambre: cuando saca la lengua, hace ruiditos leves, ladea la cabeza... En este momento, y a pesar de que tenga los ojos cerrados, ya lo puedes colocar al pecho.

En segundo lugar, conviene vigilar que la postura y el agarre sean correctos: si acercas a un recién nacido al pecho cogiéndole la cabeza por detrás y empujándosela en dirección al pecho, lo más probable es que se pelee, que luche por despegarse porque esta manera de acercarse al pecho no es buena para él, ya que ve comprometida la respiración.

También hay que revisar que no tenga ningún malestar físico que nos haya pasado por alto: mocos (es imposible mamar con la nariz tapada), dolor de oído, dolor en alguna parte del cuerpo que presionemos al ponerlo a mamar.

---

[59] Si tu bebé no se despierta y no hace de 8 a 12 tomas en 24 horas, es importante que seas tú la que marque la demanda (cada dos horas de día y cada tres de noche) para garantizar que come lo que necesita.

[60] Coloca la mano en forma de C y sujeta el pecho. Imagina ahora que tienes en la mano un bocadillo de cuatro pisos de pan de molde. El gesto que haces para apretar el bocadillo es el mismo que debes realizar sobre el pecho. Cuando veas que el bebé no succiona aprietas, esto hará que salga un chorro de leche y el bebé empiece a tragar. Cuando veas que se detiene abre la mano y busca otro punto de tu pecho para comprimir. Repite la acción hasta que por más que aprietes el bebé ya no trague.

En fin, que las etiquetas solo encasillan y no ayudan a mejorar la situación. Rompamos las etiquetas y afrontemos las peculiaridades de nuestros hijos con otros ojos.

Señales de alerta o situaciones normales

En el curso de la lactancia se pueden producir acontecimientos que en ocasiones hacen peligrar la lactancia. A continuación, abordamos algunas de estas situaciones y las posibles soluciones, porque no todo es normal ni todo es deseable.

Mi bebé no gana peso

La lactancia materna es muy importante y es el mejor alimento para el bebé, y bla, bla, bla, pero los bebés que maman tienen que ganar peso. He oído mil veces la frase: «No ha ganado ni un gramo de peso, pero no pasa nada, toma lactancia materna, que es lo mejor». Sin duda, la leche materna es lo mejor para el bebé, aun así, este tiene que aumentar de peso de manera óptima.

Antes de decidir nada, comprueba que realmente no gana peso. Si no lo gana y necesita aumentar la cantidad de leche que toma, la primera opción para suplementar es siempre tu leche, la leche materna extraída para complementar las tomas y ayudar al bebé a recuperar el peso de manera conveniente. Y, evidentemente, si no quieres o no puedes sacarte leche, las dos siguientes opciones son la leche materna donada y, por último, la leche artificial.[61]

Mi bebé está amarillo

La ictericia es la coloración amarillenta de las mucosas y parte del ojo que se observa en algunos bebés. Hay diferentes tipos de ictericia según el momento en que aparece, y ninguna de ellas requiere dejar la lactancia materna. Prácticamente la mitad de los recién nacidos sufren ictericia en un grado u otro. Lo que hay que ver es en qué momento se produce para poder determinar si es fisiológica o patológica y si necesita tratamiento.

La ictericia patológica aparece en las primeras horas de vida y está asociada a una infección o a la incompatibilidad del factor Rh, y requiere medidas urgentes.

La fisiológica no es una enfermedad, sino una condición momentánea debida a que antes de nacer los bebés tienen más glóbulos rojos en la sangre para poder obtener mejor el oxígeno que su madre les pasa a través de la

---

[61] La Estrategia Mundial para la Alimentación del Lactante y del Niño Pequeño, redactada por la OMS, contempla que ante la necesidad de ofrecer al bebé leche extra, el orden sea el siguiente: leche materna extraída, leche materna donada o de banco y, en tercer lugar, leche artificial (https://goo.gl/VQxBNA).

La leche materna puede ser fuente de contagio de diversas enfermedades por ello es importante que si optas por suplementar a tu bebé con leche materna donada tengas muy en cuenta quién es la donante.

placenta. Inmediatamente después de nacer, el bebé empieza a respirar por sí mismo y ya no necesita todos esos glóbulos rojos. Estos deben ser eliminados de alguna manera. La bilirrubina, el subproducto de la descomposición de estos glóbulos, se elimina a través del hígado, que la hace llegar al tubo digestivo del bebé, desde donde pasa a las deposiciones. Pero el hígado del bebé es inmaduro y no puede trabajar tan rápido y, por lo tanto, la bilirrubina se acumula.

La ictericia no patológica puede ser de dos tipos. El primero aparece entre el segundo y el octavo día de vida, afecta a un 50 % de los niños nacidos a término y a un 80 % de los niños prematuros. Es más común entre ciertos grupos étnicos, como los chinos, los japoneses, los coreanos y los sudamericanos.

Se empieza a manifestar el segundo o tercer día de vida (con valores de entre 12 y 15 mg/dl) y después del cuarto día de vida comienza a disminuir. Se produce por un mal inicio de la lactancia materna o por una ingesta insuficiente de leche materna.

En caso de ictericia fisiológica

- Lo más conveniente es aumentar las tomas despertando al bebé en caso de que sea necesario.
- Si no se agarra al pecho o está muy dormido, es preciso suplementar con leche extraída, leche donada o leche artificial para ayudar al bebé a realizar más deposiciones y eliminar de este modo la bilirrubina.
- No es indispensable interrumpir la alimentación con leche materna y, si es posible, madre y bebé deberían permanecer juntos en el caso de que el bebé necesite fototerapia.

- La luz solar no es conveniente, pese a que sea una recomendación habitual. La cantidad de exposición a la luz solar que necesitaría un bebé para disminuir sus niveles de bilirrubina resultaría peligrosa; la exposición detrás de una ventana tampoco sirve de nada ya que la luz ultravioleta UVB necesaria para ayudar a degradar la bilirrubina acumulada en la piel no pasa a través de los cristales. Además, si la causa de la ictericia es la escasa ingesta de leche materna, el sol no es la solución, porque en la «cantidad» necesaria sería perjudicial para el niño. Lo que le conviene al bebé es comer más.

El segundo tipo es la que aparece en bebés de más de nueve días, que se puede alargar hasta que el niño tiene uno o dos meses; afecta a un porcentaje muy pequeño de niños, entre el 2 % y el 33 %.

No está claro por qué razón sucede esto, aunque parece ser que la leche materna contiene una hormona producto de la degradación de la progesterona que estimula la reabsorción intestinal de la bilirrubina. Pero se cree que este hecho ofrece protección al bebé, pues se trata de un antioxidante.

Mi bebé rechaza el pecho

De la misma manera que decíamos antes que los bebés nacen preparados para mamar, podemos decir que los bebés biológicamente no pueden rechazar el pecho. Al nacer somos seres muy inmaduros, y biológicamente lo somos aún más. ¿Qué diferencias crees que hay entre un bebé nacido en la prehistoria y uno nacido ahora? Pues ninguna.

Los bebés no saben que existe la leche artificial, no saben que se puede comprar un sucedáneo de la leche materna. Cuando un embrión se forma dentro del vientre de su madre una de las primeras estructuras que es reconocible es la cavidad oral. Para nuestros pequeños, alimentarse después de nacer es vital y se preparan para ello, practicando los reflejos de succión y deglución.

Por tanto, cuando un bebé rechaza el pecho, algo le pasa. Uno de los factores que debemos tener en cuenta es la edad, ya que en el curso de la lactancia pueden producirse diversas situaciones de rechazo, y dependiendo de la edad, las causas por las que un bebé no se agarra son diferentes. Es complicado comentar las distintas causas y dar soluciones para todas, así que solo apunto las más habituales.

POSIBLES CAUSAS DE RECHAZO

Ingurgitación: Si tu bebé es recién nacido y tienes el pecho a tope, es posible que no pueda agarrarse para mamar. Cuando el pecho está tan lleno los niños no pueden extraer la leche y parece que rechazan el pecho.

Reflejo de eyección[62] hiperactivo: Algunas veces la leche sale a chorro

---

[62] El reflejo de eyección se produce cuando a los pocos minutos de empezar a succionar, y por efecto de la oxitocina, la leche sale por los conductos hacia el pezón.

del pecho. No deja de salir, como si fuera una fuente. Cuando el bebé mama se ve obligado a tragar la leche sin tregua, lo que resulta muy incómodo. Muestra su enfado apartándose del pecho o luchando cuando mama.

Dolor: Cuando el bebé tiene dolor, mocos o congestión, la succión le puede resultar molesta, por lo que deja de mamar o llora cuando lo acercas al pecho, y a veces rehúsa mamar.

Susto: Hacia los ocho meses los bebés acostumbran a dejar escapar algún mordisco mientras maman. Si gritas y se asustan es probable que no quieran saber nada de la teta y ni siquiera quieran acercarse.

Enfado: Los bebés también se enfadan y pueden mostrar su disconformidad dejando de mamar, negándose a acercarse al pecho e incluso apartando la mirada.

Lleno: Cuando se empieza pronto con la alimentación complementaria y se ofrece más comida que pecho o se le da la comida antes del pecho,[63] es más que probable que el bebé no pueda tomar ni una gota de leche extra. Cuando le ofrecemos el pecho lo rechazan con rotundidad.

---

[63] Durante el primer año de vida, la leche es el principal alimento en la dieta de un bebé. Siempre que sea posible, hay que ofrecer primero el pecho y luego la alimentación complementaria.

Ante una situación de rechazo, hay que intentar encontrar la causa porque para un bebé es indispensable mamar. Nosotras sabemos que existen métodos alternativos para alimentarlos, pero ellos no lo contemplan. Por tanto, no debería destetarse a un bebé menor de un año, ya que su principal fuente de alimento es el pecho. Algunos bebés dejan de mamar, pero siempre podemos pensar en darles leche materna extraída e intentar «reenamorarlos» para que vuelvan a mamar.

Mi bebé se duerme al pecho

«Pongo el niño al pecho, empieza a mamar con ganas y a los dos minutos ¡se duerme! Le hago de todo para mantenerlo despierto, pero no lo consigo.»

Esto es lo que pensamos las madres, pero no es del todo cierto.

Prácticamente todos los bebés de menos de un mes se duermen en el pecho de su madre a los pocos minutos de comenzar a mamar. Caen como moscas enseguida. Sin embargo, no duermen, solo tienen los ojos cerrados, que no es lo mismo. Una de las primeras lecciones de lactancia la aprendí en un cursillo acelerado de cómo despertar a una niña «dormida» en el pecho que además parece usar el pecho de chupete (otra mítica afirmación). Tenía una niña preciosa a la teta que misteriosamente se desconectaba de este mundo con solo empezar a mamar. Como buena madre novel llamé a las enfermeras, en busca de ayuda profesional. Diligente, se presentó la comadrona. Y así recibí el cursillo para martirizar a los bebés dormilones, en forma de siete puntos básicos, que ya te digo que no debes seguir:[64]

1. Hacerle cosquillas al bebé en las plantas de los pies o darle pellizcos.
2. Si no funciona, sigue haciéndole cosquillas en el cuello y en la espalda.
3. Si el bebé no reacciona, sácalo del pecho y cámbiale los pañales.
4. Si vuelve a mamar, pero se para de nuevo, repite el primer punto. En caso de que no funcione, pasar directamente al quinto punto.
5. Desnuda al bebé y déjalo sobre la cama solito.

6. Si continúa igual, puedes mojarle la cara con agua fría
7. Si nada de esto va bien, le vamos a tener que dar un suplemento.

Creo recordar que mi hija se activó en el segundo punto, menos mal. Bien, ahora olvida TODO lo anterior, porque te voy a contar qué pasa cuando parece que se duermen.

Para un bebé pequeño, de menos de tres meses, la succión es un ejercicio agotador, que necesita tiempo y paciencia, nuestra paciencia. Además, la succión tiene un efecto relajante que hace que hasta el 90 % de los lactantes se calmen cuando se les ofrece el pecho. Y por si todo eso fuera poco, la leche materna contiene sustancias que les ayudan a dormir: melatonina, triptófano... Por tanto, la succión del pecho es un método tranquilizador en sí mismo. ¡Tienen que echar una cabezada por narices!

Los métodos que me enseñó la comadrona tienen un efecto relativo y muchas veces negativo. Me explico. Relativo porque a veces funcionan y otras no. Y negativo porque tanta insistencia puede hacer reaccionar al bebé con incomodidad y provocar que se ponga a llorar y, en este caso, es fácil que deje de mamar y luego se duerma de nuevo.

Por tanto, que cierre los ojos y se relaje es normal, y si no se suelta del

---

[64] Estos consejos no son adecuados, no es necesario ni recomendable aplicarlos.

pecho significa que está comiendo. Sí, lo has leído bien, aunque parezca que no haga nada. Si está agarrado a la teta y va succionando de vez en cuando, come. Vale, sé que para convencerse de esto hace falta comprender qué hace un bebé mientras está pegado a la teta. Para que sea más simple imagina una partitura musical. En ella hay partes más rápidas, otras más lentas, pero todas son imprescindibles para tocar la canción entera. ¿O es que puedes cortar una parte y esperar que la canción siga sonando igual?

Bien, ahora vamos a ver lo que hace un bebé para comer: al empezar a mamar, succiona el pecho realizando movimientos rápidos, como quien llama a un timbre de manera nerviosa. Con este modo de mamar, consigue producir en el cuerpo materno el reflejo de eyección de la leche. Una vez que se ha producido y hay mayor volumen de leche en el pecho, el ritmo de succión se modifica y el bebé empieza a comer de manera acompasada y profunda. Este tipo de succión la mantiene unos minutos, no demasiados, y cuando el flujo de leche baja de nuevo, su succión se vuelve más lenta y errática.

Se ha cansado y guarda fuerzas para, cuando esté listo y se produzca de nuevo la eyección de la leche, volver a comer y tocar de nuevo la partitura desde el principio.

Lo habitual es que en cada toma haya dos o tres eyecciones de leche.[65] Cuando el bebé ya está lleno, la succión se ralentiza y se vuelve errática. El bebé va acumulando pequeños sorbitos de leche en la boca, cada vez más despacio y con menos fuerza, y cuando tiene la boca llena, traga. Y así está la mayor parte de la toma hasta que termina soltándose del pecho. Por tanto, está comiendo todo lo que necesita y hasta que no se suelta no deja de mamar.

En el caso de que el bebé no gane peso, que queramos cerciorarnos de que está comiendo, que tenga una succión muy débil o la succión produzca dolor, podemos ayudar al bebé a comer y acelerar la toma para estar seguros de que ingiere toda la leche que necesita y para conseguir reducir el tiempo que está en el pecho. ¿Cómo lo hacemos?

Pues imagínate que te vas a comer un bocadillo de pan de molde enorme, de cuatro rebanadas. Lo tienes agarrado con las manos y lo aprietas para compactarlo y para que te entre en la boca. Pues este movimiento es el mismo que hay que hacer sobre el pecho.[66]

---

[65] Un 3 % de las madres no sienten el reflejo de eyección de la leche. Por otro lado, la sensación eléctrica que produce la subida de la leche va desapareciendo a medida que el bebé crece y pasan los meses.
[66] La compresión se puede realizar de forma radial por todo el pecho y llegar de este modo a toda la glándula.

Cada vez que se hace este gesto sobre el pecho sale un chorro de leche directamente en la boca del bebé. De esta manera conseguimos que el niño trague la leche aunque esté adormilado, vaya más rápido al mamar y, lo más importante de todo, no lo molestamos ni nos volvemos locas para intentar que el bebé logre mamar despierto.

Mi bebé se despierta mucho

Al convertirte en madre, seguramente tenías claro que se acabó el dormir. Lo que quizá no tengas tan claro es hasta cuándo no vas a dormir.

Aceptamos con relativa facilidad que los bebés maman de noche, pero nos suelen sorprender dos cosas:

• Que estén tan activos por la noche.
• Que mamen por la noche durante bastantes meses.

Todos los bebés llegan de fábrica con un despertador que suena al atardecer y los activa. Durante el día van comiendo y durmiendo hasta que, a cierta hora de la tarde, empieza la fiesta para ellos y las dudas nos invaden.

A partir de entonces los bebés empiezan a ponerse nerviosos. Están cansados y sobreestimulados, y lo pagan con la teta. Se pelean con la teta o quieren estar pegados a ella horas y horas. Y cuando llega la noche no duermen y maman sin parar. Las noches no son nada relajadas.

Lo que ocurre es que para ellos las noches deben ser activas, lo cual tiene su explicación. Cuanto más maman a estas horas más estimulación realizan y mayor es la producción de leche. Es como llamar al supermercado para que te traigan la compra el día siguiente. Están realizando el pedido de leche.

Esta actividad nocturna se mantiene más allá de lo esperado, pasan los meses y siguen mamando de noche y parece que no espacian las tomas. Y de hecho, no lo hacen. Siguen mamando de noche durante muchos meses. Habrá quien te diga que no es normal, que a partir de los cuatro meses tienen que hacer un megadescanso nocturno o empezar a dormir del tirón. Entonces, si tienes un bebé de cuatro meses o más pegado a la teta cada noche, tu agobio es cada vez mayor. Te preguntas qué haces mal, si el bebé tiene hambre, si tienes poca leche... No suele pasar nada de todo esto, ellos hacen lo que deben hacer, somos los adultos los que hemos inventado unas normas de sueño para nosotros y esperamos que los bebés las cumplan, cuando sus necesidades son diferentes a las de los adultos.[67]

Los bebés crecen muy rápido y cambian mucho en poco tiempo. Confía en ti y confía en él, y juntos aprenderéis de qué va esto de ser madre e hijo.

[67] La forma de dormir también es cultural. No en todo el mundo se duermen ocho horas ininterrumpidamente, a oscuras y en silencio. Esta es la manera en la que nos han enseñado a dormir y eso no quiere decir que sea la única o sea la única buena.

AMAMANTAR NO DEBE DOLER

A la mujer dijo: En gran manera multiplicaré tu dolor en el parto, con dolor darás a luz los hijos.

Génesis, 3:16

Y con esta sentencia nos quedamos. Amamantar no debe doler; no digo que no duela, sino que no debería doler. Si duele, algo pasa, y se debe buscar la causa y solucionarlo. Los pezones no se tienen que curtir, ni la piel tiene por qué endurecerse; el dolor no es normal y no hay que tener paciencia ni esperar a que se resuelva todo por arte de magia.

Hemos interiorizado el dolor como parte ineludible de la lactancia, y es un error. Esa indefensión aprendida nos deja sin posibilidad de conseguir la ayuda que necesitamos y sin solucionar el problema que tenemos, lo que puede precipitarnos irremediablemente hacia el final prematuro de la lactancia.

¿Sabes cuáles son las tres causas principales por las que las mujeres dejan de dar el pecho? La tercera causa es la vuelta al trabajo remunerado; la segunda, la falta de leche, y la primera, el dolor.

¿Por qué me duele?

Esa es una gran pregunta. Las causas de dolor en la lactancia pueden ser muchas. Es complicado determinar exactamente la razón del dolor que sientes leyendo un libro, pero si para ti amamantar es un suplicio, puedes empezar revisando los siguientes cinco aspectos de las tomas:

Postura: En muchas ocasiones adoptamos una postura forzada para dar el pecho, sea por el miedo sea por desconocimiento. Tal vez estés tensa o volcada hacia el bebé, lo que puede modificar la posición del pecho y hacer que el bebé tire del pezón o ejerza demasiada fuerza. Intenta llevar al bebé hacia el pecho y no el pecho hacia el bebé.

Posición: En primer lugar, el bebé tiene que tener el cuerpo alineado: oreja, hombro y cadera formando una línea. En segundo lugar, y una vez agarrado, debes poder trazar una línea recta desde tu pecho que pase por su cabeza. Es importante que no se cree ningún ángulo entre el pecho y la cabeza. Así evitamos que el bebé tire del pezón para mantenerlo dentro de su boca.

Agarre: El bebé debe tener el pezón a la altura de la nariz y, una vez se ha agarrado, la nariz y la barbilla han de estar completamente pegados al pecho (tranquila, los bebés respiran por las narinas, que son los pequeños agujeros de la nariz. Si estando pegados al pecho notan que no pueden respirar, se separan del pecho inmediatamente). Tanto el labio superior como el inferior tienen que estar evertidos, hacia fuera, para poder agarrarse bien. Que uno de los dos labios esté hacia dentro puede causar dolor y una mala transferencia de leche.

Frenillo: El frenillo lingual corto o cualquier malformación de la estructura oral del bebé puede ser causa de que el bebé se agarre con demasiada fuerza, lo que también puede resultar doloroso y dificultar la transferencia de leche.

«Cosas de madres lactantes»: No tienes por qué sufrir grietas, mastitis ni obstrucciones durante la lactancia. Aunque puedes dar el pecho durante meses y años sin que tengas ninguna de estas complicaciones, es cierto que pueden aparecer, y su aparición causa dolor, dolor que se alivia y se soluciona no dejando de dar el pecho. Estas situaciones son más específicas, así que vamos a verlas una a una.

Es posible que no puedas o no sepas identificar tú sola cada una de ellas, por eso es de vital importancia que busques ayuda lo antes posible.

Busca un grupo de apoyo o a la comadrona de tu centro de salud y averiguad juntas qué está pasando.

Las aventuras de madres lactantes

Cuando das de mamar, el pecho puede padecer ciertos trastornos. No deberían aparecer pero se pueden producir. En primer lugar, es importante saber identificarlos y, en segundo lugar, conviene saber actuar para que remitan lo antes posible. En ocasiones es complicado decidir qué hacer en cada caso, y, no obstante, solucionar rápidamente estos problemas es esencial para seguir con la lactancia.

Grietas

«Tengo dolor, las típicas grietas que ya me han dicho que se curarán cuando el pezón haga un poco de callo.»

A muchísimas madres se les hacen grietas desde los primeros días de vida de su bebé. Se les quita importancia y se les dice a las mujeres que las tienen que aguantar, como si fueran una especie de peaje que deben pagar si quieren amamantar. Pero ¿es así? ¿Las grietas son normales? No, no es nada normal tener heridas dolorosas en los pezones y no es cierto que los pezones se deban curtir o fortalecer, ni que sea necesario hacer callo para poder dar el pecho de manera satisfactoria.

Cuando un bebé mama debe colocar una gran parte de la areola y el pezón en su boca, concretamente un poco antes de la unión del paladar duro y el blando. Además, su lengua queda acanalada, formando una U apoyada en la encía inferior, lo que protege el pecho y permite el acople. Si el bebé al mamar realiza demasiada fuerza, está mal colocado o el pezón fricciona contra el paladar es posible que aparezcan las dolorosas grietas.

Cuando hablamos de grietas a veces parece que no tenemos claro a qué nos referimos. Una grieta es una herida de medida e intensidad variable que puede aparecer en un pezón o en ambos. Algunas grietas son como arañazos superficiales, otras son más profundas y, en ocasiones, puede observarse hasta pérdida de tejido.

Claro, si tienes una herida en un dedo pues evitas utilizarlo, si tienes una herida en una pierna haces reposo. Pero ¿qué haces si tienes heridas en los pezones y no puedes dejar de utilizarlos?

Pues o los sigues utilizando intentando solucionar la causa de las heridas o difieres la lactancia de manera total o parcial.[68] Debes elegir la opción que creas que te irá mejor, cada madre sabe dónde está su umbral del dolor. Si optas por diferir la lactancia, intenta buscar recipientes para darle la leche

a tu hijo que no le creen confusión[69] y trata de amamantarlo directamente como mínimo dos veces al día para que no pierda interés en el pecho. No dejes de dar el pecho o de sacarte leche porque es muy fácil que te sobrevenga una mastitis.

Es importante evitar que cualquier tejido, como el sujetador o los empapadores, se adhieran a la herida, porque es una tortura separar el tejido de la herida cada vez que vas a dar el pecho. Existen conchas protectoras (te hacen sentir un poco Robocop) que evitan el contacto con la ropa y favorecen la circulación del aire, lo que ayuda a la cicatrización. También, si el tiempo acompaña y te sientes cómoda, puedes llevar el pecho sin sujetador, solo con una camiseta encima para que las heridas se sequen lo más rápido posible.

Es muy habitual que se recomienden cremas y potingues para las grietas, la mayoría de ellas hechas a base de lanolina, que suelen prometer «curar» las grietas. En realidad, lo que hacen es entorpecer la curación. Imagina que estás cortando verduras con un cuchillo y te cortas en un dedo. Haces una pausa, te pones una tirita y te olvidas. ¿Cómo estará la herida en unas horas? ¿Seca o reblandecida? Las heridas a las que aplicas lanolina se comportan igual que las heridas tapadas

---

[68] En el capítulo «¡La leche!» dispones de información de cómo se realiza la lactancia diferida.
[69] En el capítulo «La vuelta al trabajo remunerado...» dispones de información sobre los métodos y recipientes que puedes usar para ofrecer la leche.

con una tirita: quedan reblandecidas y húmedas, lo que no favorece la curación de dicha herida.

Para curarlas, rápidamente deberás averiguar la causa, para así corregir el problema y además dejar el pecho al aire, sin aplicar cremas. Es muy útil, en heridas grandes o profundas, limpiarlas como lo harías con cualquier otra herida que tuvieras: enjuágalas a fondo varias veces al día con agua y jabón neutro y sécalas dando toques con papel.

Normalmente, las grietas aparecen en los primeros días de la lactancia, pero también pueden aparecer meses después, cuando el bebé es más mayor. Cuando le salen los dientes, es muy fácil que el bebé te muerda sin querer. Se producen así pequeñas heridas en el pezón o la areola, que, como las grietas, es muy importante mantener limpias y desinfectadas para que se curen lo antes posible.

Obstrucciones

«Tengo un bulto en el pecho; no está rojo ni tengo fiebre. Cuando el bebé mama disminuye un poco, pero a las pocas horas vuelve a aparecer.»

Cuando la glándula está trabajando a plena producción, durante los primeros meses de vida del bebé, al tocarse el pecho es normal notarse zonas más duras o pequeños bultitos.

En la mayoría de los casos no se trata de obstrucciones, tan solo es la glándula mamaria, que está muy cerca de la piel y si el bebé mama un poco menos de lo habitual o duerme un poco más de lo que suele hacer, notamos el tejido glandular, los diminutos racimos que se encargan de fabricar la leche.

Cuando el bulto es un poco más grande —puede tener la medida de una almendra o de una nuez— sí se trata de una obstrucción. En general las obstrucciones se producen, entre otras cosas, por la disminución de la demanda o la disminución del ritmo de las tomas, el uso inadecuado de sujetadores que comprimen el pecho o el hecho de dormir recostada y presionar el pecho.

Cuando se trata de una obstrucción, se aprecia una zona dura, normalmente de la medida de una nuez o a veces un poco más grande. La característica principal de la obstrucción, y que te ayudará a identificarla, es que el bulto disminuye sensiblemente después de la toma y luego, a medida que transcurren las horas, vuelve a aumentar de volumen. A pesar de que el pecho duele, no tienes fiebre ni tampoco la sensación de haber pillado el gripazo de tu vida. ¡Ah! Y lo que diferencia una obstrucción de una mastitis es que la obstrucción no provoca ninguna mancha roja en el pecho, como la típica de la mastitis.

MEDIDAS PARA ELIMINAR UNA OBSTRUCCIÓN

- Aplicar frío para disminuir la inflamación.
- Aumentar la extracción de leche del pecho afectado, sea fomentando que el bebé mame con más frecuencia, sea utilizando el sacaleches o realizando extracciones manuales.
- Antes de empezar la extracción y durante la misma, masajear la zona afectada; habrá que realizar movimientos circulares con el pulgar sobre la zona inflamada y después de unos segundos desplazar el dedo hasta el pezón.

Será más simple de entender si imaginamos que dibujamos un 9. Con esto conseguimos «calentar» un poco la zona y drenar la leche acumulada en dirección al pezón.
- Colocar al bebé para que mame con la barbilla dirigida hacia la zona obstruida. Según de qué zona se trate puede ser necesario probar posturas nuevas y ponerle imaginación.
- Mantener la observación y el drenaje hasta que desaparezca totalmente.

Normalmente, con estas medidas las obstrucciones se solucionan a las 48 o 72 horas después de aparecer. Si no desaparecen o tienes una detrás de otra, es muy importante que consultes a tu comadrona.

Mastitis

La mastitis es por definición la dolencia de las madres lactantes. Quizá la situación más conocida pero no por ello la mejor resuelta. Una mastitis se caracteriza por la aparición de diversos síntomas que pueden confundirse con una gripe o un resfriado. Suele empezar con la aparición de dolor al amamantar; también se observa una mancha roja muy llamativa en el pecho, la sensación de malestar general y fiebre muy alta.

La causa es una inflamación en un cuadrante de la glándula mamaria, que se complica y puede pasar a ser una infección. La leche materna no es estéril; hasta hace pocos años se pensaba que en la leche materna no había bacterias, pero ahora sabemos que eso es totalmente erróneo. La leche materna contiene más de setecientos tipos distintos de bacterias, que son características de cada madre, como nuestra huella dactilar. Estas bacterias son esenciales para el intestino del bebé y al parecer son fundamentales para el desarrollo de su protección antiinfecciosa y antialérgica.

Las bacterias conviven dentro de la glándula mamaria con cierta armonía hasta que se produce un desequilibrio. Entonces unas bacterias empiezan a proliferar y de la inflamación pasamos a la infección.[70] A algunas madres con mastitis se les recomienda dejar la lactancia o no amamantar del pecho afectado, lo que es sin duda la peor indicación que pueden recibir, pues la mastitis se puede complicar y terminar en un absceso.[71]

Las mastitis son traidoras porque cuando empiezas a tener los primeros síntomas piensas que has pillado el gripazo del siglo. Te duele el cuerpo, estás agotada, a veces tienes mareos o hasta migraña, y luego, pasadas unas horas, es cuando te das cuenta de que te ha salido una mancha roja, el indicador típico de la mastitis. El problema es que los primeros momentos son vitales para vencerla lo antes posible, ya que muchas veces el cansancio y el malestar general te llevan a querer dormir y no tener las más mínimas ganas de dar el pecho.

En consecuencia, para evitar que se complique, ante las primeras señales de una posible mastitis conviene tomar las medidas siguientes, que son muy simples:

CÓMO TRATAR UNA MASTITIS

- **Vaciar el pecho con frecuencia:** Hay que ofrecer el pecho al bebé o extraerse leche sin dejar que pasen más de dos o tres horas entre las extracciones. El dolor también lo complica todo y no apetece sacarse leche, pero es muy necesario, fundamental para conseguir que la mastitis remita lo antes posible.

  Y no tengas miedo; es habitual que las madres me pregunten si aumentando la extracción el problema no va a empeorar, ya que al fabricar más leche el pecho estará «más lleno». En una mastitis el problema no es la producción de leche, es el aumento o la proliferación del número de bacterias. Que aumente algo la producción de leche debido a la estimulación producida por el sacaleches es la menor de las preocupaciones.

---

[70] Aunque la concentración de bacterias se desequilibre, el cambio no suele causar ningún problema al bebé y no existe razón para abandonar o suspender la lactancia.
[71] Un absceso es el resultado de una mastitis mal resuelta. Se forma una acumulación de pus que no tiene salida al exterior y en la que es necesario intervenir para eliminar el foco de infección.

- **Aplicar frío:** El frío baja la inflamación y alivia el dolor. Aplica compresas frías en la zona afectada y evita el uso del calor, que, a pesar de que se recomienda muy habitualmente, puede crear más inflamación y más proliferación de las bacterias. Si quieres aplicar calor, que sea justo antes de extraerte la leche y poco rato.

- **Descansar:** Sí, sé que te he dicho que nada de dormir, y con niños en casa a los que cuidar parece que sea una broma la sugerencia de descansar, pero al menos inténtalo. Olvida el resto y pide ayuda para cuidar al bebé y para que te cuiden a ti.

En pocas horas deberías encontrarte cada vez mejor. Si no es así, acude lo antes posible a tu médico para que te recete el antibiótico adecuado. En este caso no debes preocuparte, pues la mayoría de los antibióticos son compatibles con la lactancia y no van a afectar al bebé.[72]

Existe otro tipo de mastitis, las llamadas mastitis subagudas o mastalgias, que no manifiestan los síntomas descritos anteriormente.[73] La madre solo tiene dolor: dolor durante la toma y después, un dolor que se describe como punzante, como el que produciría una aguja clavada en los pezones en dirección a la espalda. Este dolor puede aparecer en un pecho o en ambos.

Este tipo de mastitis la causa también el aumento de la concentración de un tipo de bacterias que prolifera e inflama los conductos. Actualmente se está debatiendo cuál debe ser el tratamiento antibiótico para solucionar el dolor que ocasiona. Poco a poco y gracias a los cultivos de leche vamos aprendiendo a solucionar este tipo de mastitis, que son un suplicio para muchas mujeres.

Isquemia del pezón

«Al terminar la toma empieza todo, el pezón se queda blanco y comienzo con el dolor. Me duele mucho y no sé qué es. Además, cuando salgo de la ducha o salgo a la calle y hace frío, el dolor reaparece. ¿Sabes qué puede ser?»

---

[72] Revisa en la web de los pediatras de APILAM la compatibilidad de los medicamentos con la lactancia (www.e-lactancia.org).
[73] El término «mastalgia» hace referencia al dolor al amamantar sin que existan síntomas precisos para determinar qué está ocurriendo.

Que el pezón cambie de color y duela al finalizar la toma puede indicar una isquemia del pezón. No es que el pezón adquiera mil colores, simplemente pasa del tono normal de la piel a blanco, morado o rosado en pocos segundos, concatenando las coloraciones y causando un dolor agudo mientras se produce el cambio. Seguro que alguna vez te has dormido encima del brazo y recuerdas la desagradable sensación de hormigueo que recorre toda la extremidad. Pues traslada esto mismo al pezón y entenderás lo que llega a doler.

Una madre puede sufrir una isquemia transitoria del pezón principalmente por tres tipos de causas: unas relacionadas con el dolor al amamantar y el miedo al pensar que el bebé debe mamar; otras, con el mal agarre del bebé y, finalmente, un tercer tipo que tiene que ver con problemas de mala circulación de la madre previos a la lactancia.

Cuando hablamos de isquemia nos referimos a una afección consistente en que, por diversas circunstancias, los vasos sanguíneos se estrechan de manera temporal y bloquean el flujo de sangre de las partes más extremas del cuerpo: los dedos de manos y pies, las orejas, la nariz y, cómo no, los pezones.

Así que toca averiguar qué produce la isquemia: el miedo al dolor, una mala postura o los problemas de circulación. En cualquier caso, va bien tomar una bebida caliente mientras se da el pecho. Si durante la toma cuentas con ayuda, no dudes en pedir a la persona que esté contigo que te dé un masaje en la espalda (en los hombros y en la zona central de la columna). A continuación, al terminar la toma, aplica calor en el pezón y la areola, sujetando y apretando el pecho hacia las costillas durante un rato. Pero, sobre todo, si el problema es el miedo o un mal agarre, intenta resolverlo lo antes posible.

Puntos en el pezón

«Tengo en la punta del pezón una bolita blanca, como la cabeza de un alfiler. Me duele cada vez que el bebé mama. Veo las estrellas.»

Imagina una perla, una perla marina de las de verdad. Blanca, brillante, simétrica. Pues muy similares a esta son las que pueden aparecer en la cara del pezón. La perla de leche, un minúsculo tapón de leche que resulta muy molesto cuando el bebé succiona, se forma por la retención de leche tras un poro del pezón. Este tipo de perlas se suele formar cuando el bebé cierra la boca al mamar o da un tirón, el conducto se inflama y retiene la leche, que poco a poco pierde todo el componente líquido y se seca. Cuando el bebé mama duele mucho, parece que una aguja se clave en la zona donde está la perla.

Hay perlas de otras clases, de distintos colores: rojas, negras o completamente transparentes.

Las que tienen un color rojo u oscuro, son restos de sangre retenidos, duelen igual que las blancas y son inofensivas para el bebé. No pasa nada porque succionen del pecho afectado.

Las transparentes, que parecen las típicas úlceras que salen en los pies, son ampollas producidas por la fricción del pezón con el paladar del bebé. También son muy dolorosas, pero suelen abrirse solas en unas pocas succiones más. No requieren mayor atención.

Si la perla es por tracción, debes valorar qué hacer. Puedes esperar a que desaparezca sola, cosa que suele ocurrir entre quince días y un mes después de su aparición, o pedir ayuda a la comadrona para que la abra ella.

Hay otro tipo de puntos blancos más irregulares, en los que la piel puede estar dañada o rota, son amarillentos y profundos. Este tipo de lesión, junto al dolor justo en la punta del pezón, suele estar relacionada con una molestia interna en toda la mama. Si además del dolor en la punta del pezón por la lesión, te duele el pecho con una sensación de punzadas que te atraviesan el torso, consulta con tu comadrona para que revise una toma.

Absceso mamario

«Tengo un bulto en la mama desde hace varias semanas, y la piel del pecho amoratada y muy fina. Hace unas semanas pasé una mastitis y ahora tengo esto.»

Una mastitis se suele resolver fácilmente con la extracción de leche del pecho afectado, el descanso y la aplicación de frío local. Si esto no funciona y antes de que pasen 24 horas la madre se siente peor, hay que dirigirse al médico para que paute los antibióticos necesarios. Sin embargo, sea porque no se toma antibiótico sea porque este no hace efecto por no ser el adecuado, se puede formar un absceso mamario, a menudo una gran piedra en el camino.

El absceso se forma como consecuencia de una infección mal resuelta que causa una acumulación de pus en el pecho. No afecta a la leche y por ello puedes seguir dando el pecho a tu bebé, pues la infección se produce fuera del tejido productivo del pecho. Por lo tanto, la leche sigue siendo buena para el bebé y no se recomienda dejar la lactancia.

Es necesario drenar los abscesos quirúrgicamente o si puede ser mediante aspiración con aguja guiada por ecografía. Esta última es la técnica menos invasiva y menos traumática para la madre, pero por desgracia no siempre se recurre a ella y en muchos casos se opta por intervenir, realizando el drenaje en un quirófano con una incisión en el pecho que debería estar lo más alejada posible de la areola y el pezón. Si te encontraras en esta situación, no dudes en pedirle al cirujano que tenga en cuenta la lactancia de tu bebé.

Después del corte y tras sacar todo el pus acumulado, dejarán un drenaje (un tubo de plástico o una gasa), pues habrá que mantener la herida abierta unas semanas, realizando curas diarias. De esta manera la herida se cerrará lentamente, lo cual permitirá dejar la zona bien limpia.

La lactancia puede seguir si la herida está lejos del pezón y permite la succión. De hecho, deberían recomendar que se siguiera sacando leche del pecho con el método que fuera: con el bebé, con el sacaleches o a mano. Durante la extracción o la lactancia, es importante comprimir la herida con una gasa o apósito porque mientras sale la leche puede desviarse parte de la leche hacia la herida, ya que a menudo se cortan conductos.

Un absceso resulta doloroso, traumático y desagradable, pero ya ves que no es necesariamente el fin de la lactancia, sino un tropiezo grave que puedes superar.

No tengo leche

En algún momento de la lactancia la mayoría de las madres van a pensar o van a decir en voz alta: «No tengo leche».

La «falta de leche» es una de las causas más habituales por las que se abandona la lactancia; nos da miedo no tener leche, tener poca o no tener suficiente. Y es que asociamos cualquier comportamiento del bebé, normalmente el llanto, con la falta de leche, y entonces saltan todas las alarmas. Sin la información adecuada o siguiendo consejos desafortunados podemos tomar decisiones que comprometan la lactancia. Cuando una madre cree que tiene poca leche es preciso verificarlo y descubrir si es una simple sensación o hay un problema de verdad.

¿Hay madres que no tienen leche?

Hace años, a veces aún lo escucho, se decía que la hipogalactia (la baja producción de leche) no existía. Que todas las madres tienen leche y que las que dicen que no tienen es porque no quieren amamantar o porque no lo han intentado.

A pesar de que el porcentaje[74] de madres que no van a tener leche suficiente para sus bebés es muy bajo, existe. Y sí, rotundamente sí, hay madres que no tienen una producción de leche suficiente para sus bebés. De la misma manera que hay personas a las que no les funciona bien un riñón o tienen problemas cardíacos, hay madres que no tienen leche suficiente para conseguir una lactancia materna exclusiva. Voy a repetir algo que acabo de decir por si acaso: hay madres que no pueden conseguir una lactancia materna exclusiva.

El término lactancia materna exclusiva (LME) hace referencia al tipo de alimentación que recibe el bebé en la que únicamente toma leche materna durante sus primeros meses de vida y

---

[74] Se calcula que aproximadamente un 5% de mujeres no van a poder conseguir una lactancia exclusiva.

ningún otro alimento o bebida, ni siquiera agua, excepto sales de rehidratación oral, gotas y los jarabes (vitaminas, minerales y medicamentos). Conseguir una lactancia materna exclusiva es a lo que aspiran la mayoría de madres, a dar solo leche materna a sus bebés y parece que esa es la única opción posible, es blanco o negro. O se consigue hacer una lactancia exclusiva o ya no pueden hacer nada más y eso no es cierto, una lactancia mixta no tiene por qué ser un fracaso. Si surgen dificultades y es necesario ofrecer leche artificial no tiene porqué ser el final de la lactancia materna si no lo deseas.

Y por otro lado, ¿sabes qué? Muchas madres que creen que hacen lactancia materna exclusiva no la hacen porque solo con que el bebé reciba infusiones o agua, ya no toma lactancia en exclusiva. Está tomando lactancia materna predominante: la fuente predominante de alimentación del lactante es la leche materna.

Por tanto, en lo que a alimentación de un bebé se refiere, hay muchos «grises». Si dejamos de santificar la lactancia materna exclusiva (y posteriormente prolongada)[75] como la única opción y como única opción buena, vamos a dejar atrás muchas frustraciones, culpas y enfrentamientos estériles. Porque cada gota de leche materna que recibe el bebé es un auténtico tesoro, porque amamantar va mucho más allá de nutrir físicamente, dar el pecho es comunicación. Un diálogo constante con el bebé que no se mide en mililitros de leche.

Causas y soluciones

A veces no se consigue alimentar a un bebé con leche materna de manera exclusiva, por diversas causas. Puede deberse a un mal manejo de la lactancia por parte de la madre o a una succión deficiente o insuficiente por parte del bebé. Para entender la hipogalactia (baja producción de leche) en primer lugar debemos saber que es multifactorial, es decir, puede estar provocada por diversos factores y suele ser difícil determinar las causas exactas, que pueden estar relacionadas con la madre, con el bebé, con la técnica de lactancia o con varios motivos a la vez.

Cuando pensamos que tenemos poca leche debemos descartar en primer lugar que sea un problema de expectativas. Muchas veces lo que esperamos de la lactancia y lo que esperamos que haga el bebé no se corresponde con lo que nos pasa ni con lo que hace, y esto nos puede llegar a hacer pensar que no tenemos leche suficiente para él, por ejemplo: que mame mucho o te pida con frecuencia, que no aguante tres horas, que

---

[75] Uso el término prolongada para entendernos. Lo hago para referirme a la lactancia que dura más allá de los dos años.

notes el pecho blando, que dejes de notar las subidas de leche, que algún familiar o profesional te diga que no tienes leche... Todas estas circunstancias las puedes relacionar con una posible falta de leche cuando en realidad son situaciones corrientes durante la lactancia.

Si no sabes cómo funciona la lactancia, se puede confundir cualquier situación o comportamiento del bebé con una producción de leche insuficiente. Antes de decidir nada, consulta con un grupo de lactancia, pesa al bebé y determina si el aumento de peso es el que corresponde a su edad. Muchas veces estas expectativas son las que mandan al traste una lactancia que funciona perfectamente.

Asimismo, una técnica incorrecta de lactancia puede imposibilitar el mantenimiento de la lactancia exclusiva. Dar el pecho cada tres horas, hacer esperar al bebé para comer «porque aún no le toca», limitar el tiempo que está en el pecho «porque lo usa de chupete», eliminar las tomas nocturnas «porque ya no las necesita», cambiar al bebé de pecho de manera arbitraria «porque le toca el otro pecho»..., cualquier injerencia de este tipo en el funcionamiento de la lactancia repercutirá en la producción de leche. La lactancia tiene su modo de funcionar y no va de la mano del reloj ni requiere el control férreo de los tiempos.[76]

Por parte de los bebés, lo que puede interferir y crear una disminución de la producción de leche es una succión deficiente o compensada. Cuando un bebé tiene dificultades para mamar como debería, lo que hace es luchar y buscar la manera de conseguir la leche que necesita subsanando sus dificultades al mamar de manera diferente: cerrando la boca, haciendo mucha fuerza con la encía, succionando con mucha energía... La existencia de cualquier dificultad oral o una succión deficiente puede provocar tomas extremadamente largas o inefectivas, mala transferencia de leche y aumento de peso insuficiente. En ese caso, siempre es preciso tratar de ayudar al bebé buscando un agarre profundo o modificando la posición al mamar.

Por último, existen patologías y otras situaciones que afectan a la madre y que pueden comprometer la producción de leche. Son las siguientes:

Hipoplasia mamaria: Los pechos hipoplásicos tienen poco o escaso tejido mamario. No se trata de tener el pecho pequeño: el pecho pequeño tiene poca grasa, en cambio, el pecho hipoplásico tiene poca glándula. Para reconocerlo no hay más que observar. Estos pechos tienen formas muy características: a veces las areolas sobresalen del pecho, o los pechos tienen forma de tubo o las mamas están muy sepa-

---

[76] Solo en el caso de que el bebé no gane peso, esté enfermo o sea prematuro la madre deberá marcar la demanda del bebé para evitar que se salte tomas y esté cada vez más débil.

radas entre ellas. Hay que buscar ayuda para verificar que el pecho sea hipoplásico si se quiere intentar mantener una lactancia mixta, lo cual es posible.

SOP: El síndrome del ovario poliquístico puede causar exceso de producción, pero también puede causar hipogalactia. A las madres con ovarios poliquísticos que también han tenido dificultades para conseguir un embarazo puede costarles establecer un buen volumen de leche para lactar a sus bebés.

Los ginecólogos recetan una medicación específica, que las madres con SOP pueden tomar con seguridad durante la gestación y el inicio de la lactancia, que parece ayudar a normalizar su producción de leche.

Síndrome de Sheehan: Una hemorragia severa durante el parto o a posteriori puede comprometer el funcionamiento de la hipófisis, que es el centro neurálgico que controla el funcionamiento de la lactancia.[77] Si la hipófisis se necrosa por falta de riego sanguíneo, la producción de leche puede ser insuficiente o incluso prácticamente inexistente. Asimismo, la anemia en el posparto parece entorpecer el inicio de la producción de leche. Se ha comprobado que, si la hemorragia no es grave, pero causa anemia a la madre,

también puede entorpecer la producción de leche.

Desajustes tiroideos: Las madres que padecen problemas de tiroides durante el embarazo o antes de la gestación deberían controlar justo después de parir si los niveles de hormonas tiroideas son los adecuados. La medicación necesaria tanto para controlar el hipotiroidismo como el hipertiroidismo es compatible con la lactancia y en ningún caso se debe dejar de amamantar para recibir el tratamiento.

Amenorreas sostenidas durante la adolescencia y la juventud: Durante cada menstruación nuestro pecho se desarrolla, crece y se amplía, por eso las mujeres que han sufrido ausencia de menstruación de manera recurrente en la adolescencia pueden tener poco tejido mamario y sufrir hipogalactia al intentar amamantar.

Retención de placenta: La producción de leche se inicia en el momento en que la placenta se separa del útero. Que quede cualquier tipo de resto en el útero puede provocar una inhibición en la subida de leche. En este caso, la madre produce calostro, pero no se desencadena la subida de la leche entre cinco y siete días después del parto. Basta con realizar una ecografía pa-

---

[77] La hipófisis es una glándula que se encuentra en el cerebro y se encarga de segregar muchas de las hormonas indispensables para el funcionamiento de la lactancia.

ra detectar la retención y eliminar los posibles restos.

Obesidad: Las mujeres con un índice de masa corporal superior a 30[78] pueden sufrir un retraso en la subida de la leche. La hipogalactia suele ser temporal, solo hay que controlar al bebé los primeros días, ver la evolución de su peso, suplementar si es necesario y esperar a que se produzca la subida de la leche, la cual se puede retrasar más allá de las 24 o 48 horas habituales.

Cirugía de reducción mamaria: Cuando una mujer se realiza una cirugía de reducción mamaria durante su juventud a menudo no es del todo consciente de las implicaciones de esta intervención. Las terminaciones nerviosas y los conductos son seccionados, lo que puede impedir la lactancia.

Muchos cirujanos aseguran a las mujeres que podrán lactar, pero la experiencia nos dice que, al menos en las primeras lactancias, la producción conseguida suele ser insuficiente para mantener una lactancia materna exclusiva.

Cirugía de aumento de pecho: Existen diversas vías para realizar la inserción de las prótesis salinas o de silicona.[79]

De todas ellas las que menos comprometen la lactancia son la axilar y la umbilical, porque no suponen la sección de conductos ni nervios mamarios. La sensibilidad en la zona de la areola y el pezón es extrema y cualquier intervención en esta zona puede afectar la producción de leche, pues el cuerpo no recibe bien la estimulación que le indica cuándo y qué cantidad de leche debe fabricar. Además, se cortan conductos y aunque sabemos que con el tiempo se pueden recanalizar, el proceso es largo.

Por otro lado, saber cómo era el pecho antes del aumento es básico para detectar si existe una hipoplasia mamaria que pudiera de igual manera comprometer la lactancia.

Cuando la baja producción de leche no está relacionada con la madre, podemos pensar que puede deberse a una limitación de las tomas o a la lactancia con horarios. La lactancia no funciona con horarios ni limitando las tomas, y si se hace esto la glándula no entiende bien qué debe hacer y disminuye la producción. De ser este el caso, una vez reconducida la situación y cuando la glándula recibe de nuevo un buen estímulo, la producción se normaliza.

La lactancia materna y su funcionamiento es como una delicada partitura:

---

[78] El IMC (Índice de Masa Corporal) es una medida que asocia la talla y la masa de la persona y permite evaluar si su peso es adecuado.
[79] La silicona que se utiliza para los implantes no llega a la leche, es un mito que la leche se pueda contaminar. Y aunque por accidente o por deterioro la prótesis se rompa, la silicona no se absorbe por vía oral, por lo tanto, no hay riesgo para el bebé.

cualquier irregularidad o desequilibrio que se produzca o se haya producido en el cuerpo de la madre o en la succión del bebé puede desencadenar la falta de leche.

A pesar de que estoy segura de que habéis oído mil veces de boca de otras madres que dejaron la lactancia por no tener suficiente leche, el tanto por ciento de madres afectadas por la llamada «hipogalactia verdadera» es muy bajo. El problema que tenemos las mujeres y que afecta sin duda nuestra capacidad para producir leche es el desconocimiento de cómo funciona la lactancia y la falta de apoyo social y laboral que padecemos.

Como especie hemos llegado hasta este siglo gracias a la leche materna, es decir, gracias a la capacidad de las mujeres para producir un alimento óptimo para el desarrollo de nuestras crías. Ahora solo nos queda revertir todo lo olvidado, confiar en nuestros cuerpos y en nuestras supercapacidades.

No todo es la leche

Me consultan muchas madres y tengo el privilegio de acompañar lactancias de todo tipo, por lo que no puedo dejar de terminar este capítulo con una reflexión a modo de propuesta para las madres que ven frustrado su deseo de amamantar.

Una madre que había estado meses batallando por conseguir aumentar su producción de leche me pregun-

tó si a pesar de tener que dar leche artificial a su bebé podía dejarle que succionara el pecho. ¡Claro que puedes, de hecho, si te apetece, es una gran idea! A la succión del pecho sin leche le llamamos lactancia seca.

Algunos papás han podido experimentar durante un contacto piel con piel como su bebé se dirigía al pecho para succionar sin que importara que no hubiera leche y sí muchos pelos de por medio. Y es una imagen que nos parece tierna.

También hay familias en las que la mamá trabaja bastantes horas y la abuela o una hermana se hace cargo del bebé y, aparte de la leche extraída de la madre, pactan que además le ofrecerán su pecho para que el bebé succione cuando esté nervioso y cansado.

Es posible que no te hayas planteado esta idea o que te provoque cierto rechazo; no es extraño, porque insistimos mucho en que el pecho es fuente de nutrición, pero obviamos todos los beneficios extras que van incluidos en él. Nos disgusta tanto esta idea que cuando vemos que un bebé succiona, pero no come lo expresamos diciendo: me usa de chupete.

A los bebés que toman pecho es muy probable que no les haga falta el chupete, tienen dos pechos para calmar toda su necesidad de succión, en cambio, los bebés que toman biberón suelen necesitarlo y se recomienda que lo usen para fomentar la succión.[80]

---

[80] https://goo.gl/VaA45p

Y es que el biberón en general se lo toman mucho más rápido que el pecho, en escasos minutos, un tiempo que puede ser insuficiente para satisfacer sus necesidades de succión.

Los bebés necesitan succionar y la lactancia materna va más allá de la alimentación: aunque nuestro pecho tenga poca leche o no tenga nada de leche, hay más cosas implicadas en el gesto de dar el pecho, como ofrecer tranquilidad, hacer que el bebé sienta nuestra cercanía y calor, ayudarlo a relajarse o proporcionar placer tanto a la madre como al bebé. Por tanto, si el bebé acepta succionar y te apetece que lo haga no hay razón para no ofrecer el pecho y disfrutar de esos momentos de intimidad practicando una lactancia seca, porque la leche materna es muy importante pero el envase en que se ofrece, mamá, aún lo es más.

LOS MESES PASAN
Y LOS BEBÉS CRECEN

Quizá aún no te lo parece, pero los bebés crecen muy rápido y la lactancia cambia mucho de mes en mes. Cuando creas que lo tienes todo bajo control, algo cambiará: la frecuencia, la duración de las tomas, el comportamiento del niño... Estas pequeñas novedades te van a sorprender y vuestra lactancia va a tomar un nuevo rumbo.

Hay que tener presente que conocer estas situaciones puede ser la clave para mantenerse tranquila y seguir adelante. En algunos de estos períodos se producen las llamadas crisis de lactancia (hay quien prefiere llamarlas brotes, escalones, desajustes...), momentos en los que abandonar la lactancia es algo que a casi todas las madres les pasa por la cabeza. En otras etapas los niños maman más de lo que nos podíamos imaginar o incluso dejan de comer y solo quieren mamar, o les da por no dormir o dormir menos.

Vamos a ver más o menos lo que puedes ir esperando en los meses y etapas que tienen mayor relevancia, de manera que te ayude a tener la información necesaria para relativizar las cosas.

De los 5 a los 15 días de vida

Los primeros días son importantes. Importantes para adquirir confianza en tu cuerpo, en tu bebé y en tus capacidades. Tu bebé debería haber recuperado el peso del nacimiento antes de los quince días de vida. Si no lo ha hecho todavía, no te quedes de brazos cruzados y pide ayuda.

Es posible que aún tengas una leve molestia cuando se engancha al inicio de la toma, pero tan solo debería durar unos segundos. El pellizco que sientes al comenzar la toma tiene causas hormonales. Durante el embarazo, los niveles de estrógenos y progesterona están muy altos, después del parto van descendiendo, pero la sensibilidad no remite de manera inmediata, tarda unos días en desaparecer totalmente. Si la molestia que tienes es más que eso y sientes dolor durante toda la toma, pide ayuda para resolverlo lo antes posible.

Algo que también suele pasar es que los primeros días de vida el bebé mame a un ritmo más o menos tranquilo; para que nos entendamos, puede llegar a ser previsible y mamar como si fuera un reloj. Y es entonces cuando empezamos a oír frases como: «¡Qué niño tan bueno!», «Es un santo, solo come y duerme, ¡qué maravilla!», «Seguro que tu leche le llena, tu leche parece mantequilla».

Y en apariencia las cosas van sobre ruedas hasta que llegamos a entre los quince y los diecisiete días de vida,[81] cuando todo parece irse al traste y las dudas empiezan a hacer mella en la familia.

El bebé pachón y dormilón hace dos días ahora quiere mamar de manera continua, lo que se traduce en no soltar el pecho o comer cada treinta minutos. No te lo sacas de encima. Si lo sueltas de la teta llora desesperado, se mete la mano en la boca y, claro, ¡vuelta a la teta! Además, es muy probable que regurgite leche,[82] lo que significa que comer está comiendo. Entonces, como los adultos recordamos que después de vomitar no nos apetece volver a comer, pensamos que quizá es mejor que no coma en un rato. ¿Se habrá empachado? Pero sigue buscando el pecho, desperado, así que no entendemos que nuestro peque, a pesar de regurgitar, quiere volver a mamar.

Vale, la primera crisis está en curso. ¡Que no cunda el pánico! Las crisis, por si te has saltado el capítulo «Mi bebé», son momentos en los que el bebé presenta una mayor demanda. La «crisis» no la sufre el bebé, sino nosotras, que no comprendemos qué le está pasando a nuestro hijo. Cuando tenemos identificados estos momentos en los que el bebé se va a comportar de una manera diferente, podemos estar preparadas e informadas para superar el bache. Esta es la primera crisis de lactancia, a lo largo de la lactancia hay más, ya lo verás, y cada una tiene unos motivos. En este caso, el bebé hasta ahora ha tomado leche de transición, y pasa de tomar unos 600 ml al día a tomar unos 900 ml o hasta un litro diarios. ¿Qué puede hacer para aumentar la cantidad que produces? Pues mamar mucho. Al mamar de manera continua, activa la glándula y la hace trabajar a todo gas. Cuánta más leche saca del pecho, más leche produces, y así en dos o tres días consigue aumentar la producción y volver a una cierta calma.

Así que relax, tranquilidad y mucho sofá. Es agotador y parece infinito, pero cuanto más lo tengas al pecho más rápido vas a aumentar la producción.

Es un momento en el que enseguida se piensa en ofrecer suplementos. Y como en todo, tú decides. Valora qué es lo que te gustaría, qué es lo que quieres y decide en función de esto. Si optas por el suplemento, es muy probable que la producción de leche disminuya poco a poco, lo que puede comprometer vuestra lactancia.

---

[81] No tiene por qué ser a los quince días exactos, puede ser a los diecisiete, a los veinte... Todas las crisis se nombran haciendo referencia a una edad concreta, pero en realidad el arco temporal en el que suelen aparecer es un poco más amplio. También hay que tener en cuenta la edad corregida del bebé en el caso de que fuera prematuro.

[82] Los bebés devuelven cantidades variables de leche, y sin ningún esfuerzo, después de la toma.

De los 15 a los 30 días

Una vez pasada la crisis de los quince días,[83] la lactancia se va estabilizando poco a poco. Empiezas a entender de qué va esto y le vas cogiendo el truco, a la vez que cada día conoces un poco más a tu bebé.

Tu bebé ya debe haber recuperado el peso del nacimiento y debe ir engordando unos 20 o 30 gramos al día. No es necesario que lo peses cada día si gana peso de manera adecuada, con la siguiente visita al pediatra es más que suficiente. Porque los bebés no ganan peso de manera lineal, hacen escalones, y si lo pesas el día que ha ganado, estupendo, serás la mujer más feliz del mundo, pero cuando lo haces el día que no ha ganado nada, te llevas el sustazo.

Respecto a tu pecho, es posible que aún notes que se pone a tope en algunas ocasiones, especialmente si el bebé duerme más de lo habitual o a primera hora de la mañana. Siempre que sientas el pecho cargado, no dudes en ofrecérselo. La lactancia funciona a demanda de los peques, pero también de la madre. A veces, nos da pena despertarlos y dejamos que el pecho se siga congestionando, y eso no es bueno para ninguno de los dos: cuanto más cargado esté más riesgo tienes de padecer una obstrucción o una mastitis, y para el bebé un pecho rebosante tampoco es el mejor plan, ya que le puede costar más agarrarse o la leche puede salir a chorro y hacer que se atragante al intentar mamar.

Por supuesto, deberías dejar de sentir las molestias en el agarre típicas de las primeras semanas, si el dolor sigue o tienes grietas, pide ayuda. No es normal ni debe ser así.

¡Ah! Y no dejes de descansar siempre que tu peque lo haga, de día o de noche. Los bebés suelen estar más activos a partir de la tarde y la fiesta sigue por la noche. Es normal estar agotada y desear descansar y dormir «como antes», por ello es esencial que sigas su ritmo. Hay que cargar las pilas siempre que puedas; la ropa, los platos y todo lo demás pueden esperar.

Del primero al segundo mes

Una vez superado el primer mes, y siempre que el bebé haya ganado peso, tenemos mucho trabajo hecho. El primer mes suele ser agotador porque es un aprendizaje continuo. Si has llegado hasta aquí, mi más sincera enhorabuena. Nadie te prepara antes del parto para la lactancia y afrontar las dificultades iniciales puede ser como una carrera de obstáculos.

El ritmo de tomas del bebé seguirá siendo frecuente, quizá vayas notando que poco a poco el bebé está más despierto y que no siempre se queda dormido después de mamar. Si no lo has

---

[83] Las niñas suelen tener la crisis unos días antes y los niños un poco después. Si tu bebé es prematuro deberás tener en cuenta la edad corregida, no la cronológica.

notado y las tomas siguen siendo eternas, todo llegará.

Una situación que te puede sorprender es que tu bebé deje de manchar tantos pañales o incluso que deje de hacer caca cada día y esté varios días sin hacer. Acostumbrada a cambiar un pañal tras otro, que de golpe no haga ni una caca te deja atónita. Esta circunstancia, cuando no se conoce, causa mucha intranquilidad.

Yo, igual que muchas otras mamis, no creía que la frecuencia de las deposiciones fuera algo que pudiera consultar con el grupo de apoyo a la lactancia. ¿Qué relación tenía la lactancia con las cacas?

Así que en primer lugar pedí consejo a la familia y a amigas que eran madres veteranas. La niña estaba como una rosa, comía, dormía, estaba relajada... Aun así, lo de no manchar pañales no era muy normal ¿no? Recibí gran cantidad de recomendaciones, y cada una de ellas me dejó más estupefacta que la anterior: debes estimular su recto, introduciendo un tallo de perejil, o mejor estimular pero con la punta de una cerilla mojada en aceite, o lo mismo pero con un termómetro...[84] ¿En serio?

A todas estas, mi hija llevaba una semana sin manchar un pañal,[85] y decidí esperar al final de la reunión del grupo de apoyo para preguntar en privado si «eso» era normal. ¡Y vaya si lo era!

Los bebés nacen con muchos reflejos incorporados, uno de ellos es el llamado reflejo gastrocólico, que les ayuda a hacer caca cuando tienen el estómago lleno. Más o menos a partir del mes deben ir aprendiendo a hacer caca por sí mismos. La leche materna tiene tan poco residuo que no es peligroso[86] para ellos estar días y días sin hacer nada de nada. ¿Y cuántos días pueden estar? Sorprendentemente, la verdad es que bastantes: dos, cinco, diez, catorce, veinte, veintitrés... Sí, lo sé, parece una locura, y sufres un montón (al menos con el primer hijo) hasta que por fin hace caca. Como pasa con todo en la vida de una madre lactante, cuando te acostumbras a esa falta de ritmo regresa una cierta normalidad de pañales sucios por día.

A pesar de que esta situación nos recuerda al estreñimiento que podemos tener los adultos, no tiene nada que ver. Cuando los bebés terminan haciendo caca, es una caca totalmente líquida y muy abundante. ¡Prepárate para agarrarlo como puedas y lavarlo de arriba a abajo, porque le va a llegar a las orejas!

---

[84] Todas estas técnicas no son necesarias ni se deben usar de manera rutinaria para conseguir que el bebé haga caca, puesto que se puede acostumbrar y necesitar el estímulo.

[85] Es importante destacar que esta situación es habitual en bebés que toman leche materna de manera exclusiva y siempre a partir del mes de vida. Los bebés que toman lactancia mixta o artificial presentan un patrón de deposiciones diferente.

[86] El pediatra debe verificar que el vientre esté blando.

Del segundo al tercer mes

Es más que probable que ya le hayas pillado el truco a la lactancia y que puedas predecir cada vez más y mejor las demandas de tu bebé. Seguramente tu bebé aún necesita mucho tiempo para mamar, pero en muy pocos días te dejará asombrada porque va a comenzar a mamar muy rápido.

Habrás empezado a notar que tu bebé está más demandante a partir de la tarde y quizá llega a la noche muy llorón y enfadado con la teta. A este rato de intranquilidad se le llama «la hora bruja». Los bebés están nerviosos y cansados y lo pagan con el pecho. No pasa nada grave, no tiene hambre, ni te has quedado sin leche, tan solo está agotado y necesita dormir. Y el pato lo pagan con la teta, que para algo hay confianza. Intenta anticiparte: un paseo, un masaje, un baño..., descubre qué le funciona. No obstante, ya te digo que a veces es imposible adelantarse y te pilla «la hora bruja» y toca aguantar del tirón hasta que por fin se duerme.

Sobre las seis o siete semanas de vida, es posible que tu bebé empiece a experimentar la segunda crisis de la lactancia. Si cuando mama se enfada con el pecho, se pone tenso, llora y protesta, o tira del pezón, pero a pesar de todo ello sigue haciendo caca y pis con normalidad y sigue ganando peso, es que ha llegado el segundo bache. Mantén la calma, porque de nuevo los comentarios de los que te rodean van a hacer acto de presencia: «¡Uy, si parece que rechaza el pecho!», «No se queda satisfecho», «Es como si no le gustara».

Y las dudas volverán a aparecer en tu cabeza: ¿la leche no le gusta? ¿Me está rechazando? ¿Ya no quiere mamar? Y no, no es una situación que esté causada por la falta de leche ni por el hecho de no querer mamar. Al parecer, la razón es que la leche sufre una pequeña modificación en su composición y presenta un sabor ligeramente más salado[87] unos días, lo cual podría ser el motivo de que los bebés estén más inquietos, hasta que el sabor de la leche se normaliza y vuelven a mamar relajadamente.

A pesar de que puedas tener la sensación de que el bebé lucha con el pecho, no pasa nada grave. Si sigues amamantando con tranquilidad, en una semanita todo volverá a la normalidad.

Estoy segura de que también te has dado cuenta de que a tu bebé le suenan las tripas, que tiene gases, que hace fuerza para hacer caca y que en ocasiones está molesto y llora durante un rato antes de poder evacuar. Cuando finalmente hace caca esta es blanda y líquida, por lo que no se trata de estreñimiento ni es necesario ofre-

---

[87] Los cambios de sabor forman parte de la experiencia sensorial de la que tu bebé va a disfrutar mientras crece, ya que todos los alimentos que consumes dan sabor a la leche. Esto no es malo, al contrario, ofrece al bebé la posibilidad de experimentar un abanico de sabores.

cer al bebé ningún producto para ayudarlo. Esta situación se llama disquecia del lactante, y es un proceso habitual. Todos hacemos fuerza para evacuar y los bebés no son una excepción, pero a nosotros no nos suele observar nadie.

Le puedes facilitar la tarea dándole masajes en la tripita, jugando a moverle las piernas haciendo la bicicleta o preparando un bañito templado para que se relaje.

Vamos a por el tercero

El tercer mes es quizá el más complejo, ya que se mezclan muchos factores que pueden hacer peligrar la lactancia. Es un momento de muchos cambios y novedades tanto en el bebé como en la madre, así como en la producción de leche. Es un momento crítico y muchas madres dejan la lactancia, sea por el comportamiento del bebé sea porque en poco tiempo tienen que volver a trabajar.

La primera sorpresa llega cuando el pecho se queda deshinchado y blando, e inevitablemente vuelven a aparecer los fantasmas: ¿me he quedado sin leche?[88]

Nos han hecho creer que la sensación de sentir el pecho congestionado está directamente relacionada con el hecho de tener mucha leche. Y esto es un error. El pecho no es un almacén, es una fábrica. Al principio, como todas las fábricas que se ponen en marcha, la glándula va un poco perdida. No sabe muy bien cuánta leche va a necesitar el bebé, y para que no falte, tiende a producir más leche de la que el peque consume. Día a día, cuando el bebé va mamando le va mostrando a la glándula lo que debe hacer y la producción se regula. Así, a los tres meses, ya no sientes los pechos llenos porque la glándula sabe cómo comportarse y lo que hace es fabricar leche cuando el bebé mama.

Y es a los tres meses, en el momento en que la oferta y la demanda cuadran perfectamente, cuando aparecen los fantasmas. Pues no, no te has quedado sin leche. Porque, por si no lo he dicho anteriormente, la leche no desaparece así como así. La leche no se esfuma, no se va a ninguna parte. De hecho, si no hay ninguna enfermedad o si no has tomado ningún medicamento, la leche tarda meses y hasta años en desaparecer completamente del pecho después de que hayas dejado la lactancia.

Así que no, tu leche no se ha marchado a ningún sitio. Que no sientas el pecho rebosante no quiere decir que no tengas leche. Solo indica que la lactancia está transcurriendo con normalidad y que la glándula ha decidido que es mejor fabricar leche cuando el bebé la pide. De esta manera, cuando el bebé succiona el mecanismo se po-

---

[88] Si el bebé gana el peso que le corresponde para la edad que tiene, puedes estar segura de que tienes leche.

ne en marcha y en pocos minutos la leche está servida. Aunque el comensal es un poco impaciente y no se lo va a tomar nada bien.

Imagina que has comido toda la vida en un bufet libre. Llegas y comes (y ojo que con la teta encima ni pagas). Fin. Esto es lo único que conoces y has hecho cada día de tu vida.

A partir de los tres meses el bufet se convierte en un restaurante de categoría y las normas cambian. Al llegar es preciso esperar al maître, que se ocupa de acomodarte, traerte la carta, la bebida, el pan, tomarte nota y llevar la nota a la cocina. Entonces debes aguardar a que te preparen la comida. Así que vas a tener que adaptarte a otro ritmo, a otra realidad. No es malo ni es bueno, es diferente.

Pues la lactancia a los tres meses también es diferente.

Además, el bebé va a cambiar mucho. Su cerebro se desarrolla, su vista mejora y el mundo es maravilloso. ¿Quién quiere estar pegado a una teta si puede ver el mundo? ¡Uau!

Hay una mosca, entra papá, ¿qué es eso de colorines colgado en la pared?, ahora llega la abuela, pasa una ambulancia, el perro ladra, ¡menudo susto!, anda, si tenemos gato, y mamá, mamá me sonríe... y yo le sonrío.... y ya no quiero más teta. ¡Quiero ver el mundo!

Vale, pues a partir de este momento la mayoría de las tomas van a durar poco, muy poco. Escasos minutos porque el bebé comerá muy, pero que

muy rápido, a veces en dos o tres minutos de reloj, y si le ofreces más pecho, se va a ofender y no va a querer mamar.

Y te quedas con la duda, ¿es posible que haya comido en tres minutos y tenga suficiente?

Claro que sí. Los bebés pueden comer en tres minutos, muy deprisa, y todo lo que necesitan. Son unas máquinas de la succión y de día tienen que aprovechar el tiempo. Así que de día maman a toda velocidad y, por la noche, lo hacen con más tranquilidad. De noche pueden mamar mucho más rato y estar más relajados, porque un bebé dormido no tiene estímulos que le distraigan y se concentra en mamar.

¡Ah! Y un detalle importante: a partir de ahora el agarre y la posición del bebé pierden el protagonismo. A partir de los tres meses empiezan a mamar hasta haciendo el pino puente, maman de la punta del pezón o lo estiran. Normalmente no duele, no debería doler, y el bebé debería seguir creciendo con normalidad. Si el peso se estanca o tienes dolor, acude a un grupo de apoyo o a la comadrona para que te ayude a buscar la causa.

Superar la crisis de los tres meses acostumbra a ser bastante duro, es todo un reto que dura un mes, hasta que el bebé se calma y vuelve a mamar con cierta paz. Por cierto, escucharás muchos comentarios, tendrás muchas dudas, pero si quieres, puedes. Todo pasa.

De los 4 a los 5 meses

Superada la crisis de los tres meses y cuando ya crees que todo tiene que ir mejor, llegan los cuatro meses y tu hermoso bebé decide que por las noches es mejor estar más horas despierto, que dormir es aburrido y es perder el tiempo. ¡Ah! Y ni se te ocurra comentar con nadie que se despierta más porque no podrás evitar oír que seguro que pasa hambre, tu leche ya no le alimenta, necesita empezar a tomar más comida aparte de leche...

A partir de los cuatro meses, los bebés presentan un ritmo de sueño diferente del que han tenido hasta el momento y empiezan a despertarse más por las noches. Es inevitable. Es otro proceso madurativo por el que hay que pasar. Muchas madres creen que su bebé se queda con hambre, pero nada más lejos de la realidad. Los bebés modifican sus patrones de sueño y aprenden fases de sueño como las que tenemos los adultos. Esto hace que por la noche estén más inquietos y pidan más el pecho. Ni por mamar más, ni por ofrecer leche de fórmula o menos comida van a dormir más ni mejor.

Es agotador y quizá coincide con tu vuelta al trabajo, así que lo ideal es encontrar la manera de amamantar y descansar lo máximo posible. El colecho[89] suele facilitar mucho las tomas nocturnas y el descanso de la familia.

Para practicar colecho tan solo debes seguir unas normas de seguridad básicas, de la misma manera que si vas en moto debes ponerte el casco o si tienes productos peligrosos debes guardarlos lejos del alcance de los niños.

NORMAS BÁSICAS PARA EL COLECHO

- El bebé debe dormir boca arriba, nunca boca abajo o de lado.
- El colchón debe ser plano y firme. No utilices colchones de agua o aire.
- No se debe dormir en un sofá.
- Verifica que el bebé no pueda caerse de la cama ni quedar atrapado en ningún hueco.

- En todos los casos evita el uso de almohadas, mantas con pelo, acolchados, cojines, peluches, lazos...
- Verifica que nada pueda cubrir la cabeza del bebé.
- Evita arropar o abrigar al bebé en exceso.

---

[89] El colecho es la práctica en la que los niños o los bebés comparten la cama con sus padres. El colecho en otras culturas, como en Japón, es una costumbre instaurada. http://www.aepap.org/previnfad/pdfs/previnfad_smsl.pdf

- No duermas en la misma cama con el bebé si eres fumadora o si tu pareja lo es.
- No duermas con el bebé si tú o tu pareja padecéis obesidad mórbida.
- No fumes nunca en la habitación.
- No duermas con el bebé si has consumido alcohol, drogas, somníferos o medicación que alteren el nivel de conciencia y tu capacidad de reacción.
- No compartas la cama si tienes alguna enfermedad que disminuya el nivel de respuesta, como diabetes o epilepsia inestable.
- No coleches si estás muy cansada.
- No permitas que el perro o el gato comparta la cama con el bebé.

El colecho te permite alimentar a tu bebé por las noches sin tener que levantarte ni casi moverte, lo cual te facilita el descanso. Practicar el colecho o no es una decisión de crianza, al igual que muchas otras, no tiene nada malo dormir con el bebé. Sobre este tema los mitos son inevitables: no lo vas a sacar de la cama, no es higiénico, se acabó el sexo... Nada de esto es cierto, así que, si a vosotros os va bien dormir con el bebé para poder descansar todos por las noches, la decisión solo depende de vosotros y nadie más debería opinar.

De los 5 a los 7 meses

Con mi primera hija tenía muchas ganas de empezar la alimentación complementaria, con mi segunda hija, ya no tenía tantas. Con lo práctico que resulta ir a todas partes con la comida incorporada, a la temperatura adecuada y lista al momento... Si es tu primer bebé, es posible que estés igual de emocionada que yo. A veces las parejas y las familias lo están aún más esperando el momento en que van a poder darle de comer, como si tú no lo hubieras estado alimentando lo bastante estos meses. Bueno, la cuestión es que toda la familia espera el momento, y el único al que no se le suele preguntar nada es el interesado. ¿Está listo para empezar a comer?

Para empezar con la alimentación complementaria el bebé debe estar maduro para ello. Cada bebé es diferente y tiene sus ritmos. ¿A qué edad se dan la vuelta solos? ¿A qué edad andan los bebés? ¿A qué edad empiezan a hablar?... Estoy segura de que no has podido decir una edad exacta, porque algunos bebés andan a los nueve meses y otros al año y medio. De la misma manera, no todos los bebés cuando cumplen seis meses están listos para empezar a comer.

¿Y cómo puedes saber si ya está listo para los sólidos? Pues es muy fácil, observando a tu bebé:

- ¿Se mantiene sentado por sí mismo o con un poco de ayuda?
- ¿Muestra interés por los alimentos?
- ¿Quiere comer o llevarse a la boca toda la comida que tú comes?
- ¿Tiene desconectado el reflejo protectivo de la lengua (reflejo de extrusión) que le hace escupir cualquier cosa que se meta en la boca?
- ¿Sabe mostrar saciedad, apartando la cara cuando no quiere comer más?

Para considerar que un bebé está preparado para iniciar la alimentación complementaria, debería cumplir todos estos requisitos. No sirve que solo tenga interés por los alimentos o que se siente solo, hay que esperar a que esté del todo listo.

Cuando hablamos de alimentación infantil pensamos indudablemente en cereales de farmacia, en potitos de verduras o en la típica papilla de cinco frutas con galleta. Es posible que a ti te dieran esto de pequeña, pero de mayor, ¿has vuelto a comerlo? Seguramente no. La alimentación infantil es un sector de negocio al alza, nos han hecho creer que los niños comen cosas específicas y diferentes, especialmente indicadas para ellos. Por supuesto que si lo quieres hacer así por convicción, adelante. Pero si no te apetece, no tiene por qué ser así. Voy a intentar resolver las principales preguntas sobre la alimentación sólida en relación con la lactancia, que son:

¿Por qué alimento tengo que empezar?

No existe ninguna evidencia acerca de que sea mejor empezar por la fruta, las verduras, los cereales o la carne. El sentido común nos hace resolver que va a ser más fácil empezar por un alimento que, en primer lugar, se consuma en casa, y en segundo lugar, sea propio de la estación y que sea adecuado para el bebé.[90]

¿Qué cantidad debe comer?

La que desee el niño. No hay razón para establecer una cantidad concreta de cada alimento, o para esperar que el bebé tome todo lo que se le ofrece. La cantidad que esperamos los adultos que coman los niños es normalmente muy superior a la que ellos desean comer. De hecho, durante los primeros meses de vida la cantidad que acostumbra a comer va a ser minúscula.

---

[90] Evitar los alimentos duros o con los que el bebé se pueda ahogar.

Si le doy el pecho antes de la comida, no come o come muy poco

Sin duda, y debe ser así. Es importante que el bebé tome toda la leche que quiera y, después, lo que le apetezca de comida. Se llama alimentación complementaria porque complementa la leche. En los primeros meses comen muy poco. Lo importante es que exploren, aprendan, conozcan y disfruten en compañía de la familia.

Si le doy el pecho antes de la comida, se duerme y no come

Es cierto que decimos que la comida va después que la teta, y muchas veces se quedan dormidos después de mamar, lo que no da margen a que coman nada. No te preocupes, es lo más normal del mundo. Si le das el pecho mientras estás en la mesa, comiendo con el resto de la familia, es posible que muestre un poco más de interés. Desde tu regazo, puede empezar a observar cómo es eso de comer.

¿Le puedo mezclar los cereales con mi leche?

Claro que puedes. La leche materna acostumbra a disolver más los cereales de farmacia, con lo que se crea una mezcla muy líquida. Muchas madres también los mezclan con la fruta o la verdura. Si tienes tiempo y ganas, adelante, pero recuerda que, si no se lo come, hay que tirarlo y es una pena.

Si no quieres sacarte leche, o no te es posible, los cereales de farmacia se pueden hacer con agua o con caldo. La leche materna la tomará antes y ya se mezclará sola en el estómago del bebé. Otra opción es ofrecer cereales «de verdad», arroz por ejemplo, que seguro que tienes en la despensa y no es necesario mezclarlo con leche materna.

¿Le puedo mezclar los cereales con leche artificial?

Poder, puedes, pero si no le das leche artificial no es necesario que lo hagas ahora, los cereales se pueden preparar con agua o caldo y alimentan igual.

¿Hasta cuándo la leche va antes que la comida?

Los adultos necesitamos reglas para saber qué debemos hacer, pero la lactancia es un proceso fisiológico y se modifica, cambia sin que hagamos nada. Y, de la misma manera, el orden de la teta y la comida se modifica solo. El bebé poco a poco va comiendo más y ya no es necesario asegurarse de que ha tomado el pecho porque lo sabe pedir, sabe mostrar saciedad y hambre, y es capaz de pedir lo que quiere. Solo debemos escucharlo.

Sé que esto te ha sabido a poco, y es que el tema de la alimentación complementaria da para mucho. Hay numerosos libros[91] en los que puedes encontrar gran cantidad de informa-

---

[91] En el capítulo «Recursos, ideas... no estás sola» tienes todos los datos.

ción sobre el inicio de la alimentación complementaria, que te servirán para aprender y decidir si prefieres empezar con los típicos purés o te decantas por ofrecer la llamada alimentación dirigida por el bebé o Baby Led Weaning (quizá lo conoces por sus siglas, BLW). Elijas lo que elijas, lo importante respecto a la lactancia es que no sustituyas ni limites las tomas de pecho de tu bebé, ya que el principal alimento para él es la leche. La leche es el núcleo de su alimentación, y la comida que ofrecemos complementa la leche.

El proceso de iniciarse en los sólidos será gradual, un juego en el que tiene que disfrutar y descubrir los alimentos. Parece muy complicado, pero es que nos lo han contado muy mal.

De los 8 a los 9 meses

Bienvenida a la edad de la mamitis. La gente conoce por «mamitis» la preferencia del bebé por estar permanentemente en contacto con la madre y su deseo de estar cerca de ella por encima de todas las cosas. Esta es la etapa en la que las madres pasan de tener un bebé despreocupado que se va con el primero que le hace una monería, a tener un bebé pegado que pone cara de susto de peli de terror (pucheros incluidos) cuando intuye que alguien le habla a él.

Y no tardas en escuchar: «Uf, mira qué mamitis tiene, claro, con tanta teta», «Madre mía, qué mal acostumbrado lo tienes», «Oye, que esto no pue-

de ser, que tiene que socializarse con todo el mundo, ¡y conmigo más, que soy su abuela!», «Claro, como no le das biberón ahora no te lo vas a sacar de encima».

Vayamos por partes.

Todos los bebés aproximadamente entre los ocho y los nueve meses se van dando cuenta de que ellos y mamá son entidades diferentes, lo que supone que pueden perderla en cualquier momento, lo cual les causa una angustia profunda. Por esta razón, esta etapa se llama «angustia por separación».

Normalmente, los bebés hasta esta edad aceptan ir en brazos de cualquiera y parecen disfrutar del conocimiento de las otras personas, pero a partir de este punto cualquier persona, familiar o desconocida, les suele producir pánico y rechazan el contacto directo.

La mamitis no es una variante más pequeña de la mastitis, ni una patología grave ni nada por el estilo. Que un bebé tenga mamitis, o sea, predilección por su madre, es lo más normal del mundo. Si no quiere estar con su madre por encima de todas las cosas, ¿con quién va a querer estar? Sinceramente, ¡si prefiriera irse con la vecina del quinto me parecería mucho más preocupante!

Por las noches el bebé sigue experimentado dicha angustia. Él no tiene nuestra noción del tiempo, sus minutos no duran sesenta segundos, ni sus horas tienen sesenta minutos. Para el bebé cada minuto es eterno, no sabe cuándo vas a volver y esto le causa mucha inquietud. Y por la noche la cosa se complica más aún. Se duerme en tus brazos y se despierta en una cama. ¿Qué ha pasado? Así que por la noche duerme intranquilo, nervioso y lloriqueando, y no quiere dejar de mamar para no perderte de vista.

Se despierta agitado y pidiendo el pecho, y parece no querer soltarse para asegurarse de que en todo momento vas a estar a su lado. No tiene hambre, no tiene el ritmo cambiado, no hay que enseñarle a dormir. Simplemente hay que acompañarlo en sus miedos y su crecimiento con ración doble de paciencia y amor. Es una etapa muy dura para todos y tremendamente agotadora para la familia. Es preciso tener mucha paciencia y esperar a que madure y supere esta etapa.

De los 9 a los 12 meses

Bueno, por fin una etapa de tranquilidad entre bache y bache. Las etapas de tranquilidad en general suelen ser períodos de afianzamiento de todo lo anterior, así que vamos a hacer repaso de temas.

La lactancia debería ser gran parte de su día a día. Si trabajas y estáis separados durante horas, seguro que recupera el tiempo perdido. Y cuando vuelves a casa su reacción puede ser diversa: o te espera con la boca abierta o está enfadado. Sí, enfadado. Estar separado de mamá es duro, y si a los adultos nos resulta complicado entender por qué debemos hacer ciertas cosas, para un bebé es difícil entender

por qué tiene que separarse de su madre. Así que cuando la madre llega a casa, a algunos bebés les cuesta mamar y a otros hay que darles unos cuantos mimos extra antes de que se decidan a mamar.

La alimentación complementaria sigue siendo un juego y un aprendizaje. Es posible que ya coma varios alimentos y que hayas podido comprobar que los bebés a la hora de comer, si se les respeta, tienen un apetito errático: un día comen como limas y, al siguiente, no quieren casi nada. Sigue ofreciéndole alimentos saludables, óptimos y oportunos junto con el pecho. Poco a poco y a partir del año, lentamente verás como no tendrás ni que preocuparte de si ha mamado o no.

Es absolutamente normal que se siga despertando y mamando por las noches. Tu única posibilidad es decidir si quieres seguir con este ritmo o si quieres realizar un destete nocturno porque estás agotada. En caso de que te presionen diciéndote que no es normal que un bebé «tan mayor» siga mamando de noche, puedes estar tranquila porque no hay nada malo en que mame de noche y no es preciso hacer nada para corregirlo, pues hasta los seis o siete años los niños no suelen dormir «del tirón».

Y ahora mira hacia atrás, mira todo lo que has conseguido, lo que habéis superado, repasa los buenos y los malos momentos... Menudo camino habéis recorrido. ¡Felicidades!

De los 12 a los 24 meses

El año y los dos años son momentos de crisis y revolución. Cuando piensas que esto de la lactancia ya lo tienes por la mano, llegan los baños de realidad para demostrar una vez más que la lactancia es indomable.

Veamos primero qué pasa al año. Llegar al año de lactancia es un gran reto conseguido, habrás salvado mil dificultades y mil situaciones adversas. Enhorabuena.

Cuando cumplen un año los bebés dejan de crecer y, por esa simple razón, dejan de comer. Sin embargo, nadie suele estar preparado para afrontar esta situación. Que picoteen algo, casi nada, y que el resto del día lo pasen con teta despierta toda clase de dudas y también algunos comentarios indeseados.

A estas alturas deberíamos estar curadas de espantos, pero no. Los comentarios siguen haciendo mella. Y más cuando ves que tienes un hijo «teta adicto» que te pide teta a todas horas mientras que comer, lo que se dice comer, le gusta más bien poco.

Menos de 500 ml[92] de leche materna al día aportan al bebé:[93]

- El 29 % de sus requerimientos de energía.
- El 43 % de sus requerimientos de proteínas.
- El 36 % de sus requerimientos de calcio.
- El 75 % de sus requerimientos de vitamina A.
- El 76 % de sus requerimientos de ácido fólico.
- El 94 % de sus requerimientos de vitamina B12.
- El 60 % de sus requerimientos de vitamina C.

---

[92] Un bebé que sigue tomando el pecho a demanda toma la cantidad de leche que necesita.
[93] https://www.ncbi.nlm.nih.gov/pubmed/11236735

¿Te sigue pareciendo que no le alimenta? Pues sigamos con más ejemplos:[94] para empezar, la leche de vaca, la que compras en el súper y llamamos leche entera. Estarás de acuerdo conmigo en que un vaso de leche tiene muchas calorías, ¿no? Y ahora la gran pregunta: ¿qué crees que tiene más calorías: 100 ml de leche materna o 100 ml de leche de vaca?

---

[94] https://www.ncbi.nlm.nih.gov/pubmed/16140689

Venga, te doy unos segundos para que te decidas.

Estoy casi segura de que has dicho la leche de vaca. ¿Quieres saber la respuesta? Pues 100 ml de leche de vaca tienen 63,7 kilocalorías, mientras que 100 ml de leche de una mujer que haya lactado más de un año aportan 87,9 kilocalorías.

¿Te lo esperabas? Supongo que no. La leche materna tiene tantas calorías que no es necesario que el bebé coma otras cosas. De esta manera, con un poco de leche y unos mordiscos de otros alimentos tu hijo va a estar en *stand by* hasta que su cuerpo le pida comer de nuevo porque tiene que crecer.

Quitarle el pecho a un niño que casi no come para intentar que coma más es absurdo. Y obligarlo a comer es un sinsentido. Cuando vuelven a reactivar su crecimiento, entre los quince y los dieciocho meses, los niños empiezan a comer un poco más. No creas que va a ser en cantidad, será algo más o demostrará más interés en probar alimentos nuevos.

Y de golpe te plantas en los dos años. Ya eres una experta en lactancia y te parece que por fin está todo controlado, ¿verdad?

Pues no, falta otra vuelta de tuerca: la crisis de los dos años. Tu hijo no pide teta, la exige, mama con mucha frecuencia y mucho rato, parece un recién nacido. De nuevo el entorno opina y presiona para que termines de una vez «con el vicio», que ya es demasiado. Las dudas planean y el cansancio hace

mella. Es fácil sentirse sobrepasada por el comportamiento exigente y demandante del bebé y por tener que aguantar tantas opiniones externas.

Pese a que tienen dos años y nos parecen muy mayores e independientes para ciertos temas, los niños viven una etapa complicada. Se ven capaces de hacer muchísimas cosas por sí mismos, pero a la vez todo lo que hacen les causa miedos e inseguridades. Su manera de saber que todo va bien es mamar. Pedir pecho es su refugio, su salvavidas; el pecho les ayuda a vivir esta situación con más tranquilidad y seguir creciendo física y emocionalmente. Aunque es preciso reconocer que para las madres también es una etapa dura, una vez superada no hay más crisis, excepto la presión continúa del entorno, que suele opinar sin ser preguntado.

24, 30, 60 meses

Mi segunda hija tomó el pecho muchos años. Cuando la gente me preguntaba cuántos meses le había dado el pecho y yo no tenía ganas de entrar en detalles, soltaba: «Pues unos sesenta meses». Y los dejaba contando meses, porque sabía que si les decía «Pues unos cinco años», el follón estaba servido.

Amamantar a un niño mayor es una rutina más. Una acción que haces sin darte cuenta, que asumes como asumes respirar o andar; es una acción tan integrada en el día a día que no la tienes ni que pensar. Sacas el pecho como quien nota picor y se rasca: la niña se cae al suelo, pues te sacas la teta; se pelea con su hermana, sacas la teta; está revoltosa y sabes que tiene sueño, sacas la teta.

Te vas unos días de viaje, sales a cenar con las amigas, ella se va un par de días de aventuras con los compañeros de clase o a dormir a casa de la abuela, y cuando os reencontráis toma teta como si nada hubiera pasado, como si no os hubierais separado nunca.

Y te cuenta entre sorbo y sorbo sus aventuras, o juega con sus juguetes sin soltar la teta de la boca. A veces la observas a medianoche y aún mueve los labios y la lengua repitiendo dormida los movimientos que hace para mamar. Y sigue creciendo y pasan los días. Hasta que llega el día que se termina, que se produce el destete y cierras una gran etapa.

Cierras un capítulo de vuestra vida, de la relación madre-hijo-teta.

LA VUELTA AL TRABAJO REMUNERADO, ORGANIZACIÓN AL PODER

Una de las razones por las que las mujeres dejan de dar el pecho es la reincorporación al trabajo remunerado, y es normal. Por mucho que nos llenemos la boca con los beneficios y la necesidad de mantener la lactancia materna, si las bajas de maternidad y las ayudas a la conciliación no van de la mano, no hay nada que hacer.

Otras mujeres batallan por mantener la lactancia, total o parcialmente, cuando vuelven al trabajo remunerado, por lo que necesitan un plan personalizado y mucha organización. Las formas de conseguirlo son miles, y todas buenas. Hay quien puede mantener una lactancia exclusiva, quien debe hacerla mixta, quien opta por dar el pecho solo por las noches o las mañanas, o incluso quien da el pecho el fin de semana o cuando tiene fiesta. Cualquier opción es válida si, a pesar de todos los escollos, encuentras un poco de felicidad en lo que decidas.

¿Se puede?

Lo que tenemos todas claro es que, a menos que vivas en algún país nórdico, no vas a tener las cosas nada fáciles. A pesar de que se recomiende mantener la lactancia materna exclusiva durante seis meses, las bajas de maternidad son insuficientes y obligan a las madres a dejar a los bebés con otros cuidadores y decidir si quieren y pueden seguir con la lactancia. Ni las bajas por maternidad ni la remuneración durante las mismas son suficientes para que una mujer que así lo desee se pueda dedicar a criar a su bebé. No suele ser fácil mantener la lactancia materna cuando la mujer se incorpora al trabajo remunerado, pero en la mayoría de los casos es posible continuarla de alguna manera. Es uno más de los esfuerzos a los que se ven abocadas las madres, al no poder disfrutar de bajas de maternidad adecuadas.

Normalmente se advierte a las madres que trabajar y mantener la lactancia es imposible, se les sugiere que vayan eliminando tomas varias semanas antes de volver a trabajar, que es necesario que el bebé se acostumbre a estar sin su madre y a tomar la leche en biberón. Y, en general, olvidamos preguntar a las madres: y tú, ¿qué quieres hacer?

Saber qué deseas respecto a la lactancia es el punto de partida, empezar soñando y escribir una carta a los Reyes Magos es un inicio. Ya sabemos que nunca se cumplen todos nuestros deseos, pero soñar es gratis. Además, es necesario soñar primero para ver qué parte de los sueños podemos convertir en realidad y qué parte es casi imposible que se cumpla. Así que una vez sepamos qué nos gustaría, intentaremos hacerlo realidad y, para ello, como para casi todo en esta vida, lo más importante es la información y la planificación, que te ayudarán a trazar el mejor plan para vosotros.

Quién, cuándo, cuánto

Parte del plan es saber punto por punto con quién se va a quedar el bebé, cuántas horas estaremos fuera de casa y qué edad va a tener el bebé. Estos tres parámetros, más la carta a los Reyes Magos, nos darán las claves para empezar a trazar el plan personalizado.

El primer punto es ¿QUIÉN? Este «quién» se refiere al cuidador del bebé, a quién se va a ocupar de nuestro hijo en nuestra ausencia, ya que según sea una persona u otra podremos exigir más o menos. Si el cuidador es nuestra pareja o un familiar, será posible pedirle hasta que haga el pino puente para alimentar al bebé. Si el futuro cuidador es un educador o maestro vamos a tener que valorar qué le podemos pedir, porque no es lo mismo cuidar a un bebé que a cuatro.

Normalmente, las parejas están dispuestas a todo, al igual que los abuelos y abuelas. Cabe decir que una gran mayoría suelen estresarse y piensan que se acaba el mundo. Algunos han estado muchos meses pasándote al bebé al mínimo lloro pronunciando la frase: «Quiere teta», y cuando ven que la teta no está, los nervios afloran. No es fácil, nadie dijo que lo sería, pero es más que posible.

Las parejas o los familiares, a menos que hayan tenido un contacto muy cercano con el bebé, acostumbran a preocuparse bastante ante esta situación y todo son preguntas: ¿cómo van a calmar al bebé sin pecho? ¿Cómo lo van a hacer dormir? ¿Cómo van a saber si tiene hambre? Incluso hay quien en un momento de dudas y miedos se lanza a atacar: «Claro, lo has acostumbrado así, ¿ahora cómo lo hago? ¡Lo tienes que preparar antes de que te vayas! ¡Si le hubieras dado biberón, esto no habría pasado!».

Vamos a responder estas preguntas una a una:

....

¿Tengo que prepararlo para que se acostumbre?

La vida es una preparación en sí misma. Nos pasamos la vida preparándonos para algo. Y hay situaciones para las que podemos prepararnos y otras para las que nunca estamos preparados. Para un bebé, separarse de su madre[95] no es fácil, de hecho, es algo que

---

[95] De su madre o de su cuidador primario.

ningún bebé desea. Por lo que intentar prepararlo para ello negándole o evitando el contacto con su madre durante unas horas y que así alguien le dé la leche extraída o le cuide, no hace más que adelantar el sufrimiento para los dos. Cuando una madre debe ir a trabajar la separación es inevitable. Mientras tanto, mientras podáis estar juntos, aprovechad cada segundo.

....

¿Cómo van a calmar o dormir al bebé sin pecho?

Dar el pecho es muy práctico porque además de amamantar, permite calmar, relajar, dormir... ¿Se puede hacer lo mismo sin teta? Sí, claro que se puede, pero requiere encontrar qué es lo que le funciona al bebé. Hay bebés que se calman y se duermen paseando, otros cuando les haces masajitos en los pies, otros prefieren que les cantes, otros que simplemente les abraces... Es fundamental descubrir qué es lo que va mejor en cada caso y aplicarlo. Si la persona que va a cuidar al bebé ya lo conoce y lo ha atendido con anterioridad, le será mucho más fácil entender qué necesita. Es importante aprovechar el tiempo que aún estás en casa para que el futuro cuidador esté con vosotros y pueda observar y aprender, pueda preguntar e ir planificando qué hará en cada situación.

....

¿Cómo van a saber si tiene hambre?

Pues probando, de la misma manera que a un niño más mayor le preguntarías si tiene hambre, al bebé puedes ofrecerle leche o comida[96] y esperar su respuesta. El bebé puede hacer tres cosas: comer todo lo que le ofrecen, comer un poco de lo que le ofrecen o no comer nada de lo que le ofrecen. Las tres reacciones son absolutamente normales y respetables. Nunca hay que obligar a un bebé a comer, solo debemos ofrecer alimentos y confiar en él. Hay bebés que no quieren comer nada de nada y esperan hasta que su madre vuelve a casa. Y sí, es una situación muy angustiante, aunque muy común. Parece imposible que puedan estar tantas horas sin comer y sé que mal de muchos, consuelo de tontos, pero es un comportamiento protectivo, el bebé «se apaga» cuando su madre no está. Se tardan unos quince días en que cuidador y bebé se entiendan y todo empiece a parecer más fácil.

La segunda pregunta es ¿CUÁNDO? ¿Qué edad va a tener tu bebé cuando vuelvas al trabajo? En función de su edad habrá más o menos posibilidades a la hora de alimentarlo en ausencia de la madre.

Si tu bebé tiene menos de 4 meses: Si es vuestro caso, solo puede tomar leche. Leche materna o leche artificial, no hay más opción. Lo complicado de estar ausente muchas horas es que vas a tener que dejar bastante leche para tu peque, deberás preparar un buen banco de leche para al menos estar tranquila los primeros días.

---

[96] Según la edad del bebé podrá tomar solo leche o podrá comer otros alimentos en ausencia de su madre.

Si tiene más de 4 meses: Las recomendaciones son mantener la lactancia materna en exclusiva hasta los seis meses o hasta que el bebé esté listo para empezar con los alimentos sólidos. Lo ideal es seguir estas indicaciones siempre que se pueda. Esta es la primera y la mejor opción para el bebé. Si no es posible, existen más opciones.

En el caso de que vayas a estar fuera muchas horas y no llegues a poder extraer la leche que tu bebé necesita, puedes elegir entre:

Empezar con alimentos:[97] el cuidador le ofrecerá tu leche y un alimento previamente preparado.

Empezar con lactancia mixta: el cuidador le ofrecerá tu leche y además leche artificial si es necesario.

No hay opciones mejores ni peores. Cada madre tendrá que valorar qué considera más adecuado. Hay madres que no quieren por nada del mundo ofrecer leche artificial a su bebé y madres a las que no les importa hacerlo. Así que, tú decides.

Cuando es necesario preparar un alimento, la mayoría de las madres optan por un alimento que se consuma en casa, que sea seguro para el bebé y que le aporte calorías.

Si el bebé tiene 6 meses o más: Si cuando debes volver a trabajar tu hijo ya come alimentación sólida o está listo para iniciarla, el abanico de opciones para darle de comer en tu ausencia es más amplio. Tu leche sigue siendo el alimento clave en su dieta, así que si puedes y quieres sacarte leche en el trabajo para que se la den al día siguiente, fantástico.

Muchas madres que están pocas horas fuera de casa prefieren que sus bebés tomen la alimentación sólida en su ausencia, así cuando ellas llegan a casa ofrecen solo el pecho al bebé.[98]

En caso de tener que estar muchas horas fuera, es probable que necesites todas las opciones: tu leche extraída, alimentos sólidos y, si no puedes o no quieres sacarte leche, leche artificial.

La tercera pregunta es ¿CUÁNTO? ¿Cuántas horas vas a estar fuera de casa? Contar el tiempo que vas a estar en tu puesto de trabajo no es suficiente. Para responder a esta pregunta adecuadamente debes saber cuánto tiempo vas a tardar desde que sales de casa hasta que vuelves a entrar por la puerta. Así sabrás el número de horas que estarás ausente y podrás calcular las tomas de leche que realizará tu bebé. Sí, ya sé que la lactancia es a demanda y quizá no te has visto obligada a contar las tomas que hace tu hijo en un tiempo determinado, pero necesitamos tener una referencia.

Para esas horas que no voy a estar, ¿qué cantidad de leche le tengo que dejar?

---

[97] Siempre que el bebé tenga más de cuatro meses y no quieras empezar con la leche artificial puedes optar por ofrecer un alimento al bebé en tu ausencia.
[98] A medida que pasan las semanas los bebés crecen y poco a poco van aumentando los alimentos que demandan y consumen a lo largo de día.

Nadie sabe qué cantidad de leche va a requerir el bebé, nadie nos puede decir qué es lo que va a pasar, así que hacemos un plan en función de lo que suele ser habitual en la mayoría de los bebés amamantados. Cuando toman leche extraída, suelen tomar de 50 a 100 ml por toma.

Es muy importante que congeles la leche en pequeñas cantidades al principio, al menos hasta que sepas qué cantidad de leche le hará falta en cada toma a tu bebé. De esta manera, la manipulación es más sencilla y evitas desechar leche.[99]

Del envase original a las imitaciones

El envase original es espectacular, no nos engañemos. Y claro que hay sustitutos, pero no le llegan ni a la suela del zapato. El envase original contiene la leche a la temperatura perfecta, es blandito, transmite calor, tiene canciones y una dulce voz incorporada, regala mimos por doquier, huele a mamá, ejerce un curioso efecto relajante y calmante y, además, hace sonreír. ¡A ver qué envase supera eso!

Pero cuando hay que dar la leche en un envase de imitación es preciso saber elegir el más adecuado.

Piensa en un recipiente para alimentar a un bebé, para ofrecerle leche. ¿Has pensado en un biberón? Seguramente sí, pero el biberón ¿es el único recipiente en el que se puede dar leche a un bebé? Pues no, no lo es: existen otras clases de recipientes. Como ocurre con casi todo, el uso del biberón para ofrecer leche materna tiene pros y contras, y conocerlos te permitirá tomar una buena decisión.

Hay bebés que pueden succionar una tetina y el pecho sin más dificultad y otros que cuando les pones una tetina en la boca después tienen dificultades para agarrar el pecho o no vuelven a mamar, especialmente si son pequeños.[100] Quizá has oído el caso de bebés a los que al empezar a darles un biberón, sea con leche materna extraída sea con leche artificial, han rechazado el pecho. Succionar un pecho o la tetina de un biberón no tiene nada que ver. El pezón y la tetina no se parecen en nada, por más que la publicidad se empeñe en decirnos que tal o cual tetina es igual que el pecho materno. La publicidad es la publicidad y su función es vender.

....

¿Cómo le puedo dar la leche?

Pues vamos a ver las opciones y las ventajas e inconvenientes de cada una de ellas para que, según el tiempo que vayas a estar ausente, según con quién se vaya a quedar el bebé y dependiendo de la edad que este tenga, puedas elegir la que más os convenga.

---

[99] Al final del capítulo encontrarás más información sobre la manipulación de la leche materna.

[100] Sugerimos a las madres que quieren dar el pecho que no ofrezcan nada diferente al pecho hasta las seis semanas de vida, es decir, durante el período más sensible y en el que el bebé está aprendiendo a mamar. Después de las seis semanas disminuye, pero no desaparece, el riesgo de que el bebé rechace o tenga dificultades para mamar posteriormente.

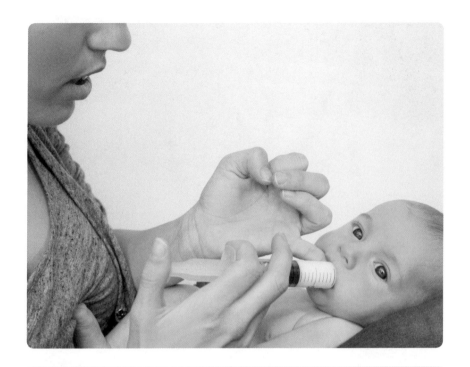

Jeringa-dedo: Solo necesitamos una jeringa sin aguja. La capacidad de la jeringa se puede adecuar a la edad del bebé: cuanto mayor sea el bebé, mayor será la jeringa. De esta forma, evitaremos tener que cargarla una y otra vez. Colocaremos el dedo meñique dentro de la boca del bebé (con la palma de la mano hacia arriba) en el punto donde finaliza el paladar duro y empieza el blando, colocamos la jeringa en la comisura de los labios. Esperaremos a que el bebé empiece a succionar para pulsar el émbolo de la jeringa. Iremos presionando poco a poco el émbolo, siguiendo el ritmo de succión del bebé. Si deja de succionar, no apretaremos.

Este método es ideal para los bebés que presentan dificultad de succión o bebés que tienen una succión inmadura, pues les ayuda a colocar la lengua de manera correcta. Es muy útil para ofrecer pequeñas cantidades de calostro o si tenemos un bebé demasiado dormilón con dificultades para conseguir una toma satisfactoria.

También funciona muy bien con los bebés que necesitan reaprender a succionar y los que requieren suplementación algunas veces al día, o para ofrecer pequeñas cantidades de calostro o leche.

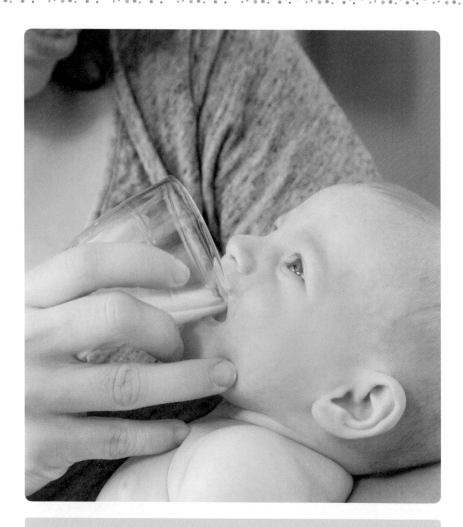

Vaso: Es un método usado habitualmente para alimentar a bebés prematuros. Se puede emplear un vaso de plástico o los típicos de cortado de las cafeterías. El vaso se sitúa en la parte superior del labio, no en la comisura inferior como hacemos los adultos. Hay que verter la leche muy despacio y dejar que el bebé la lama. No hay que verterla nunca en la boca del niño, pues podría atragantarse o aspirar la leche. Es un método que requiere paciencia y templanza porque se suele derramar leche. Es ideal para bebés pequeños a los que es preciso dar un poco de calostro o leche extra o para bebés de más de seis meses que ya tienen un buen control corporal.

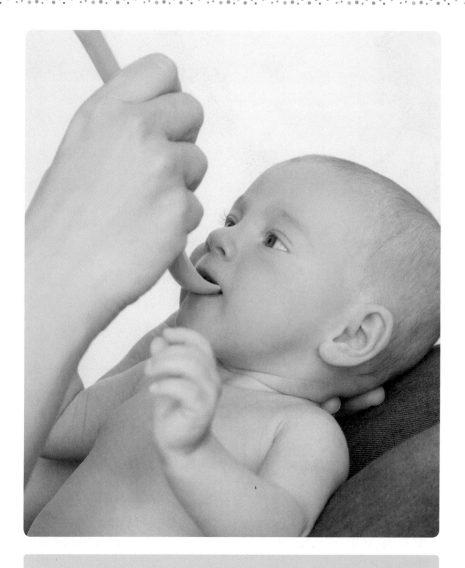

Cuchara: Podemos utilizar cualquier cuchara de tamaño pequeño. Es un buen método, pero es necesario ir poco a poco con los niños pequeños porque se pueden atragantar y, además, se suelen cansar. Como con el vaso, hay que esperar que ellos saquen la lengua y no hay que verter la leche dentro de su boca. Es imprescindible tener paciencia. Es ideal para bebés que solo requieren ser suplementados unos días o para ofrecer pequeñas cantidades de calostro.

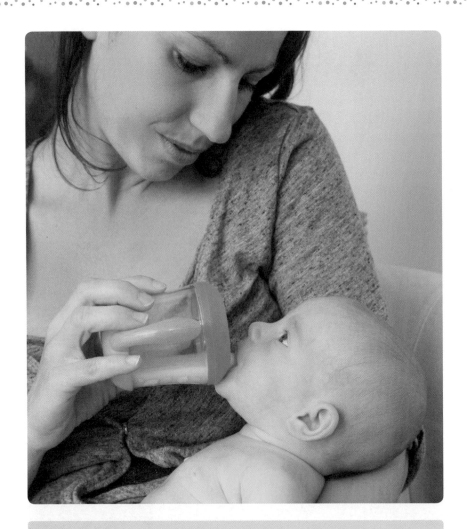

Vaso de inicio: Los vasos de inicio, disponibles en hipermercados y farmacias, tienen un pitorro (duro o blando) en la parte superior de la que el bebé puede succionar. Se puede sacar la válvula inferior para facilitar la salida de la leche y volver a colocarla cuando el niño aprenda a succionar del adaptador del vaso. Van muy bien para niños de cuatro a seis meses que empiezan a coger ellos solitos el vaso y no aceptan la tetina. Es necesario colocar el vaso lo más horizontal posible. Para bebés mayores que no aceptan la tetina también se puede usar como recipiente una botella de agua con pitorro de las que se venden en los supermercados.

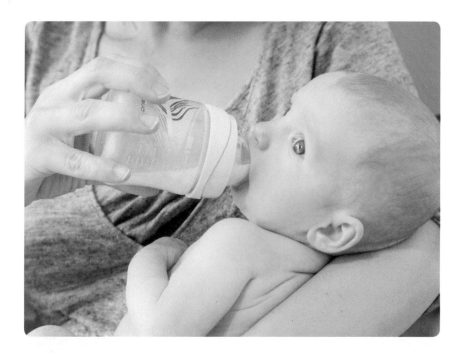

Biberón: Si se quiere dar la leche con este sistema, la mejor forma de hacerlo, y la más segura, es el llamado método Kassing. Esta técnica para dar la leche en biberón permite que el bebé tome la leche de una manera más fisiológica que con la técnica habitual. Respeta el ritmo del bebé, optimiza el volumen ingerido y ayuda al bebé a colocar la lengua de una forma similar a cuando succiona el pecho.

Es muy simple y se puede utilizar el biberón habitual, solo hace falta:

- Una tetina larga (2 cm) lo más blanda posible.
- Dar el biberón lo más horizontal posible para conseguir que el bebé lo tome poco a poco. El bebé debe estar sentado en el regazo o en una hamaquita.
- Estimular el reflejo de búsqueda tocando las mejillas, los labios o la nariz del bebé, y colocar la tetina en la boca cuando esté bien abierta.
- Dejar que el niño controle la velocidad y la cantidad de leche que desea tomar.
- Esperar a que haga diez o quince succiones y sacar la tetina de la boca como el tapón de una botella de cava.
- Volver a empezar.

Lo dicho, hay muchas más opciones que el biberón para darle al bebé tu leche o la leche artificial, y piensa que muchas veces habrá que intentarlo con varios de ellos hasta encontrar el que les guste al bebé y al cuidador.

Sacaleches

Algunas veces odiados, otras adorados, los sacaleches son indispensables en la mayoría de las vueltas al trabajo. Por desgracia, y por la falta de conciliación, las madres y los bebés pasan muchas horas separados y de ellos puede depender mantener la producción de leche y asegurar la integridad de los pechos. Porque si estás dando el pecho sin restricciones y te vas a trabajar sin el sacaleches, puedes padecer bastante dolor.

El primer paso es elegir el sacaleches. Dependiendo de tus necesidades y tu economía, vas a poder comprar uno u otro: manual, eléctrico, individual o doble.

Acertar con el sacaleches no es fácil, porque normalmente cuando lo compras no tienes ni idea de que existen diferentes modelos con prestaciones muy distintas. Los hay rudimentarios y otros que parecen el Ferrari de los sacaleches.

Mi consejo es que, para dar con el que pueda irte bien, tengas en cuenta estos puntos:

- Intenta probarlo antes: quizá una amiga, algún familiar o alguien del grupo de apoyo pueda dejarte probar el suyo. Si te ha funcionado el de prueba, seguro que aciertas.
- Averigua si de los distintos modelos se fabrican embudos de varias medidas:[101] todas tenemos el pezón diferente y para que el sacaleches funcione bien es indispensable que tenga la copa adecuada a tu medida. Si el modelo que estás pensando en comprar no tiene copas de distintas medidas que puedas adquirir por separado, ya lo puedes descartar.
- Comprueba que tenga al menos ciclo de extracción y regulador de potencia: el ciclo de extracción te permite imitar las diferentes succiones que hace el bebé para conseguir una eyección de leche. El regulador de potencia te permite ajustar el vacío para que la extracción sea agradable a la vez que eficaz.
- Lee críticas y comentarios del modelo que te guste en internet:

---

[101] Para saber cuál es la medida del embudo que necesitas mide la cara de tu pezón y suma 2 mm al resultado. Así sabrás qué medida es la que tienes que usar.

haciendo una búsqueda on-line podrás conocer la experiencia de otras madres y, a pesar de que cada madre es única, al igual que su relación con el sacaleches, esto te ayudará a hacerte una idea de los pros y los contras de los modelos que estés valorando.

- Comprueba el ruido que hace el sacaleches: intenta escuchar el ruido que hace el modelo que quieres, sea con el de una amiga o familiar o pidiendo que lo pongan en marcha en la tienda. Algunos son bastante ruidosos y quizá te sientas cohibida o incómoda si tienes que sacarte leche cerca de tus compañeros y compañeras de trabajo.

- Valora el tamaño: hay sacaleches de varias medidas y con volúmenes bastante diferentes. ¿Te lo vas a tener que llevar cada día de casa al trabajo o lo podrás dejar allí?

- ¿Cómo funciona?: dependiendo de tu trabajo vas a tener unas necesidades u otras. Hay sacaleches eléctricos que también funcionan con pilas. Hay marcas que fabrican adaptadores para el coche. Según sea tu trabajo y el lugar donde tengas que sacarte la leche, debes decidir qué fuente de energía necesitas.

¿Cómo me saco la leche?

Antes de sacarte leche, lávate las manos a fondo con agua y jabón. Este es un paso muy importante para evitar la proliferación de bacterias en la leche.

Después, realiza un masaje en todo el pecho. Intenta masajear dibujando círculos en las zonas que notes duras o cargadas, sujeta el pecho con ambas manos tanto por la parte superior como por la inferior, desplazando el pecho hacia ambos lados, un poco como si amasaras pan.

Una vez que hayas masajeado el pecho durante unos minutos, ya puedes empezar la extracción con el sacaleches.

Me saco poca leche. ¿Cómo puedo conseguir más?

Las primeras veces que lo uses, es posible que saques poca leche, incluso casi nada. Todo tiene su truco y se necesita práctica. Ten paciencia y no te agobies en las primeras extracciones.

Para conseguir más leche puedes intentar estos trucos:

- Intenta tener a tu bebé cerca para realizar la extracción. Si no estás con él o estás en el trabajo, puedes oler su ropa, mirar sus fotos o pensar en él para desencadenar el reflejo de eyección de la leche.

- Si quieres, puedes sacarte leche antes de que el bebé mame. Él consigue una subida de leche en poco tiempo, así que no te preocupes: cuando se ponga a mamar, el pecho fabricará leche para él. No lo dejarás sin leche.

- Si el ruido del sacaleches te molesta, prueba a ponerte auriculares y escuchar la música que más te guste.
- Si has dado el pecho al bebé, intenta extraer leche del pecho contrario. Si le has ofrecido los dos pechos, espera una hora para que te sea un poco más simple sacar leche de los dos.
- Intenta crear rutinas: el mismo sitio, a la misma hora...
- Puedes darte masajes en el pecho mientras te extraes y terminar con una extracción manual.

....

Me saco poca leche. ¿Mi bebé solo come esto?

Los sacaleches no se pueden usar para medir la producción de leche. La leche que te saques no indica la cantidad de leche que toma tu bebé. Aunque tengas el mejor sacaleches del mercado, el aparato nunca tiene la misma capacidad de extracción que un bebé. Para el sacaleches es muy fácil sacar la leche que ha quedado de más en el pecho, pero le resulta complicado conseguir una eyección de leche. Así que lo que el bebé logra en menos de cinco minutos puede ser un arduo trabajo para el aparato extractor.

....

Antes me sacaba mucha leche y ahora casi no me saco. ¿Por qué?

Durante los tres primeros meses de vida del bebé, es bastante fácil sacarse leche. La glándula suele estar trabajando al alza y producir más leche de la que el bebé puede tomar. A partir de los tres meses, la producción se ajusta y a veces resulta difícil conseguir leche con el sacaleches.

También puede ocurrir que la producción de leche que consigues en las extracciones baje cuando hace tiempo que usas el sacaleches. La producción suele caer en picado de un día para otro. Intenta realizar más extracciones a lo largo del día para conseguir la leche que necesitas.

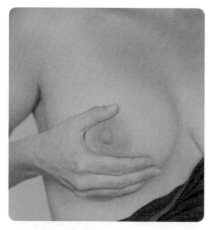

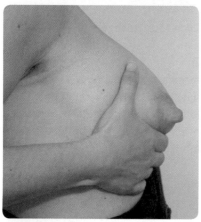

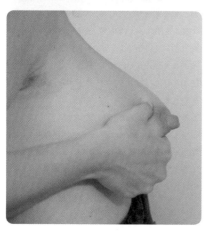

No quiero usar el sacaleches. ¿Puedo hacerlo manualmente?
La extracción manual es una técnica usada en todo el mundo. Requiere, al igual que la extracción con sacaleches, un aprendizaje previo. La mayoría de las madres no sabemos sacarnos leche, no nos han enseñado cómo se hace y las primeras intentonas pueden ser un fracaso.

Sigue las mismas técnicas de higiene que con la extracción con sacaleches y realiza un masaje en el pecho antes de la extracción.

Tan solo debes colocar la mano en forma de C, con el pulgar sobre la areola y los otros cuatro dedos agarrando el pecho. Hay que realizar dos movimientos:

1. Desplazar el pecho hacia atrás, hacia las costillas.
2. Comprimir el pecho mientras vas hacia delante de nuevo.

Suele ser necesario un poco de ensayo hasta dominar la técnica completamente. La leche se puede ir recolectando en un bote que hay que situar justo debajo y un poco delante del pezón, pues los chorros tienen tendencia a escaparse por todas partes.

Hacer un banco de leche casero

Los bancos de leche materna tienen como principal función proveer de leche materna a los bebés prematuros o enfermos y siempre bajo la petición de un neonatólogo. Hago este inciso porque se puede pensar que el banco de leche es para todos los bebés sanos y que se puede pedir leche con cierta facilidad, y no es así.

Sí existe, en cambio, la opción de que hagas tu propio banco de leche materna para cuando tengas que volver al trabajo remunerado o tengas que ausentarte. Requiere un poco de planificación previa, pero si lo tienes, podrás disfrutar de un «salvavidas» que te permitirá estar más relajada.

En primer lugar, si sabes que tendrás que volver al trabajo pronto no dudes en almacenar un pequeño *stock* de leche antes de que el bebé cumpla tres meses. En estos primeros meses, la producción de leche aún no está calibrada y suele ser mucho más simple conseguir leche para guardarla.

Así que no dudes en hacer pequeñas extracciones, no es necesario que hagas mucho acopio de leche, con entre 200 y 500 ml de leche tienes suficiente para poder solventar los días que sean críticos y el bebé tenga más hambre, se le vuelque la leche al cuidador o te dejes la leche extraída en la nevera del trabajo.

Toda la leche que saques la debes etiquetar con la fecha de extracción para que cuando el bebé la necesite, puedas usar la más antigua.

Si tu bebé ya tiene más de tres meses y te cuesta sacarte leche, intenta hacer uso del sacaleches poco rato muchas veces al día. Es mejor realizar pequeñas extracciones de cinco minutos a lo largo del día que una sola de una hora. Así, poco a poco, podrás ir guardando leche para tener tu banco privado.

CMLM (carnet de manipuladora de leche materna)

Cuando te dan el carnet de madre también te dan el de manipuladora de leche materna. Y parece imposible, pero manejar leche materna da miedo. Es muy curioso y no sé cuál puede ser la razón, pero hay quien tiene más miedo de manipular leche materna que nitroglicerina.

¡No es para tanto, que solo es leche!

Con cuatro instrucciones básicas lo tendrás todo bajo control. La leche materna se puede conservar con o sin refrigeración, lo único que debes conocer son las recomendaciones acerca del tiempo que puede permanecer en cada medio. Y te prometo que no difieren demasiado de las que se dan para cualquier otro alimento fresco.

Es importante que etiquetes cada frasco con la fecha de extracción para poder ir dando salida a los botes más antiguos.

Por regla general, es mejor que siempre que puedas tengas la leche refrigerada, de la misma manera que si compras pescado fresco y no lo vas a cocinar de inmediato, no lo dejas a temperatura ambiente.

Siempre que no vayas a ofrecer enseguida la leche fresca es mejor que la guardes en frío o, si no piensas utilizarla antes del día siguiente, es mejor que la congeles. Si la quieres usar en pocas horas y no hace demasiado calor (no más de 25 °C), puedes dejarla a temperatura ambiente.

En la nevera, la leche materna fresca se conserva de tres a cinco días. Debes guardarla en la zona más fría del refrigerador, evitando colocarla en la puerta, ya que los cambios de temperatura a los que se somete la leche cada vez que se abre la nevera pueden afectar a su conservación.

La leche se mantiene bien durante seis meses en el congelador.[102] También es importante que dediques un cajón o una parte de un cajón exclusivamente a la leche. La leche materna tiene tendencia a adquirir los olores de otros alimentos con mucha facilidad. Así que, siempre que sea posible, es importante almacenarla con alimentos que no desprendan demasiado olor.

El examen para conseguir el carnet de manipuladora de leche materna tiene muchas preguntas, así que voy a intentar chivarte tantas como pueda para que te lo saques con buena nota.

¿Dónde la guardo?

Puedes comprar recipientes específicos para conservar la leche. Los vas a encontrar en tiendas de puericultura, farmacias o incluso supermercados.

Otra opción es usar recipientes que tengas en casa. Hay muchos botes aptos, solo debes tener en cuenta los siguientes requisitos:

- Deben ser botes de boca ancha, en los que puedas introducir bien la mano por todos los lados para poder limpiarlos a fondo.
- Pueden ser de cristal o de plástico.
- En el caso de ser de plástico, deben ser aptos para contener alimentos[103] y estar libres de bisfenol-A.
- Si te sacas poca cantidad, los recipientes o bolsas para hacer cubitos de hielo son perfectos.
- Si usas botes de cristal con rosca de metal deberás controlar que no se forme óxido. De ser el caso, hay que reemplazarlos.
- Para reutilizar los botes tan solo es preciso lavarlos con agua y jabón como el resto de los utensilios que usas para comer.

¿Cómo la descongelo?

Para descongelar la leche simplemente debes sacar el recipiente del congelador y depositarlo en un recipiente mayor lleno de agua caliente. Verás que lo tienes listo en pocos minutos.

---

[102] En un congelador o arcón que llegue a los -19 o -20 °C.
[103] Sabrás que son aptos porque tienen una marca en forma de tenedor y cuchara en la parte inferior.

Hay quien prefiere dejar la leche en el refrigerador el día anterior o dejarla a temperatura ambiente unas horas antes. Si el bebé no rechaza la leche por el sabor, perfecto. Si la leche huele y sabe a rancio, a jabón o a metal, es mejor que intentes descongelarla lo más rápido posible.

¿Cómo la caliento?

Muy simple, la leche materna no la tienes que ofrecer caliente. Piensa que del cuerpo sale a unos 36 °C, así que no hace falta que esté muy caliente. La leche refrigerada la puedes calentar introduciéndola en un recipiente con agua caliente. Dejándola dentro unos minutos la tendrás lista para servirla. Si tienes calientabiberones también puedes usarlo.

¿Puedo mezclar leche recién extraída con leche refrigerada en el mismo recipiente? ¿Y si la quiero congelar?

No, es mejor que no lo hagas. Conviene esperar a que las dos estén a la misma temperatura antes de mezclarlas. Coloca el recipiente de leche recién extraída en la nevera, espera unas horitas y entonces podrás mezclarla con la refrigerada y congelarla.

¿Puedo mezclar leche fresca de diferentes extracciones para ofrecérsela al bebé?

Sí, claro que puedes. Tanto si es leche fresca como leche congelada de diferentes días o extracciones, la puedes mezclar para dársela al bebé.

¿Puedo mezclar leche materna con artificial?

Sí, puedes hacerlo. Tan solo debes tener presente que si el bebé no se termina la leche que le ofreces, la vas a tener que tirar, de modo que es mejor ofrecerle primero la leche materna que tengas y, si necesita más, darle después la leche artificial.

¿Puedo volver a calentar la leche materna?

La leche materna se calienta una vez. Si ya la has calentado y el bebé no se la ha tomado, puedes dejarla a temperatura ambiente una hora. Si es leche materna que ha dejado de una toma y ha estado en contacto con su saliva, es mejor tirarla.

¿Puedo congelar leche que lleva días en la nevera?

Si la leche lleva varios días en la nevera, la congelación no es lo más acertado. Siempre que puedas, congela la leche antes de que haga 24 horas que la has extraído y siempre que sea del mismo día.

Si tienes leche de días diferentes y las mezclas, los tiempos de conservación varían.

¿Está cortada?

La leche materna cuando se enfría adquiere un aspecto muy diferente a la leche de vaca que consumimos normalmente, que está homogeneizada. La leche humana al enfriarse forma capas de mayor o menor grosor y densidad. Es fácil observar una capa superior densa y blanca, que corresponde a la grasa de la leche. Esta capa no tiene siempre el mismo grosor, ya que depende del momento en que se haya realizado la extracción.

Las siguientes capas suelen ser más ligeras, casi transparentes y poco densas. Están formadas por el resto de los componentes de la leche materna. Estas capas acostumbran a ser las más gruesas cuando se pone la leche en un bote. Para mezclarlas, basta con remover un poco la leche o calentarla, y volverá a tener un aspecto homogéneo.

....

¡No es blanca!

Si de nuevo comparamos la leche de vaca con la leche humana, veremos que el color de ambas es muy diferente. La leche materna madura adquiere diferentes tonalidades en reposo, puede ser azulada o ligeramente verdosa.

Si hay restos de sangre[104] la leche parecerá un batido de fresa, y en caso de que hayas tomado algún alimento que contenga colorantes o verduras y hortalizas de color intenso, la leche puede adquirir el color de lo que hayas consumido.

....

¡Huele agrio!

Sí, la leche materna puede adquirir diversos sabores peculiares que a veces hacen que el bebé la rechace. No es que la leche le vaya a sentar mal al bebé, es que simplemente no le gusta su sabor.

La leche puede adquirir el sabor de otros alimentos que estén en el mismo congelador, especialmente los sabores más potentes, como el de pescado. En ocasiones toma un sabor agrio, jabonoso o incluso metálico.

El olor y sabor metálico lo provoca el contacto de la leche con las corrientes de aire generadas por los frigoríficos más modernos. Para evitarlo, puedes guardar la leche dentro de un recipiente mayor que se cierre bien, un tupper es perfecto, pues servirá de barrera para que las corrientes de aire no incidan directamente sobre la leche.

El desagradable olor agrio o jabonoso de la leche se debe a la lipasa. La lipasa es una enzima de la leche materna que divide los glóbulos de grasa para que al pequeño le sea más fácil digerirlos. La leche no está mala, ni será perjudicial para el bebé.

Puedes intentar evitar el efecto de la lipasa escaldando la leche. Es un proceso algo pesado pero que funciona. Para escaldar la leche recién extraída, debes ponerla en un cazo a fuego medio y esperar a que en las paredes del cazo aparezcan las primeras burbujitas, que indican que va tomando

---

[104] La leche que contiene restos de sangre no representa un problema para el bebé. Además, cuando la leche se deja en reposo la sangre se precipita al fondo y, posteriormente, se puede decantar a otro recipiente para evitar la mayor parte de los restos de sangre. Si el bebé la consume sin decantar solo hay que recordar que en sus cacas pueden aparecer hilos negros, que son la sangre digerida por el bebé.

temperatura. Entonces apagas el fuego, viertes la leche en recipientes aptos, los enfrías con agua y hielo, y los congelas inmediatamente.

....

Y si salgo a la calle, ¿cómo la transporto?

Es mejor que la transportes en frío o congelada. Bastará con que lleves un termo con agua caliente, o pedir en un bar que te den un poco de agua caliente, con la que podrás calentar o descongelar la leche cuando el bebé la pida.

....

¿Y en la escuela infantil?

Tanto la Generalitat de Catalunya como la Comunidad de Madrid publicaron sendos documentos para normalizar la alimentación con leche materna dentro de los centros, con el fin de favorecer la continuación de la lactancia materna.

Muchas escuelas se escudan en una normativa que no permite la entrada en los centros de alimentos del exterior para poner trabas a la recepción de la leche materna. La leche materna asusta, y asusta su manipulación, pero es como cualquier otro alimento y con unas pautas básicas de refrigeración y calentamiento no hay razón para no querer administrarla al bebé.

Lo que es más lógico es que en la escuela no accedan a dar la leche en un recipiente que no sea un biberón, lo cual tiene cierta complicación, pero siempre tenemos la opción de pedir que si la leche es administrada en biberón, se haga con el método Kassing para evitar al máximo el posible rechazo posterior del pecho.

....

¿Y la hora de lactancia?

En España después de la baja laboral, las madres y los bebés disponen del «permiso de lactancia» que concede una hora de ausencia dentro del horario laboral hasta que el bebé tiene nueve meses.

La hora puede dividirse en dos fracciones de media hora para entrar o salir antes, pero también existe la posibilidad de acumular las horas de lactancia si la empresa lo permite, lo que se puede traducir en pasar algunos días con tu bebé. Durante esta hora la madre —o el padre— cobran el sueldo sin reducciones.

En el caso de que se trate de un trabajo en el que la lactancia corra riesgo, se puede intentar conseguir la baja por riesgo de lactancia.

En esta hora de lactancia puedes aprovechar para sacarte leche, para salir del trabajo e ir donde esté tu bebé o que te lo acerquen para darle el pecho. Dependiendo de tu situación laboral y familiar podrás optar por una u otra posibilidad.

....

¿Y el fin de semana?

El fin de semana puedes dar el pecho con normalidad. No hay razón para ponerse horarios o para querer que el bebé siga las mismas rutinas que cuando no estás con él. Si te apetece, es el momento de seguir amamantando sin mirar el reloj.

¿Hasta cuándo?

Llegará el momento en que te canses del sacaleches, de la rutina de extracciones, de que salga poca leche, del rato que le tienes que dedicar... ¿Cuándo será? Pues no lo sé, hay madres que se hartan a las pocas semanas, otras que aguantan meses y otras que continúan durante años. Cada madre y cada bebé son un mundo y cada pareja tiene sus circunstancias.

A veces el lugar de trabajo es hostil, no dispones de un espacio concreto para sacarte leche, los jefes y los compañeros ponen mala cara cuando te ausentas, tienes que aguantar bromas pesadas y el sacaleches resulta cada vez menos efectivo por más tiempo que le dediques. Todo tiene su final.

Si dejas de sacarte leche controla tu pecho. Debes intentar que no se llene demasiado durante las horas de trabajo.

Normalmente, en pocos días, el pecho dejará de molestar y no será necesario que te saques más leche.

LA VIDA DE UNA MADRE LACTANTE

Estoy segura de que habrás hecho mil cosas en esta vida, habrás acumulado experiencias, viajes, emociones y recuerdos, y ser madre lactante no te va a dejar indiferente.

Bienvenida a tu nueva vida. Nuevas sensaciones, nuevas experiencias, montones de dudas, mucha responsabilidad y muchas emociones. Cuando la lactancia fluye es maravillosa y está llena de satisfacciones y momentos únicos y muy íntimos con tu bebé, que van a crear un vínculo muy especial entre vosotros. Amamantar es mucho más que alimentar y tiene repercusiones en ti y en tu bebé. De estas nuevas experiencias vas a aprender mucho y la mayoría de las mujeres descubren una parte de ellas mismas que no conocían.

De la felicidad a la tristeza y viceversa

Estoy segura de que a estas alturas del campeonato, aunque solo lleves unos días dando el pecho, ya intuyes que te acabas de montar en una montaña rusa de emociones que parece no tener fin.

Suponiendo que todo vaya genial, que la lactancia esté fluyendo, que no tengas dolor, que tu bebé gane peso a tope y que duerma más que una marmota (y sea la envidia de todo el barrio), vas a tener momentos de todo: felicidad, cansancio, frustración... Y es que es probable que nadie te avisara antes de que esto de ser madre no es que sea duro, sino lo siguiente.

Tendrás un cúmulo de sensaciones muy extrañas. Yo recuerdo sentirme como una niña pequeña, llena de miedos, con dudas a todas horas, y que me hubiera gustado que me llevaran de la mano. ¿Dónde estaba la que era yo antes? La que podía hacer su vida sin más, sin demasiadas dudas, con cierta tranquilidad y despreocupación.

Ronda por las redes un anuncio curioso.[105] En una entrevista de trabajo se plantean a los candidatos los requerimientos para el puesto. La lista de peticiones es extensa, variada y casi imposible de cumplir: les piden amplios conocimientos de economía,

---

[105] Por si te apetece verlo: goo.gl/dKMTdG.

resolución de conflictos, enfermería, psicología y pedagogía, además de una dedicación y disponibilidad total 24 horas al día durante 365 días al año (en este punto la cara de los aspirantes es un poema), y cuando algún valiente dice que puede realizar el trabajo y pregunta la remuneración, esperando un sueldo para caerse de la silla, el entrevistador le dice que no hay sueldo, que su futuro trabajo no tiene ningún tipo de remuneración.

La indignación, la ira, la sorpresa y mil sentimientos más afloran en los desprevenidos candidatos, que no salen de su asombro. ¿Quién aceptaría un trabajo así? ¡Nadie! Vamos, es que ni locos lo aceptaríamos, ¿verdad?

Cuando el entrevistador les descubre el puesto todo cobra sentido: tienen que hacer «el trabajo» de una madre.

Pues bienvenida a la maternidad, el trabajo más duro de este mundo, en el que no se aceptan partes de baja, en el que raramente vas a tener vacaciones, en el que te van a requerir a cualquier hora del día o de la noche, por el que no vas a cobrar (al menos en dinero) y el que más esfuerzo te va a exigir de por vida.

Ser madre en general es duro, ser madre lactante también, no te lo podrá negar nadie. De hecho, me gusta decirlo porque la maternidad que muestran los medios o la publicidad suele ser muy de color de rosa, imágenes idílicas de mamás maquilladas, repeinadas y divinas con bebés que parecen no

llorar nunca y dormir toda la noche del tirón. Pues no, eso no es real.

Los bebés nos necesitan, los bebés lactantes se pasan horas y horas mamando y, si los sueltas, suelen llorar desesperados ante la terrible experiencia de perder el contacto con su madre. No poder ir al baño, tener pelos en las piernas con los que casi te puedes hacer trenzas, ducharte en tres minutos con la oreja puesta por si llora (por supuesto, de la mascarilla del pelo ya ni hablamos), lucir unas ojeras de panda y tener mucho, mucho sueño es la realidad diaria, porque tu bebé te necesita por encima de todas las cosas.

Si además las cosas se complican, ni que sea un poquito, todo pasa de blanco a negro en pocos segundos, es decir, que lo ves todo extremadamente negro. El desánimo y el derrotismo acostumbran a afectar hasta a la más positiva de las madres, y es complicado ser racional y saber ver el vaso medio lleno. Y es que en general tenemos muchas expectativas acerca de la maternidad y la lactancia, y cuando lo que hemos planteado antes y durante el embarazo se tambalea nos invade una sensación muy honda de fracaso.

Me gusta comparar la lactancia con otra situación para que sea más fácil entender que a veces nos exigimos mucho y no nos perdonamos nada. Imagina que planeas una ascensión al Everest. Durante los nueve meses anteriores a la gran aventura te preparas a fondo porque es tu gran ilusión. Cuando llega el gran día lo das todo, pero empieza el ascenso y la cosa se complica: el tiempo se torna en tu contra, te quedas sin oxígeno, la congelación afecta a tus dedos... Y decides abandonar, dar media vuelta y regresar. ¿Te sientes mal? Sin duda; es evidente que renunciar al más pequeño de nuestros sueños es frustrante, pero ¿tuviste tú la culpa? Estarás de acuerdo conmigo en que no, que no es culpa tuya que la meteorología sea adversa o que las reservas de oxígeno fallen. En la vida hay muchos factores que no podemos controlar y que se nos escapan de las manos. La lactancia es un proceso que podemos controlar de manera parcial, pero siempre habrá elementos que no van a depender de nosotras. Y estos elementos nos pueden obligar a renunciar a nuestros sueños, pero no son culpa nuestra.

Durante el transcurso de la lactancia vas a experimentar multitud de emociones y, normalmente, todas ellas en cascada. Según algunos, es por las hormonas, según otros, por el cansancio, o quizá sea por un poco de todo; lo cierto es que emocionalmente puedes sentirte muy frágil en algunas circunstancias.

La maternidad nos cambia, en especial la primera, que suele ser como una fuerte sacudida interior. Busca a alguien que te arrope, encuentra quien te escuche y te apoye, no te sientas sola, hay millones de mujeres que están haciendo lo mismo que tú. La sociedad es muy dura y te cuestionará y atacará mil veces al día, pero no se lo tengas en cuenta. Ellos (la sociedad) se creen con el derecho de opinar sobre la crianza de tu hijo y en especial sobre la forma de alimentarlo. Con el tiempo aprenderás a «responder» a esas opiniones con una sonrisa y hacer que te resbalen. No tengas prisa, gestionar todas esas emociones y descubrir cómo resolverlas requiere un gran aprendizaje.

Dónde amamantar

Nunca pensé que podría dar el pecho en público. ¡Qué vergüenza! No solo era por la teta, era por tener que levantarme la camiseta y lucir los michelines de la tripa. ¿Cómo podía salir a la calle? ¡Yo que nunca había hecho topless en la playa! Menudo estrés. Así que me limitaba a dar vueltas a la manzana de mi casa para no alejarme demasiado por si tenía que volver corriendo a dar el pecho. Sin embargo, en pocas semanas se me pasaron las manías porque la reclusión en casa (y en la manzana) me parecía una penitencia impuesta y me aburría lo que no está escrito.

Los primeros meses, cuando estás fuera de casa, te preguntas si encontrarás el sitio adecuado y si te sentirás cómoda en el lugar elegido.

Lo primero que debes saber es que puedes dar el pecho donde te dé la gana. No existe ninguna normativa que te impida dar el pecho donde quieras. Lo único que puede pasar es que te llamen la atención y te pidan que lo hagas en otro lugar o en un espacio supuestamente más «acondicionado» para amamantar, pero de ninguna manera estás obligada a aceptar estas sugerencias.

Hay quien se empeña en mandarte al baño a amamantar sin darse cuenta de la barbaridad que está proponiendo. ¿Conoces a alguien que vaya a comerse un plato de macarrones al servicio? ¿Crees que alguien aceptaría la propuesta? ¿Quién come en el baño? ¡Nadie! Es asqueroso, antihigiénico y de mal gusto.

Pues si te lo proponen, no aceptes. Si insisten, pide la hoja de reclamaciones o llama a la policía local, no tengas miedo porque no haces nada malo.

Desde hace unos años, en los centros comerciales y en lugares públicos se han habilitado salas de lactancia, que en caso de que tengas reparo en dar el pecho en público pueden ser una opción. Aun así, recuerda que solo son una opción, no una obligación. A pesar de que muchas de estas salas están mal acondicionadas, si te apetece dar el pecho en una, perfecto, es tu decisión.

Luego te enfrentarás al hecho de dar el pecho delante de la familia o de desconocidos. Es posible que no te parezca fácil, al menos las primeras veces, y prefieras retirarte a otra habitación. Y también es complicado saber cómo se tomarán los amigos o familiares que des el pecho cerca de ellos. Las reacciones te pueden sorprender bastante, y muchas veces las más explosivas llegan de quien menos lo esperas.

Sucede que algunas personas se incomodan mucho y les molesta ver amamantar; dependiendo de su educación es posible que te recriminen que des el pecho en público o simplemente se vayan. También hay personas que, en cambio, piensan que te importunan y se sienten fuera de lugar; lo habitual es que no te digan nada, pero observarás que desaparecen o que miran a otro lado cuando hablan contigo.

Por supuesto, hay mucha gente que percibe la lactancia en público como algo normal y cotidiano, y no se ofenden ni les molesta, y es posible que te hablen de su experiencia con la lactancia. Suelen ser abuelitas que te cuentan que dieron el pecho durante muchos años a sus hijos o que no pudieron dárselo y era una nodriza quien amamantaba a su prole, y que solo por ese detalle sus hijos se convirtieron en «hermanos de leche» de los hijos de la nodriza.[106]

Recuerda que durante los primeros meses de lactancia, normalmente la gente te mira con ternura y te felicita por dar el pecho, pero a medida que pasan los meses la cosa se complica y puedes tener que aguantar comenta-

---

[106] La leche materna crea un lazo similar al que crea la sangre.

rios desagradables o inoportunos. Poco a poco vas a estar menos pendiente de los demás y, al interiorizar el gesto y la acción de amamantar en público, no esperas la reacción de los que te rodean, lo haces y punto. Y el tiempo que pasa entre el período de felicitaciones por dar el pecho y el de las malas caras y los reproches te permite tomar la fuerza necesaria para hacerte inmune a los comentarios, o saber contestar de manera adecuada.

Qué comer, esa es la cuestión

No hacía ni tres horas que era madre cuando una amable enfermera me trajo la cena. A las ocho de la mañana me había tomado dos mandarinas y no me habían dejado comer ni beber nada más durante el proceso de parto. Eran cerca de las doce de la noche y la oferta de una cena calentita, aunque fuera comida de hospital, me parecía un regalazo.

Levanté la bandeja para encontrarme de frente con una taza de caldo (que parecía agua) y un plato de alcachofas hervidas con patatas. ¿Cómo? ¿Alcachofas para una madre lactante?

Mi cara se transformó y la enfermera se limitó a decirme que las alcachofas eran para reactivar mi tránsito intestinal después de la anestesia peridural. Vale, pero ¿y la leche? Había leído poco, aun así, tenía muy claro qué alimentos supuestamente no podía comer, y las alcachofas estaban en la lista negra. Sin embargo, tenía tanta

hambre, tanta que me las comí sin más, rezando para que las malditas hortalizas no afectaran al sabor de mi leche.

Ahora cuando me acuerdo del momento me río, como me río de haber retirado tantos alimentos de mi dieta tras decidir dar el pecho. Era una penitencia más, que parecía absolutamente necesaria en mi vida de madre lactante. A medida que me formé como asesora me di cuenta de la gran cantidad de mitos que perduraban alrededor de la alimentación durante la lactancia. Así que para la mayoría de las madres que no disponen de información o que están rodeadas de «buenos» consejos, los alimentos se dividen en dos tipos: el de los que deben comer y el de los que no deben ni oler.

Este hecho limita inevitablemente su alimentación y muchas veces complica tanto el proceso que algunas madres optan por dejar de dar el pecho para no perjudicar a su bebé.

En realidad, la cuestión es mucho más simple de lo que nos han contado. Todos los alimentos que ingerimos dan sabor a nuestra leche, por lo que podemos considerar la leche materna como una experiencia sensorial única para el bebé. Que la leche tenga cada día un sabor diferente no es nuevo para ellos, puesto que en su estancia en el útero ya habían experimentado los cambios de sabor que se producen en el líquido amniótico.

La larga lista de alimentos prohibidos, en especial de hortalizas, es absurda e innecesaria. Come saludablemente y no sufras por el sabor de la leche. Lo demuestra un estudio que se realizó con dos grupos de madres. A las madres un grupo les daban ajos para comer a mansalva, mientras que a las del otro grupo nos les daban ni uno. La sorpresa llegó cuando se verificó que los bebés que tomaban teta de las madres que comían ajo mamaban con más ganas.

Podría dejar el tema aquí, pero entiendo que necesitas más información para sacarte de encima todos los mitos que te han inculcado sin darte cuenta. Ajos, ajos tiernos, col, coliflor, alcachofas, espárragos, cebolla, limones, limas, naranjas y mandarinas. Alubias, judías, garbanzos y lentejas. Todos estos alimentos son aptos para que los consuma una madre lactante. Todos los alimentos son inocentes hasta que se demuestre lo contrario, en cuyo caso sí será necesario retirarlos, pero esto solo debe suceder si el bebé muestra un rechazo frontal a mamar o tiene intolerancias o alergias; entonces será preciso que la madre deje de consumir un determinado alimento.

Respecto al consumo de leche de vaca, los consejos y recomendaciones que reciben las madres lactantes son absolutamente contradictorios. Por un lado, te dicen que debes beber mucha leche para tener leche, para que tus huesos no sufran desgaste y para que, de anciana, no padezcas osteoporosis.[107] Por otro lado, te dicen que ni se te ocurra, que la leche es muy mala para tu bebé y que las proteínas de la leche de vaca que van a pasar por tu leche le van a afectar.

¿Y cuál es la opción buena? Pues la que sea adecuada para ti y para tu hijo.

Si a ti te gusta tomar leche de vaca y tu hijo no tiene ninguna reacción cuando la tomas, no tienes por qué dejarla ni tampoco por qué aumentar su consumo en pro de tu lactancia. Si no te gusta o a tu bebé le causa malestar o tiene alergia a la proteína de la leche de la vaca, es mejor que la dejes.

Las madres lactantes necesitan al día unas pocas calorías más de las que necesita una mujer no lactante, unas 500 kilocalorías al día, para fabricar toda la leche que precisa el bebé. Esto no es demasiado, así que tu dieta no debería diferir mucho de la que seguías durante el embarazo. Si era sana, te sirve perfectamente en esta nueva etapa; si se podía mejorar, es el momento de intentarlo, pero no por la lactancia sino más bien por tu salud. Todos sabemos lo que debemos y no deberíamos comer, por tanto, no hay razón para que te lo repita. No le va a pasar nada a la composición de tu leche ni a tu bebé si un día te comes

---

[107] Es cierto que durante la lactancia los huesos pierden un poco de calcio, pero a partir de los seis meses los huesos vuelven a recalcificarse. La evidencia científica indica que las mujeres que lactaron de manera prolongada presentan mejores resultados en las densitometrías óseas a las que fueron sometidas en su vejez.

un croissant o unos bombones. Que la dieta no sea un impedimento para dar el pecho: come sano, pero hazlo por ti, no por la lactancia.

Y, por otro lado, también toca desmentir que algunos alimentos poseen propiedades mágicas que tienen la capacidad de conseguir que produzcas leche para todo el vecindario. En cada país existen determinados alimentos o mezclas de ellos a los que se les supone la capacidad de aumentar la cantidad de leche que se fabrica. Son alimentos tan dispares y variados que podríamos llenar un libro de recetas, pero no existe ninguna evidencia de que ejerzan efecto alguno sobre la producción de leche. Si te apetece comer alguno de estos alimentos, adelante, pero no esperes milagros. La única manera de conseguir producir más leche es que el bebé mame más y extraer toda la leche posible.

Finalmente, no podemos olvidar los complementos o suplementos nutricionales que se recomiendan a las madres lactantes. Durante el embarazo, es posible que hayas tenido que tomar vitaminas, ácido fólico o hierro. Durante la lactancia, no es necesario ningún complemento específico. Es posible que te los receten o que te los aconsejen, pero a menos que tengas deficiencias específicas, no es indispensable nada en concreto.[108]

Las madres también tienen la gripe

Cuando te conviertes en madre sería ideal mutar ligeramente, evolucionar a una versión mejorada y superior de madre: MADRE 2.0. No estaría mal que con cada hijo nos saliera un brazo extra y de paso nuestro cuerpo entrara en un «modo seguro» para que ni un triste germen nos pudiera afectar. Ojalá nuestro cuerpo creara un escudo protector para evitarnos hasta el más mínimo dolor de cabeza.

Pero de momento ni brazos ni escudos, así que nos apañamos como cualquier mortal. Y sí, las madres lactantes también se ponen enfermas, les duele la cabeza o se rompen un brazo.

Ya verás cuando te pongas enferma y decidas ir a la farmacia a pedir algo, aunque quizá ya lo hayas vivido. Te va a dar la sensación de que has vuelto al medievo. Las cataplasmas de cebolla y mostaza son lo máximo que muchos te van a permitir cuando sepan que estás enferma y das el pecho. Es ser madre lactante y quedar terminantemente prohibido que te tomes un solo medicamento. ¡A sufrir, bonita! O eso o dejas la lactancia, claro.

---

[108] En España sí se recomienda de manera general a las madres embarazadas y lactantes que tomen un suplemento diario de yodo, ya que los alimentos procesados en España no contienen sal yodada. En otros países es obligatorio que la sal esté enriquecida con yodo, por lo que no se recomienda un consumo extra de yodo a las mujeres embarazadas ni lactantes.
La dosis diaria recomendada es de 200 microgramos que podrás encontrar en preparaciones específicas en la farmacia a un precio muy asequible.

Las madres lactantes se ponen enfermas como cualquier otra persona, y pueden tomar la mayoría de los medicamentos. Aunque mucha gente, sanitarios y no sanitarios, te lo pueden desaconsejar, los medicamentos más habituales son perfectamente compatibles con la lactancia y vas a poder seguir dando el pecho y recuperándote de lo que te esté afectando.

A veces tenemos miedos irracionales, parece que cualquier medicamento que nos tomemos para el dolor vaya a pasar directamente a la leche y el bebé vaya a tomarlo en la misma concentración que nosotras. Y no hablemos de cuando se trata de situaciones más aparatosas, tipo «Me tienen que poner anestesia» o «Me van a hacer un TAC con contraste». La realidad es que los medicamentos llegan a la leche en cantidades escasas, a veces ni aparecen, por lo que no des nada por supuesto. Quizá ya conoces la web de los pediatras de la asociación API-LAM;[109] si no es así, tendrás que convertirla en tu página de cabecera, pues te permitirá verificar la compatibilidad de cada medicamento con la lactancia y así tomar decisiones adecuadas.

Antes de seguir, aclaremos un punto importante: esta no es una web cualquiera de internet, no es cualquier web que puedes encontrar en la red hecha por vete a saber quién, que ha decidido sin ton ni son qué medicamentos son aptos y cuáles no lo son. No, esta web la realizan pediatras expertos en lactancia materna que revisan todos los estudios necesarios para valorar la seguridad de cada uno de los medicamentos y que constantemente se dedican a actualizar la información.

Antes de decidir destetar o desechar la leche o cualquier cosa que implique entorpecer la lactancia, busca información en esta web. Es posible que estés recibiendo información contradictoria y tu médico te diga una cosa, el prospecto del medicamento otra y en la web de APILAM leas otra. Esto crea mucho miedo y confusión, como es normal. Pero puedes confiar en la web de APILAM, que por desgracia aún es una gran desconocida para muchos profesionales que se obcecan en seguir con la idea de que las madres lactantes no pueden ni deben tomar ningún medicamento.

La regla, ¿y eso qué es?

Nueve meses de embarazo se traducen en nueve meses sin regla y, si das el pecho, puedes llegar a olvidarte de qué es eso.

Durante la lactancia se produce una amenorrea (o ausencia de la regla),[110] la prolactina está en unos valores tan elevados y los estrógenos y la progesterona, tan bajos que los ovarios permanecen inactivos. Es un me-

---

[109] Puedes buscar medicamentos y tratamientos en: www.e-lactancia.org.
[110] El término «amenorrea» hace referencia a la ausencia de regla.

canismo de protección para el bebé, ya que de esta manera el cuerpo se asegura de que no se va a producir otro embarazo que podría poner en peligro la producción de leche y, por tanto, la alimentación del bebé. Prácticamente todas las mujeres tienen claro que durante la lactancia la regla desaparece, pero aparte de esta certeza lo demás son todo incertidumbres y mitos: ¿hasta cuándo es normal no tener la regla? ¿Es bueno o es malo? Si regresa la regla, ¿qué pasa con la leche?

Vamos a por ello.

En primer lugar, conviene dejar claro que tan normal es tener la regla puntualmente después de pasar la cuarentena como estar años sin ella. El regreso temprano o tardío de la menstruación depende de algunos factores que podemos controlar y de otros que son totalmente ajenos a la lactancia.

Si das el pecho en exclusiva, a demanda tanto de día como de noche y tu bebé no usa chupete, lo más probable es que tardes meses en tener la regla, aunque también puede volver con puntualidad británica después de la cuarentena. Es imprevisible totalmente, así que déjate sorprender. Hay madres que están dos o tres años sin la regla y, a menos que quieran volver a quedarse embarazadas, esa ausencia de regla no es mala para el organismo. De hecho, la lactancia materna protege frente al cáncer de ovarios y pechos. Y parece ser que es precisamente por el tiempo en que los estrógenos están bajos.

¿Y qué pasa si la regla reaparece cuando aún estás dando el pecho? Pues no pasa nada de nada. Que la regla haga de nuevo aparición en tu vida no significa el final de vuestra lactancia. Existe el mito de que cuando aparece la regla la leche se seca y nunca más se supo, pero es totalmente falso.

El sexo y la pareja

Pasar de ser una pareja a una familia es un salto mortal sin red. Encontrar de nuevo el rol de cada uno en la pareja y tener ganas de reactivar la vida sexual es algo complejo.

Las madres nos enamoramos de nuestros bebés. Un amor que nos transforma en leonas y que nos pide disponibilidad total. Y el sexo acostumbra a quedar relegado a un segundo plano en lo que suele ser una pausa temporal que se puede prolongar bastante más tiempo de lo que quizá habíamos pensado.

Nuestro cuerpo se ha modificado y tal vez en el parto no lo hemos pasado del todo bien. Ya sea por los «peajes» que pagamos en forma de cicatrices, quizá en nuestras vulvas y vaginas quizá en nuestro abdomen, o por las cicatrices invisibles que duelen igual o incluso más que las físicas. Además, durante la lactancia los estrógenos se mantienen muy bajos, lo que causa una bajada de la libido y tiene repercusiones que podemos notar, como que la vagina está seca por más que pongamos interés y fomentemos los preliminares.

Todos estos factores, más el cansancio, al que no podemos subestimar, hacen que la madre lactante tenga cero ganas de sexo y que si la pareja propone con ojos pícaros: «Cariño, vamos a la cama», lo que imagina y desea ella es una noche de sueño reparador, sin ni siquiera acordarse del sexo la mayoría de las veces.

Cuando te conviertes en madre, casi de manera involuntaria, tu amor se vuelca en tu bebé. Tu cerebro, tu cuerpo, tus energías se dirigen a él y el sexo suele quedar en el olvido temporalmente. Entonces es importante y muy necesaria la comunicación con la pareja, explicar qué y cómo nos sentimos es básico para que la pareja pueda llegar a comprender lo que estamos experimentando.

La sexualidad humana es compleja y por lo general es necesario buscar nuevas maneras de disfrutar del sexo con la pareja. No tengas prisa, no retomes las relaciones sexuales hasta que te sientas preparada, seguro que tu pareja lo entiende y es capaz de volver a «empezar», a veces unos besos, unas caricias, un abrazo firme pueden ser más que suficiente al inicio.

Redescubre qué te gusta y lo que por el momento prefieres evitar: quizá los pezones están muy sensibles y no te apetecen caricias directas en esa zona, o por el contrario, ahora te encanta y te excita que tu pareja los acaricie. El tiempo y el espacio también son importantes, tener la mente pendiente del bebé o ir muy rápido en el proceso por si se despierta no suelen ayudar a disfrutar de nuevo del sexo. A veces conviene buscar recursos, como los lubricantes vaginales que nos permitan superar la sequedad y hacer más placentero el contacto íntimo. Imaginación y volver a la casilla de salida, volver a recordar cómo fueron las primeras relaciones con él o ella, cuando apenas os conocíais, cuando todo era nuevo y excitante.

¡Ah! Y una cosa que suele poner bastante a las madres es ver a la pareja «ejerciendo»: ver cómo cuidan de su hijo, cómo lo miman, cómo lo tratan amorosamente suele encender en nosotras el deseo.

Embarazo y lactancia, ¿se puede?

Las estadísticas sobre lactancia nos muestran que cada vez más madres y bebés llegan a dar y tomar el pecho varios años, y esto causa que más de una se quede embarazada mientras aún lacta a su hijo. Hace algunos años, y aún ahora, por desgracia, se recomienda destetar inmediatamente bajo la amenaza de los más terribles males. ¿Es tan peligroso como dicen?

Bueno, la verdad es menos trágica de lo que nos cuentan y los miedos y profecías que lanzan a diestro y siniestro tanto conocidos como desconocidos surgen fundamentalmente del desconocimiento de la situación. Porque cuando te explican cómo funciona el proceso, te das cuenta de que no hay razón para asustarse.

La glándula mamaria es un órgano maravilloso, que al igual que los otros órganos del cuerpo sabe qué debe hacer y cuándo debe hacerlo. Por tanto, la glándula sabe cómo comportarse en la nueva situación que es un embarazo. ¿Y qué hace? Pues pone el contador a cero, vuelve a empezar desde el principio y se prepara para la próxima lactancia. Todas las células que se encargan de fabricar la leche se van destruyendo[111] para volver, gracias a las hormonas segregadas durante el embarazo, a iniciar el proceso. Por este motivo en pocas semanas de embarazo se deja de producir leche, del pecho no sale casi nada, solo alguna gota.

> Vale, llegados a este punto toca hacer memoria de todas las profecías:
>
> - El bebé (tu hijo mayor) no puede tomar esa leche porque le puede hacer daño.
> - El bebé (tu futuro hijo) no se va a formar bien porque el mayor le va a robar nutrientes al tomar la leche.
> - Tú (la madre de los dos) no vas a poder con el desgaste energético y mineral que suponen el embarazo y la lactancia.

Esta es la primera tanda de profecías, que ya ves que no tiene ningún sustento porque ya no fabricas leche, y si no fabricas leche el mayor no va a tomar nada (va a mamar en seco), por tanto, no le va a robar ningún nutriente al feto y ni mucho menos te va a desgastar nada porque lo único que haces es estar embarazada, algo por lo que normalmente la gente te suele felicitar.[112]

Pero por si esto no fuera bastante, tenemos otra profecía, la que dice que si das el pecho embarazada tendrás contracciones y sufrirás un aborto. Vamos a desmontarla. Tanto las fibras lisas del útero como las del pecho se contraen por el influjo de la oxitocina (recuerda el primer capítulo), esto es totalmente cierto. Por lo tanto, el miedo es que la succión del hermano mayor, succión que produce oxitocina, desencadene contracciones uterinas, similares a las del parto, y que el embarazo no progrese. Bueno, si el emba-

---

[111] La muerte de las células que fabrican la leche es un proceso que también se produce después del destete. Una vez han terminado su función, desaparecen.
[112] Entre las semanas 13 y 15 de gestación, a veces antes, la producción de leche es casi inexistente. Evidentemente, si tu hijo mama en tus primeras semanas de embarazo, esto tampoco va a afectar al desarrollo del feto ni va a «robarle» nutrientes.

razo va bien, si no se te ha prohibido tener relaciones sexuales y cuando tu hijo mayor succiona no sientes contracciones dolorosas, puedes seguir con la lactancia porque los receptores del útero que desencadenan el parto no se ponen en funcionamiento hasta el momento del nacimiento. Así que no hay mayor riesgo de aborto que en cualquier otro embarazo.

Para terminar, un detalle importante. Si te quedas embarazada cuando tu hijo tiene menos de seis o nueve meses será necesario ofrecerle leche artificial, ya que a esa edad la leche es el principal alimento y debido a la bajada de tu producción no podrá disponer de toda la que necesitaría.

Si quieres mantener la lactancia mientras estás embarazada, puedes hacerlo. La lactancia durante el embarazo y el posterior tándem es una gran aventura a la que cada vez más madres se apuntan. De nuevo, recuerda que no va a ser todo de color de rosa y que puede ser agotador y frustrante. Aun así, para muchas madres es una gran y enriquecedora experiencia que les permite integrar al hijo mayor en el cuidado del pequeño, evitando que tenga celos o se sienta mal.

El tándem no es una bicicleta para dos

La primera vez que oí hablar de tándem y lactancia no entendía qué me estaban diciendo. El término «tándem» hace referencia a la acción de dar el pecho a dos niños de diferentes edades.

Y si la lactancia durante el embarazo está llena de mitos, el tándem no podía ser menos.

Ver a un bebé mayor tomando el pecho ya es chocante, de modo que ver a un bebé recién nacido compartiendo el pecho con su hermano es demasiado para algunos. Y para las madres tampoco es fácil, surgen mil dudas y preguntas. Es un tema que daría para otro libro de lactancia, así que me centraré solo en los conceptos más importantes.

....

¿Es tan maravilloso como lo cuentan?

Antes de pensar en el tándem plantéate las ventajas y los inconvenientes de la situación. El tándem, como todo en la lactancia, no es fantástico porque sí y no todo lo que vas a vivir te parecerá maravilloso. Los nervios a flor de piel, el agotamiento de cuidar a varios niños y los sentimientos de rechazo hacia tu hijo mayor (en el siguiente apartado hablamos del tema) van a hacer acto de presencia.

Hay madres que destacan que el tándem les sirve para apaciguar celos entre hermanos y poder dedicar un rato al mayor sin tener que dejar al pequeño. Porque cuando eres madre de dos, el amor se multiplica, no se divide.

¿El mayor puede tomar calostro? ¿Es malo para él?

Claro que lo puede tomar, es como una segunda vacuna[113] para él, la pri-

---

[113] La lactancia materna provee de inmunidad pasiva a los bebés.

mera la tomó al nacer y ahora tiene la oportunidad de repetir. El calostro nunca es malo, tenga el bebé mayor la edad que tenga, lo único que hay que tener en cuenta es que el calostro es laxante y el niño puede presentar, a veces antes del nacimiento de su hermanito, deposiciones blandas y amarillentas, como si fuera un bebé de pocos días.

¿Si el mayor toma calostro, va a dejar al pequeño sin él?

No, no le va a dejar sin calostro, tienes calostro para los dos. Pero si te da miedo, puedes asignar un pecho a cada hermano. El que sepas que más produce[114] se lo ofreces al pequeño y el que menos leche tenga (lo sabrás de tu anterior lactancia), a tu hijo mayor.

¿Tendré leche para los dos?

Pues claro que sí. La producción de leche materna funciona a demanda, cuanta más sacas, más tienes, y si tu hijo mayor mama con ganas, vas a tener una producción por todo lo alto. No le faltará leche a nadie. De hecho, producirás tanta que el mayor se va a poner las botas. Suelen dejar de comer y mamar mucho, no te asustes. Verás que el mayor aumenta de peso ante tus ojos. A los pequeños tampoco les suele ir mal y si comparas su crecimiento con el de su hermano en el mismo período, el aumento de peso es superior en más de un 20%.[115]

¿Tengo que limpiar el pecho antes de que tome el pequeño?

No, no es necesario limpiar el pecho con agua o con suero después de que el mayor haya mamado. Los segundos hijos (y los siguientes) suelen pillar más enfermedades infantiles comunes y la culpa no es de la teta, es por tener hermanos mayores que van al jardín de infancia o a la escuela y se traen los virus a casa. Si conviven con él, lo besan y lo tocan, el contagio está servido. El uso compartido de las tetas es anecdótico.

¿Tengo que comer por dos o seguir una dieta especial?

No, no tienes que hacer malabarismos con la comida. Es posible que tengas un hambre voraz, pero para apaciguarla solo debes comer de manera saludable como si fuera una lactancia común y corriente.

Cada vez más madres dan el pecho en tándem, no es peligroso para ninguno de los tres, así que como con todo en la lactancia, tú decides qué quieres hacer.

Agitación por amamantamiento: rechazo

En la jerga de la lactancia hay palabras raras y conceptos feos, y este es uno de ellos: agitación por amaman-

---

[114] Si no sabes cuál de tus pechos produce más leche, asigna al pequeño el pecho con el que te sientas más cómoda.
[115] Según un estudio del grupo de lactancia ALBA lactància https://goo.gl/IJap5A.

tamiento. Se me hace incomprensible como término, pues de entrada es imposible adivinar a qué hace referencia. Por eso prefiero hablar llanamente de rechazo.

En determinadas circunstancias, como la lactancia con niños mayores, la lactancia durante el embarazo o el tándem, la madre puede sentir un fuerte rechazo hacia su hijo. Y es un sentimiento tan feo y desagradable que nadie habla de ello, porque ¿quién es capaz de decir en voz alta que hay momentos en los que desearía que su hijo desapareciera de la faz de la tierra o que alguien se lo llevara de su lado y que cuando pide el pecho y se pone a mamar tiene ganas de empujarlo para que no esté cerca de ella?

De momento la ciencia no tiene ninguna explicación de por qué aparece este rechazo visceral e incontrolable: es hormonal, es a causa del cansancio físico y mental de la madre... Sea por lo que sea, la madre desea acabar con la lactancia, aunque es posible que a la vez desee con todas sus fuerzas superar ese rechazo y seguir con la lactancia.

Ante esa situación, como en muchas otras, es preciso plantearse: ¿qué es lo que quiero hacer?

Si la opción es seguir, es mejor ser honesta con una misma y expresar en voz alta y en un entorno que nos pueda entender, los sentimientos que estamos experimentando. Por lo que podremos:

- Pedir ayuda en el cuidado del niño para tener más ratos para una misma.
- Acortar la frecuencia y duración de las tomas.
- Intentar relajarse durante la toma leyendo un libro, escuchando música o mirando la televisión.

Y si, a pesar de todo, nada de esto funciona y la sensación de rechazo no se calma, conviene plantearse el destete y acabar la lactancia de la mejor manera posible. No pasa nada, no eres rara, no eres una mala madre, no eres un monstruo sin sentimientos. Habla con otras madres lactantes de bebés mayores o que hagan tándem, sin duda ellas sabrán qué es lo que te ocurre y te harán sentir mejor.

La familia, los amigos y la vecina del quinto

Podrás comprobar, o quizá ya lo has comprobado, que a partir de cierto momento vuestra lactancia va a ser el tema de conversación de mucha gente que parecerá muy interesada. Nadie sabe determinar en qué momento nace esa necesidad de los demás de hablar de la duración y la idoneidad de vuestra lactancia, pero todo llega. Al principio, son comentarios casi inofensivos y en la mayoría de las ocasiones hasta amables: las ancianas recuerdan cómo daban el pecho a sus hijos y todo el mundo parece que te mira con ternura y emoción contenida. Eres la viva estampa de la maternidad rosa.

Entonces de pronto a todo el mundo (y lo de todo el mundo es literal) empieza a preocuparle saber exactamente qué planes tienes respecto a la lactancia: «¿Hasta cuándo le vas a dar el pecho?», «Pero ¿aún toma el pecho?», «¿Es que no piensas destetarlo nunca?», «Sabes que deberías ponerle fin, ¿no te parece?». Y vas a tener muchas ganas y mucha necesidad de responder.

Sin embargo, no es lo mismo que estas observaciones te las haga tu madre, que las haga tu mejor amiga o que las haga el cajero del súper. Hay que saber reaccionar en cada caso de manera adecuada, porque, aunque no te guste, con la familia te vas a tener que encontrar con cierta regularidad, perder a los amigos por la lactancia es absurdo y al cajero del súper lo puedes mandar a freír espárragos.

La familia acaba entrometiéndose en algún momento (a menos que los hayas aleccionado muy bien y sepan que de este tema solo se puede hablar para felicitarte y darte la enhorabuena), y los suyos suelen ser los comentarios que más duelen porque aprecias a la persona que los hace y no sabes cómo narices reaccionar.

Con los amigos y desconocidos tienes diversas opciones: desde enfadarte hasta soltar las recomendaciones de la OMS, UNICEF, AAP, AEP (así, todas a la vez y sin respirar), defenderte o sonreír y dejar que sus opiniones te entren por un oído y te salgan por el otro.

Llegar al punto en que nada te hiera ni te molete es complicado y requiere entrenamiento, aunque cuando lo consigues es lo ideal para conservar la calma, la salud y la armonía familiar.

Porque dos no discuten si uno no quiere y por más que ellos traten de encender la mecha, no vale la pena entrar en el juego absurdo de las justificaciones. Si lo que haces te gusta, no te justifiques. Si crees que lo que haces es lo correcto, no te justifiques. Que sean ellos los que aporten la información y la evidencia científica para avalar lo que dicen. Tú mientras sonríe.

Todo es culpa de la teta

Otra cosa que le toca aprender a cualquier madre lactante es que la CULPA de todo es de la teta. Hay una clara tendencia a acusar a la lactancia de un crimen tras otro. Lo que tu bebé haga o no haga siempre es por darle el pecho. Aquí van algunos ejemplos:

- Si tu hijo habla mucho es por culpa de la lactancia.
- Si habla poco es por culpa de la lactancia.
- Si habla mal es por culpa de la lactancia.
- Si come poco es por culpa de la lactancia.
- Si come mucho es por culpa de la lactancia.
- Si es poco sociable y algo tímido es por culpa de la lactancia.
- Si es inconformista y decidido es por culpa de la lactancia.
- Si es de complexión delgada es por culpa de la lactancia.
- Si es de complexión rellenita es por culpa de la lactancia.
- Si llora mucho es por culpa de la lactancia.

Y podría seguir hasta el infinito porque, cuando no se pueden dar explicaciones ni justificar un comportamiento o algo que le pase al niño, la culpa va a recaer invariablemente en la lactancia.

No existe evidencia científica de que la lactancia pueda causar ningún perjuicio al bebé o a los niños más mayores. Con lo cual, defenderse de cada acusación o insinuación es absurdo. Solo los culpables deben defenderse, y tú no estás haciendo nada malo, así que no busques justificaciones.

Cuando te digan que cualquier cosa que le ocurre a tu bebé es a causa de la lactancia sigue estos sencillos pasos:

1. Sonríe y respira.
2. Afirma con todo el convencimiento del que seas capaz que el tema te preocupa mucho, pero que mucho, mucho.
3. Y para terminar pide encarecidamente a la persona que ha lanzado la afirmación en contra de la lactancia que te haga el favor de aportar, mediante evidencia científica (el artículo de la revista que ha leído en la peluquería o en la sala de espera del podólogo no sirve), toda la información de que disponga sobre el tema.

Fin del problema.

Discutir con necios cargados de ideas preconcebidas es perder el tiempo. No van a cambiar sus pensamientos y prejuicios en relación con la lactancia, así que no malgastes tu tiempo con ellos ni busques pruebas científicas que no demuestren nada. Ellos tampoco lo harán.

Yo, yo misma y la lactancia

Siendo madre lactante me han pasado mil cosas, cosas que ahora sé que han vivido todas las madres lactantes. Cuando te parece que esto solo te pasa a ti puedes llegar a pensar que has perdido un poco el norte. Luego conoces a otras madres en tu misma situación y resulta la mar de divertido. Así que he pedido a otras madres lactantes que nos obsequien con sus momentazos. Nada mejor que unas risas para verlo todo más normal.

Abrir la puerta... con el pecho fuera

«Yo creo que el mensajero ya no se sonroja cuando le abro la puerta. La primera vez no dejaba de mirar al suelo y ni por descuido me miraba a la cara. Pensé que el hombre era muy raro. Hasta que al cerrar la puerta me quedó claro qué era lo que tanto lo había incomodado. Lo había recibido con los dos pechos fuera... Es lo que pasa por tener gemelos teta adictos.»

Las primeras veces dar el pecho en público puede dar vergüenza y somos bastante cuidadosas. Luego sacamos el pecho sin darnos ni cuenta de lo que hacemos. Lo sacamos y punto, y muchas veces se nos olvida taparnos.

Dejar rastro

«El pasillo estaba mojado. Lo fregué y se secó. Al rato vuelvo a pasar y estaba mojado de nuevo. ¿Goteras? ¿Mi marido? Definitivamente, tenía que ser él. Así que con todo mi sentimiento de

puérpera agotada le metí la bronca del siglo. Yo agotada y él ensuciando y tirando agua por el pasillo.

Me miró a los ojos y me levantó la camiseta, mientras me seguía mirando a los ojos. No entendía qué estaba haciendo hasta que miré hacia abajo... ¡La que manchaba el suelo era yo! Iba dejando rastro cada vez que me movía.»

Perder leche es algo que pasa mucho en la primera lactancia: la glándula trabaja a lo loco y pareces una fuente. La buena noticia es que en las siguientes lactancias el pecho aprende y las pérdidas de leche se minimizan.

Leche para todos

«Me habían dicho que, a partir de los tres meses, más o menos, la producción de leche se regulaba. Que dejaría de tener los pechos como cántaros de una vez por todas.

Pasé los tres, llegaron los cuatro y mis pechos seguían igual. A tope. Mi pareja me decía que podía alimentar a todo el vecindario si me lo proponía.»

Padecer una hiperproducción de leche no es nada deseable. Todas las madres sueñan con tener mucha leche, porque a menudo creen que tienen poca o que no tienen, pero cuando produces más de la que tu bebé necesita, algo no va bien.

La demanda y la oferta se regulan los primeros meses de vida del bebé para evitar que los pechos estén cargados a todas horas. No es agradable y hasta puede ser doloroso. Muchas madres con hiperproducción dejan la lactancia o se hacen donantes de leche para aprovechar el excedente.

Chorro de leche a discreción

«Mi suegro cumplía setenta años. Estábamos de comida familiar, creo que éramos más de veinte personas. Siempre he pensado que mis pezones tienen una parte defectuosa y es que no puedo evitar que me salga la leche a chorro. Cuando el bebé se desengancha para ver el mundo la leche me sigue saliendo sin fin. Pues os lo podéis imaginar: en pleno cumpleaños feliz, el bebé suelta la teta, la leche sale a chorro, intento pararla con las manos, pero sale por todos los lados y una parte va directa al pastel. A todo el mundo se le pasó el hambre de golpe, y yo, feliz, me zampé durante tres días el pastel de cumpleaños de mi suegro.»

Los chorros de leche incontrolados también son de los más habituales, aunque intentar parar la fuga de leche, con la mano, con servilletas o con los empapadores, es complicado, pues cuando empieza a salir el chorro parece que no tiene fin.

El compañero aprovechado

«Trabajo en una empresa en la que el 80 % de la plantilla está formado por hombres. Cuando volví al trabajo después de la baja me sacaba leche varias veces al día y la guardaba en la nevera que tenemos todos los empleados para dejar la fiambrera.

Tenía un compañero de trabajo muy caradura, que siempre metía mano a lo que no era suyo. Abría la nevera y disponía de los alimentos de los demás por la cara.

Y sí, un día pasó. Un día mi leche desapareció. Yo la guardaba en una botella de agua para hacer deporte, tratando de disimular y que no fuera tan evidente que era leche materna.

Supongo que al no ser evidente no se dio cuenta, y se preparó el café con leche con mi leche.

Al día siguiente me senté durante el almuerzo de manera estratégica para ver la nevera. Llegó, se comió todo lo que le pareció y se preparó un café. Volvió de nuevo a la nevera a por mi botella de leche extraída. Se preparó el café y se sentó a degustarlo.

—¿Rico?

—Sí, mucho, esta leche de almendra es muy suave.

—¿De almendra? ¿Estás seguro?

—Sí —me soltó con desfachatez.

—Me temo que no es leche de almendra. Es leche materna.

Me levanté al tiempo de verlo escupir la leche con cara de asco. La venganza es un plato que se sirve frío.»

La leche materna despierta mucho asco entre la mayoría de los adultos. Es curioso que beber leche de vacas desconocidas no acostumbre a dar tanto asco.

Los líquidos corporales son un tabú, los fluidos de nuestro cuerpo — saliva, sudor, orina, fluidos vaginales...— nos parecen desagradables y asquerosos, y la leche materna la metemos en el mismo saco.

Pocas personas hacen la intentona de catar la leche materna. Y la verdad es que, sin prejuicios, el sabor sorprende porque no tiene nada que ver con el sabor de la leche de vaca o de cabra. La leche materna es muy dulce, ya que es rica en lactosa y bastante ligera al paladar.

El discreto sacaleches

«Hay mil modelos de sacaleches. Me compré un modelo eléctrico individual para poder sacarme leche en el trabajo lo más rápido posible. Lo que no tuve en cuenta es el ruido que emitía el trasto. Cada vez que tenía que sacarme leche, mis compis de trabajo empezaban las bromas: "Se va a ordeñar", "Toca sesión", "Smuc, smuc"... Intenté sacarme la leche de manera manual, pero no era mi fuerte. Así que a aguantar comentarios y ruidos de fondo.»

Los sacaleches eléctricos son muy prácticos, pero poco discretos. El que los inventó no tuvo en cuenta que muchas madres preferimos la discreción, y la mayoría de ellos tienen un sonido tan característico que cuando oyes uno se te queda grabado.

Muchas madres prefieren sacarse leche a mano para no tener que oír el ruido constante o se ponen auriculares con su música preferida a todo volumen.

A algunas mujeres les angustia el ruido del sacaleches o les da aversión tener que usar el aparato, no se sienten nada cómodas con él. Si es tu caso, no te preocupes, puedes lactar durante años sin sacaleches, la extracción manual es válida, no da miedo y se ha usado durante miles de años y se sigue usando en gran parte del mundo, donde no hay acceso a la electricidad.

Calibrar el pecho

«La primera vez que me di cuenta de que me estaba tocando los pechos para medir cuál de ellos le tenía que ofrecer al peque al volver a casa estaba en la cola del súper. La cajera se rio y me dijo que ella hacía lo mismo y que sabía que era una madre lactante por esa forma de tocarme los pechos para ver qué pecho sería el siguiente en ser vaciado.»

Tocar es la mejor manera de saber qué pecho es el que tiene prioridad en la toma. Este gesto que al principio tanto nos cuesta lo acabamos automatizando y lo hacemos casi sin darnos cuenta, y lo peor es que lo mantenemos mucho después de dejar la lactancia. Nadie conoce mejor sus pechos que una madre lactante.

La camisa con topos

«Nada mejor que estrenar blusa e ir orgullosa por la calle. Sentirse guapa y observada, y encima pavonearse con la bendita blusa. Todo perfecto, hasta que llegas a casa, te miras una última vez en el espejo y te das cuenta de que llevas dos círculos muy visibles en los pechos, que dejan claro que eres una madre lactante y que quizá la blusa no era por sí misma tan espectacular como pensabas.»

Tener pérdidas de leche durante la lactancia, especialmente en la primera lactancia, es algo muy frecuente. Las semanas iniciales es muy habitual manchar la ropa si no se usan protectores en el sostén. Poco a poco la producción se regula y al cabo de pocos meses ya no dejas rastro en la ropa.

Por otro lado, puede ser perfectamente normal no manchar la ropa y tener una lactancia perfecta. Además, en cada lactancia la glándula aprende y mejora, por lo que en las lactancias siguientes se suele perder menos cantidad de leche.

En fin, te van a pasar estas y algunas que otras cosas más. Ahora que ya no soy madre lactante (¡qué época aquella!) añoro estas anécdotas del día a día. Superar alguna de ellas aparcó mi timidez y me dio valentía. La lactancia nos saca de nuestra zona de confort y nos invita a tomar decisiones y nos plantea situaciones en las que nunca habíamos ni siquiera pensado, e inevitablemente hace crecer nuestras habilidades y capacidades. Y es que cuando la lactancia va bien, cuando te gusta lo que haces y te sientes feliz, tan solo te falta la capa de superheroína para poder salir a volar. Te ves capaz de casi todo.

COSAS DE MAYORES

Si acabas de ser madre de tu primer hijo y tienes este libro entre las manos, quizá este capítulo te puede asustar un poco. En su primera lactancia pocas madres acostumbran a planificar hasta cuándo darán el pecho; las más informadas se plantean varios meses, pero ¿años?

No lo voy a negar, la primera vez que vi un bebé de tres años mamando, casi me da un pasmo. En una mano un bocata y en la boca una teta. Además, era un niño que hablaba (sí, ya sé que la mayoría de los niños hablan, pero para mí que un bebé estuviera hablando, comiendo y mamando a la vez era una ecuación rara, muy rara) y ahí estaba, contándole a su madre, entre sorbo y sorbo de teta (o mordisco y mordisco), qué tal le había ido el cole. Supongo que mi cara era un poema, pero no dije ni pío.

He comentado esta situación con otras madres veteranas y me confirman que sintieron exactamente lo mismo que yo: perplejidad, asombro, miedo, dudas, incredulidad... Por todo ello, y si no has tenido cerca a otras madres lactantes, quizá este capítulo te caerá como una bomba, pero es la realidad de la lactancia con niños ya mayores.

En nuestra sociedad, los bebés suelen ser destetados muy pronto, maman días o semanas, con suerte unos meses, y luego se los desteta. Esto es lo que hemos aceptado como normal. El convencionalismo que se estila en nuestra sociedad y que aceptamos con una facilidad pasmosa es que la lactancia es algo que debe durar poco. Dar el pecho está muy bien y tiene beneficios, pero cumples unos meses y luego te dicen que no vale la pena seguir, ya has cumplido y has inmunizado al bebé.

La percepción actual de que una lactancia materna corta es «lo normal» y las opiniones críticas con la lactancia prolongada son fenómenos culturales del último siglo, propios de la cultura occidental, sin ninguna base biológica o histórica.

Ser madre de un bebé mayorcito que aún mama te lanza a la palestra de los reproches y las opiniones no deseadas. ¡Bienvenida al mundo real! Al final de este capítulo (estoy segura de que te vas a ir directa al final), te propongo ideas y trucos para sobrellevar las críticas, las miradas reprobatorias y las opiniones no deseadas.

¿De derecha o de izquierda?

Cuando mi hija pequeña tenía un poco menos de seis meses empezó con las manías con la teta. El pecho izquierdo lo podía tomar en cualquier posición y siempre que tuviera hambre. El derecho solo lo podía tomar tumbada y cuando tenía sueño.

Pues con este panorama nos fuimos de viaje a Roma, a recorrer la ciudad sin posibilidad de escalas en el hotel. Aún me veo en las inmediaciones del Coliseo con la niña llorando a pleno pulmón porque tenía sueño y no podía dormirse. Yo deseaba teletransportame a la cama.

Siempre hay un pecho que produce más leche que el otro, con diferencia. Es algo que suele asustar a las madres pero que de nuevo es lo más habitual. Los pechos funcionan de manera autónoma y la producción en cada uno es distinta. Ya sea por comodidad del bebé o por la nuestra, un pecho se convierte en el preferido. El pecho que más produce es el que le va bien para comer cuando está hambriento, mientras que el que produce menos le va genial para succionar y relajarse.

A partir de los seis meses los bebés empiezan a mostrar estas preferencias, que nos angustian terriblemente, creemos que estamos limitadas a la hora de salir de casa.

No hay por qué intentar «normalizar» la producción de leche, tratando de que el bebé mame más del pecho que menos produce o extrayendo leche de este pecho. Querer aumentar la producción sin que sea necesario[116] te puede traer más complicaciones que alegrías. Si estimulas la producción ofreciendo más ese pecho al bebé, es posible que el interesado se niegue y te lo haga saber con vehemencia.

Y si lo intentas con el sacaleches y lo consigues, puede que aun así el bebé siga teniendo su pecho preferido, el de siempre, que dejes de usar el sacaleches y el aumento de producción te acarree problemas. La lactancia con un solo pecho es plenamente posible durante meses o años y muchos niños, sea por lo que sea, maman de un solo pecho durante meses.

Son aficiones transitorias que se les suelen olvidar después de unos meses, entonces dejan de requerir mamar siempre en una postura concreta. Aunque lo que sí puede ocurrir es que sigan prefiriendo un pecho más que el otro o que al final abandonen uno de los pechos de manera definitiva.

Y tu bebé, ¿qué teta prefiere: la derecha o la izquierda?

---

[116] Si el bebé gana peso de manera correcta para su edad.

Sintonizando «radio teta»

Cuando era joven quería estudiar historia del arte, me fascina la pintura y la observación de la vida en otras épocas o contextos históricos. A medida que la lactancia materna se convirtió en algo diario, dirigí esta mirada a los cuadros en los que específicamente se podían contemplar madres o mujeres amamantando.

Es curioso ver que en un cuadro del siglo XVI los bebés se comportan del mismo modo que los bebés de nuestro siglo y hacen cosas igual que los nuestros, y una de las cuales es sintonizar el pezón. Tocar o retorcer el pezón del que no están mamando es lo que llamamos «sintonizar el pezón». Y sí, los niños del año 1500 y los del año 2019 tienen el mismo comportamiento: cuando la motricidad fina les permite agarrar el pezón, empiezan a retorcerlo.

No es una actividad nada placentera para las madres, a ellos les encanta, pero a nosotras no nos parece tan maravilloso. Entre los pellizcos y los arañazos te pasas el rato sacándoles la mano y ellos volviendo a colocarla. A veces parece que te has discutido con un gato. Tienes señales por todas partes.

Aunque no se sepa a ciencia cierta, existe la teoría de que lo hacen para acelerar la salida de la leche. Si succionas un pezón y masajeas al otro a la vez, el reflejo de eyección de la leche es más potente y parece ser que consiguen más leche.

No he encontrado a ninguna madre que no le moleste que su bebé sintonice el pezón. Todas intentan llevar su manita a otro lado de su cuerpo, ofrecerle juguetes o cualquier otra cosa para entretenerlo. Hace unos años que se han puesto de moda los collares de lactancia, que pueden ser útiles, si se dejan engañar, para evitar la molesta sintonización.

Cuando te enteras de por qué lo hacen te parece tierno, pero no deja de ser molesto. Así que resulta enojoso, pero tiene una función; aunque no lo haga más llevadero.

Te meto mano

Esa es otra. No contentos con el pezón, el paso siguiente es tocar la teta. Así, en general. Tocan la teta cuando están nerviosos, cuando se quieren dormir, cuando están emocionados o aburridos… En cualquier circunstancia, meterte mano y tocar la teta parece ser indispensable para que todo su mundo vuelva a estar equilibrado.

La cosa no tendría más importancia si fueran discretos, pero la discreción no es nada propia de los niños. Así que pueden meterte mano por el cuello de la camiseta en cualquier sitio.

El problema no es que lo hagan, es el sitio donde deciden hacerlo y, de nuevo, el desconocimiento social de la lactancia. La gente se te queda mirando como si fueras un extraterrestre de cuatro cabezas. Algunas personas se inquietan tanto que dejan de mirarte a la cara y disimulan mirando al cielo, al suelo o al teléfono.

El amor a la teta les dura bastante y a pesar de estar destetados o incluso de no haber mamado nunca, esa adoración por el pecho se mantiene y parecen sentirse obligados a rendirle tributo y devoción. Los adultos hacemos una lectura sexual de estos comportamientos cuando en realidad no son más que muestras de amor y devoción al pecho, algo clave para ellos.

El baño ya no es un lugar privado

¿Te acuerdas de cuando el baño era una especie de *spa*? ¿Te acuerdas de cuando te relajabas en la ducha y te podías hacer mil cosas en el pelo? Pues eso, recuérdalo porque en una larga temporada va a ser complicado que lo vuelvas a experimentar.

Los niños tienen un especial interés por seguirnos cuando intentamos encerrarnos en el baño. Les debe de parecer un lugar superemocionante. Cuando son más pequeños (y aún no te siguen) te estás dando una merecida ducha, te pasas todo el rato abriendo y cerrando el grifo porque te parece oír llorar al bebé. Que sí, a veces llora, pero en la mayoría de las ocasiones lo que oyes es fruto de tu imaginación. Y te duchas a toda velocidad para terminar lo antes posible, pero

acabas rindiéndote a la evidencia de que si te lo llevas al baño directamente pierdes menos tiempo y ahorras agua.

Cuando su movilidad aumenta no puedes evitar que tu bebé te siga al baño, y así es como este lugar privado deja de serlo y se convierte en el sitio ideal para tomar teta.

Que estás sentada en el baño: teta.

Que te metes a la ducha: teta.

Que te lavas los dientes: teta.

Que sales de la ducha: teta.

Y es que te tienen a pedir de boca. Así que cualquier momento es bueno y cualquier espacio les sirve para pedir y tomar teta. Lo divertido es cuando te das cuenta de que si te propusieran o «invitaran» a dar el pecho en el baño lo rechazarías, y en cambio tu peque ha decidido que tampoco es tan mal sitio.

¡TETAAA!

Seguramente que desde hace meses cada vez que crees que tu bebé tiene hambre le dices alguna frase parecida a estas: «¿Quieres teta?», «¿Quieres tetita?», «¿Quieres chichita?», «¿Quieres pechuga?», «¿Quieres cucha?», «¿Quieres las *boobies*?».[117]

Dirás algo así unas ocho o doce veces al día, quizá más, y mientras el bebé no habla todo va bien. La situación se complica cuando empieza a hablar, pues los bebés no son discretos, sino

---

[117] Todas estas palabras se usan en España y en Sudamérica para nombrar el pecho.

espontáneos y naturales, y mamar es así para ellos. De modo que el día que no les haces caso, intentas aplazar la toma o distraerlos, te pueden responder gritando con el volumen por todo lo alto: «¡TETAAA!».

Mi hija mayor me lo gritó por primera vez un día en el metro, volviendo a casa. Los ojos de todos los pasajeros del vagón se clavaron en mí. Y yo, roja como un tomate por ser el centro de atención.

Muchas madres en su segunda lactancia, conocedoras del tema, usan otras palabras menos comprometidas: «¿Quieres leche?», «¿Quieres titi?»... No es que sea malo que el bebé grite «teta» a pleno pulmón, de hecho, es una manera de normalizar la lactancia la mar de encomiable. Lo que debes valorar es cómo te vas a sentir en el momento en que tu bebé empiece a dominar el vocabulario básico: mamá, papá, teta...

Leche con tostadas o la época de los dinosaurios

Otro de los grandes momentos de la lactancia con niños mayores es entrar en la etapa de las tostadas y los dinosaurios.

Parece raro, lo sé, y quien dice dinosaurios dice la colección de coches o todos los peluches de casa. Llega el momento en que ya no das el pecho a un niño o a dos, llega el día en que eres un autoservicio. Tienes que alimentar a todo lo que tu hijo te va presentando. Y es que a pesar de que nos quieran hacer creer lo contrario, nuestros hijos son extremadamente generosos con lo que más les gusta en el mundo. Así que llega el día en que sentada en el sofá pareces el autoservicio y te toca amamantar a tu peque y a cualquier cosa que te traiga.

Alimentar a los peluches aún es tierno, pero la cosa se complica cuando les da por hacer de minichefs y comer mientras maman. Un día te miras el escote y te pegas el susto del siglo. ¡Has pillado una enfermedad infectocontagiosa mortal! Tienes el pecho lleno de manchas irregulares de color rojo. ¿Qué demonios es eso?

Pues seguramente la salsa de tomate de los espaguetis de la comida. ¡Uf, sobrevivirás! Tan solo tendrás en el sujetador unas manchas que no van a desaparecer por más que las frotes.

Comer tostadas y mamar, qué gran placer para ellos y que gran horror para nosotras. Las migas son lo peor, parece un ataque de pulgas, ¡te pica todo!

De teta a teta

Otra situación que se presenta cuando empiezan a poder desplazarse por sí mismos es el juego de ir «de teta a teta». Suelen practicarlo especialmente de noche, cuando les vas a dormir y están cansados. En esta etapa tienes la seguridad de ser el tablero de algún juego de mesa.

Empiezan con una teta, la agarran con las dos manitas, la aprietan, succionan, se ponen nerviosos, y directos a la segunda. Y lo mismo: de nuevo a la otra teta. Y vuelta a empezar... Por supuesto, mientras tanto el bebé te pasa por encima o directamente se pone encima de ti, y como ya pesa un poco, si te quedas traspuesta llegas a soñar que un elefante te está pisando y no te deja respirar.

Eso de usar la teta de somnífero ya no funciona tanto, no se queda KO a la primera y debes tener mucha paciencia para aguantar el baile nocturno que se marca.

Los berrinches con teta se curan

Sobre los dos años, los bebés entran en la etapa de los berrinches, una etapa dura y compleja que con teta es mucho más fácil de sobrellevar.

¿Quién ha dicho que el pecho es solo para comer? El pecho tiene múltiples funciones y vale la pena que las aprovechemos. Cuando un bebé de dos o tres años tiene una rabieta, ofrecerle el pecho casi siempre puede conseguir que se calme como por arte de magia.

Amamantarlo cuando está en plena crisis de ego no implica malcriarlo o tolerarle todo, al contrario. Nuestro gesto le dice que vamos a estar siempre a su lado, que lo vamos a ayudar a superar los malos momentos y que puede confiar en nosotras siempre, con o sin teta.

Érase un niño pegado a una teta

La lógica nos dice que, a más edad, menos teta. La lógica aplicada a la lactancia es proporcionalmente inversa: cuanto más mayor, más teta.

Y llegas a los dos, los tres o los cuatro años de lactancia y descubres que tienes un «teta adicto» en casa. Un niño que come de todo, que es inteligente, divertido, juguetón, amoroso, y que reclama su teta. Y es que los niños nos echan de menos y reclaman la teta como una manera de asegurarse de estar a nuestro lado.

Para muchos niños mayores la lactancia es un refugio y les ayuda a sentirse bien. A veces, a esas edades y en plena crisis de ego, llevan mal el aplazamiento, es decir, que les digamos «Espera un poco, que tengo que terminar esto», y piden la teta con mucha insistencia.

No es raro, no le pasa nada, no es un retroceso, no haces nada mal. La teta es mucho más que comida y cuando crecen es cuando nos lo dejan claro. Estar con mamá es un placer, estar con mamá y tomar teta, el placer de los placeres.

Mordiscos

Entre los ocho meses y el año llega la etapa caníbal. Solo leerlo da miedo, y de hecho es una de las principales dudas de las madres cuando ven que aparecen los dientes: ¿me va a morder?

No hay nada que hacer, tarde o temprano te llevarás un mordisco, por no decir más de uno.

Los primeros comentarios que te hace la gente cuando te ve dar teta a un niño de seis meses son: «¿Y cuando tenga dientes?», «Pero ¿no te muerde?». A ver, las madres tenemos un punto de masoquistas, pero una cosa es ser masoquista y otra es ¡ser idiota! Así que aprendes a decir a todos los interesados en tu bienestar: «Señora, ¿usted cree que si me mordiera le daría el pecho?».

No obstante, llega el día en que te toca comerte tus palabras y experimentar los mordiscos en primera persona. Lo importante es ponerle freno lo antes posible. A veces los bebés cierran la boca y muerden cuando están adormilados, o muerden porque les duelen las encías, o lo hacen por casualidad y luego se convierte en un juego.

Cuando muerden justo antes de dormirse puedes evitar el mordisco si tienen la boca muy, muy abierta. Algunas madres colocan un dedo entre los dientes y el pecho para que si el bebé cierra la boca antes de dormirse el mordisco se lo lleve el dedo, que duele bastante menos que el pecho.

Si el mordisco es voluntario, lo da despierto y, lo que es peor, lo repite en cada o en casi cada toma, hay que ponerle remedio lo antes posible, así que manos a la obra:

REMEDIOS PARA INTENTAR SOLUCIONAR LOS MORDISCOS

- Juega a mamar con la boca abierta como si fuera un león.
- Avísale de que si muerde, no hay teta.
- Si crees que el problema son los dientes, ofrécele un alimento frío (una zanahoria de las grandotas, pelada y fría es ideal) para que descargue la tensión en el alimento.
- Intenta hacer tomas muy cortas, tipo chupitos. ¡Ni un minuto más!
- Intenta estar todo el rato pendiente del bebé, «hablar» con él, no perder el contacto visual con él.
- Juega con un muñeco o algo que le guste mientras mama.
- Si muerde, no te rías nunca.
- Si muerde, intenta poner la cara más neutra que puedas.
- Intenta no chillar o gritar si te muerde.

Si a pesar de todo muerde, procura estar lo más calmada posible. Deja de darle el pecho y repítele que si muerde no hay teta. En caso de que el dolor, la rabia o la tristeza te invadan, deja a tu bebé en un sitio donde no se pueda hacer daño y desahógate. Lo normal es que lo pille rápido y deje de morder, pero esto no te libra de tenerte que hacer con una ración doble de paciencia.

Huelga, huelga, huelga general

Sí, las huelgas de lactancia existen y, en ocasiones, se pueden confundir con un destete y podemos llegar a pensar que se trata del final de la lactancia cuando en realidad solo se trata de una huelga temporal. Las situaciones en las que se producen son las siguientes:

- Demasiada alimentación complementaria: si un bebé toma demasiados alimentos, o se le ofrece primero los alimentos sólidos, es complicado que le quede espacio para la leche. Así que es probable que deje de mamar.

- El dolor y la congestión: cualquier dolor físico o la congestión nasal pueden ser causa de un rechazo temporal. Cuando lo intenta, el bebé no puede mamar o simplemente no puede respirar.

- Vuelta al trabajo: para los bebés también es duro, así que te lo hacen saber y se pueden negar a mamar durante horas o días.

- Un mordisco: después de un mordisco y un grito de mamá, hay bebés que se asustan y tienen miedo. Esto les lleva a no querer mamar.

En todas estas situaciones es preciso decidir en primer lugar qué quieres: ¿que el bebé vuelva a mamar o ya te va bien dejar la lactancia?

Si optas por dejar la lactancia, solo debes controlar tu pecho y extraer un poco de leche cada vez que se ingurgite. Si por el contrario lo que quieres es que el bebé vuelva a mamar, hay que poner en marcha las conocidas como «técnicas de seducción».

Cuando un bebé deja de mamar y la madre se lanza desesperada a ofrecerle el pecho y a intentar que mame o insiste demasiado, se puede causar el efecto contrario y hacer que el bebé aún tenga menos ganas de mamar. Para conseguir que vuelva a mamar hay que ser perspicaz. Cuando quieres enamorar a alguien, ¿cómo lo haces? Te insinúas, intentas persuadir al otro, pones ojitos... Pues esto es precisamente lo que te va a tocar poner en práctica: técnicas para que el bebé se reenamore del pecho sin darse cuenta.

Nunca hay que forzar al bebé o querer ganarlo por hambre. Si ya come alimentos sólidos, es preciso permitirle que coma y en absoluto intentar restringirle la comida. Bajo ningún concepto se debe dejar al bebé sin comer, porque eso no hará que vuelva a mamar.

Intenta pasar momentos a solas con él, sin prisas ni presiones. Busca un espacio cálido y tranquilo, que también pueda ser divertido, como la bañera, el sofá o la cama. Disfruta del rato que pasas con tu bebé y deja que todo fluya.

Las huelgas de lactancia pueden ser largas y suelen durar hasta un mes. Por eso, si el bebé no mama y quieres mantener la producción, vas a tener que sacarte leche, y luego se la puedes ofrecer.

Ellos también reciben comentarios

La mayoría de los adultos se ponen bastante nerviosos cuando ven a un niño mayor a la teta. ¡Ni que fuera un tigre de Bengala! Algunos incluso expresan asco o malestar. A veces saben apartar la mirada, pero hay quien no sabe hacerlo y, lo que es peor, se cree con el derecho de opinar sobre lo que estás haciendo o incluso lanzarte un improperio.

Llega un momento en que un bebé al pecho deja de ser dulce y entrañable para convertirse en un «pequeño adicto a la teta», un bebé «que te usa y usa tu teta», «que tiene vicio» y «que ya no debería estar colgado de tu pecho».

Tu hijo va a escuchar comentarios absurdos: «La teta es caca», «Tan mayor y aún tomando teta», «¡Niño, esto es toda una marranada!», «Pareces un bebé»...

Hay algunos niños que no prestan atención a este tipo de advertencias, pero dependiendo de su edad y su temperamento, otros pueden llegar a sentirse mal, pues en ocasiones incluso se les ridiculiza en público. Ellos también necesitan saber responder a los ataques y a medida que van creciendo suelen hacerlo si se lo enseñas, ya sea ignorando estas opiniones o respondiendo a ellas. Como Ausiàs, que, cuando tenía tres años, un día mientras estaba mamando se le acercó una señora y le dijo:

—¿Con lo mayor que eres no te da asco la teta?

Ausiàs miró a la señora, la señaló y soltó:

—¡Que se vaya esta mujer tonta!

Nada más que decir. Si te metes donde no te llaman, puedes salir escaldado.

CUANDO LAS COSAS NO SALEN COMO ESPERAMOS O SIMPLEMENTE SON ESPECIALES

Existen circunstancias que se nos escapan y que no podemos prever, momentos en los que la lactancia nos puede ayudar a sobrellevar las complicaciones y a sentirnos útiles. Sin embargo, la lactancia no siempre es posible ni siempre funciona, y entonces es necesario superar además el dolor por la lactancia perdida para poder seguir adelante.

Este capítulo trata situaciones no habituales que no por ello son menos importantes. Si te encuentras en alguna de ellas, puedes necesitar más ayuda y apoyo que otra mamá.

Prematuros

Dar a luz a un bebé prematuro es una experiencia para la que los padres no están preparados. El bebé soñado y anhelado se aplaza, la felicidad se desdibuja y el futuro es una incógnita demasiado grande. Los padres se suelen sentir perdidos ante la fragilidad de su bebé.

Aunque no hay unos motivos concretos que determinen el nacimiento prematuro, en nuestro país, y en el resto de los países occidentales, se apunta a varios factores como causantes de los nacimientos prematuros: las técnicas de reproducción asistida, los partos múltiples, el estrés laboral, los problemas de salud de la madre y el retraso de la maternidad. En los países en vías de desarrollo, por el contrario, la prematuridad obedece a la falta de seguimiento médico durante el embarazo y el parto.

Cada año nacen unos quince millones de niños prematuros en el mundo, y esta cifra va en aumento de manera inexorable. Cuando un bebé nace prematuro, tendrá más o menos dificultades en función de la edad gestacional. Un bebé que nace a término es un bebé inmaduro que nos necesita; en el caso de un bebé prematuro[118], su inmadurez es doble y nos necesita aún más.

---

[118] Según la AAP (Academia Americana de Pediatría), se considera prematuro todo recién nacido vivo con una edad gestacional inferior a 37 semanas, sin importar su peso al nacer. Los problemas y las dificultades que sufrirá el recién nacido prematuro, no obstante, sí dependen de su edad gestacional y su peso. Los bebés prematuros son inmaduros, todos sus órganos y sistemas están por terminar: el aparato respiratorio, la termorregulación, el aparato urinario, el sistema inmunológico, el aparato digestivo...

La alimentación de un bebé prematuro debe ser ideal y óptima, que facilite un crecimiento similar al que tendría dentro del útero. Así pues, tiene que ser fácilmente digerible, de fácil absorción y que no suponga una sobrecarga metabólica. Esta alimentación tiene un nombre: lactancia materna.

Algunos bebés son tan pequeños que no pueden recibir ni la leche materna y necesitan durante días o semanas ser alimentados mediante una vía que les aporte los nutrientes necesarios.

Si son un poco más maduros y su cuerpo está preparado para recibir leche, puede ser preciso utilizar una sonda nasogástrica para alimentarlos, pues sus reflejos de succión y deglución todavía han madurado. Por lo tanto, sus madres se extraen leche, que se les administra en pequeñas cantidades a través de la sonda.

La leche que fabrica la madre de un prematuro es especial para su hijo y diferente a la que fabrica la madre de un bebé nacido a término. Para empezar, su calostro, comparado con el calostro producido tras un nacimiento a término, tiene más inmunoglobulina IgA, lisozima, lactoferrina, macrófagos, linfocitos, neutrófilos, proteínas y sodio. La leche materna es más que un alimento para ellos, es un medicamento, puesto que disminuye la morbili-

dad neonatal causada por la enterocolitis necrotizante,[119] defiende al prematuro de las infecciones hospitalarias, minimiza los procesos alérgicos, favorece un buen desarrollo psicomotor y estimula la creación del vínculo afectivo entre los padres y el bebé.

El calostro y la leche que fabrica la madre de un prematuro es diferente de la leche de la madre de un bebé nacido a término, lo cual seguirá así durante los primeros seis meses de vida del prematuro. El calostro que toma el prematuro es rico en grasas, ideales para el cerebro y la retina, y posteriormente la leche que fabricará será significativamente más rica en ácidos grasos esenciales, un elemento básico para los bebés prematuros.

Piel con piel o el método madre canguro

Cada vez más hospitales están implantando el método madre canguro con los bebés prematuros para mejorar la calidad asistencial de los bebés y sus padres.

El método madre canguro es un sistema de cuidados del niño prematuro o de bajo peso al nacer basado en el contacto piel con piel entre el niño prematuro y su madre,[120] que busca mejorar el bienestar del pequeño a la vez que dar confianza y herramientas a los padres para ir adquiriendo seguri-

---

[119] La enterocolitis necrotizante es una enfermedad que padecen especialmente los recién nacidos prematuros. Consiste en una inflamación que causa destrucción, es decir, necrosis, de partes del intestino.
[120] U otro cuidador

dad en su capacitación para cuidar a su hijo.

Para aplicar el MMC la madre se sienta en una silla cómoda y se descubre el pecho, el bebé es acostado boca abajo entre sus pechos, con solo un gorrito y los pañales. Ambos se tapan y se mantienen en contacto el mayor tiempo posible. A pesar de que parece algo muy simple, complementa a la perfección los cuidados hospitalarios que se ofrecen al bebé.

Tanto para el bebé como para la madre, practicar el MMC ofrece muchas ventajas:

- El bebé mantiene más estable su temperatura corporal.
- Su ritmo respiratorio y cardíaco es más constante.
- Activa los reflejos neonatales del bebé y su interés por buscar el pecho y mamar aumenta.
- El bebé pasa más rato dormido en sueño REM, está más relajado y llora menos.

- Se ha observado que los bebés a los que se les aplica el MMC mejoran su desarrollo cognitivo y sensorial.
- Para las madres, la estimulación que reciben por parte de su bebé les ayuda a aumentar su producción de leche.
- También afianza la vinculación entre ambos.
- E, indudablemente, la mayor de las ventajas es el placer de ambos por estar juntos.

Si en la unidad donde está ingresado tu pequeño permiten practicar el MMC no dudes en hacerlo tantas horas como te sea posible.[121] Aquí también entra en juego tu pareja, que puede disfrutar igual de la práctica del MMC y que te va a permitir tener ratos de descanso o sacarte leche.

Tu aliado: el sacaleches

Cuando un bebé prematuro que está ingresado mama mal o poco, la relación con el sacaleches es inevitable. Los sacaleches disponibles en los centros hospitalarios son extremadamente eficaces, aparatos diseñados para conseguir la mejor extracción.

En el caso de que el bebé haya nacido y no pueda mamar, iniciar la estimulación con un sacaleches antes de que pasen ocho horas después del nacimiento es esencial. La leche, en el

---

[121] Si no lo permiten o no te lo han planteado, puedes pedirlo e intentar que accedan a ello.

caso de un parto prematuro, va a subir igual, lo que resulta de vital importancia es asegurar una buena producción, para eso conseguir que el pecho se active lo antes posible es clave.

Para un prematuro la leche es imprescindible y, a pesar de que en algunos casos se puede pedir al banco de leche materna para los primeros días, asegurar la producción de la madre es prioritario. Por ello, es indispensable crear unas rutinas de extracción: cada dos horas de día y cada tres de noche. De esta manera, imitamos el ritmo de estimulación y extracción del bebé. Dependiendo del estado del bebé, su edad gestacional y su peso, le ofrecerán la leche o habrá que congelarla a la espera de que se le pueda administrar.

La constancia es un factor determinante, no es nada fácil sacarse leche con un extractor, angustiada por el estado y la salud del bebé, en un espacio «hostil». Es posible que la madre reciba el alta y el bebé se quede ingresado. Tener que volver a casa dejando el bebé hospitalizado, pudiendo pasar con él solo unas pocas horas al día, es un proceso duro. El cansancio puede hacer mella y repercutir en el ritmo de extracción de leche, que suele descender.

La conservación de la leche varía un poco en el caso de los prematuros, ya que es preciso que la leche sea lo más fresca posible para garantizar que les llegará el máximo de «viva» posible. Así pues, la leche para un prematuro se puede guardar 24 horas en la nevera y unas cuatro horas a temperatura ambiente.

El crecimiento de los bebés prematuros suele ser diferente al de los bebés nacidos a término. De hecho, es muy importante tener en cuenta la edad corregida[122] de los bebés para poder valorar la evolución de su peso y su desarrollo. Este dato conviene tenerlo muy en cuenta, pues, por ejemplo, las crisis de la lactancia los prematuros acostumbran a experimentarlas a la edad corregida, no cronológica, y tampoco empiezan a aceptar alimentos a la edad cronológica habitual.

Gemelos y trillizos

¿Es posible dar el pecho a dos bebés? ¿Y a tres? A priori, tenemos dos pechos, por lo tanto, podemos poner a un bebé en cada uno. La lactancia con múltiples es posible y muchas madres consiguen llevarla a cabo.

Los partos múltiples están al alza; retrasamos la maternidad por el contexto social y económico en el que vivimos y cuando decidimos ser madres, nuestra capacidad reproductiva ha disminuido considerablemente. Esto hace que muchas mujeres recurran a técnicas de reproducción asistida que

---

[122] La edad corregida es la edad del bebé según la fecha prevista del parto. Si el bebé tiene seis meses de edad, pero nació dos meses prematuro, su edad corregida es de cuatro meses.

casi inevitablemente deparan gestaciones múltiples.

Un factor relacionado con los partos múltiples es la prematuridad, sea porque el parto se adelanta sea porque muchos profesionales no esperan al final de la gestación. Además, el porcentaje de cesáreas se dispara hasta superar el 50 % de los partos.

Todo ello hace que la lactancia con múltiples sea salvar un escollo detrás de otro: son dos, con necesidades y tiempos diferentes, si la madre ha sufrido una cesárea está dolorida y con la movilidad limitada, los bebés pueden ser prematuros o tener poco peso al nacer, o pueden estar más adormilados o demostrar poco interés.

Así pues, cada lactancia con múltiples es diferente y única. Lo que sí conviene tener claro es que la madre va a necesitar mucha ayuda y que la cuiden para que pueda cuidar y amamantar a sus bebés.

El pecho puede producir la leche necesaria para amamantar a dos bebés sin problema, pero es básico que la madre se sienta libre de cualquier otra tarea. Porque si la lactancia con uno te obliga a estar muchas horas con el bebé a la teta, con dos ¡ni te cuento! Los bebés suelen tener ritmos diferentes, lo que se traduce en que cuando terminas con uno, te toca empezar con el otro. La lactancia con múltiples daría para un libro entero, de modo que para resumir resuelvo las dudas más comunes.

La organización del pecho es totalmente tuya. No hay opción buena ni mala. Al principio algunas madres prefieren dar el pecho a cada bebé de manera individual. De esta forma pueden estar más pendientes de cada uno y pueden dedicarles toda la atención. El único inconveniente de hacerlo así es que requiere más tiempo.

Otra opción es dar el pecho a los dos a la vez, por lo que es necesario que tengan hambre al mismo tiempo, cosa que no siempre pasa. Se puede intentar sincronizar a los dos hermanos, lo cual no es imposible pero sí complicado.

Asignar un pecho a cada uno es quizá lo menos recomendable, puesto que por las diferentes variables es más útil alternar pechos y bebés. Siempre hay un pecho que produce algo menos de leche, y si uno de los bebés presenta alguna dificultad de succión, se va a beneficiar de ir cambiando de pecho.

Las noches con múltiples también son duras, y es importante encontrar la manera de poder dar el pecho a los dos, o a uno, cuando lo pidan. La ayuda nocturna es casi indispensable, y que la pareja te acerque a los bebés es muy práctico. Algunas madres prefieren dormir con los bebés en la misma cama: colocar almohadas debajo de los brazos de la madre, poner encima a los bebés y un bebé en cada teta. Intentar descansar es fundamental para aguantar el esfuerzo que supone la maternidad múltiple.

Los múltiples suelen ser prematuros o nacer con bajo peso, lo que comporta más dificultades añadidas: son muy dormilones, pueden presentar una inmadurez en la succión y se cansan con facilidad. Las madres de gemelos o mellizos, como cualquier madre, también temen tener poca leche, a pesar de que la glándula es capaz de producir leche para dos bebés. De hecho, hay mamis que consiguen una lactancia exclusiva de trillizos. La estimulación es la clave para que el cuerpo fabrique toda la leche que se necesita. Para ello es muy importante, en el caso de que los bebés succionen con dificultades o se duerman mucho, contar con la ayuda de un sacaleches una temporada.

Bebés enfermos

Tener a un bebé ingresado en el hospital es una de las experiencias más duras que puedes vivir. Sea por una dolencia leve sea por un problema más grave, nunca resulta fácil: es una situación desconocida, en un entorno desconocido y con personas desconocidas, lo cual causa mucho miedo.

Todas las madres nos cambiaríamos por nuestros bebés en esos momentos, desearíamos evitarles cualquier sufrimiento.

Los niños tienen derechos, pero en muchos hospitales estos no son reconocidos ni respetados. Y si para un adulto ir a un hospital es poco agradable, piensa que para un niño puede ser aterrador.

La Unión Europea promulgó un documento, que debe ser suscrito por todos los países de la Unión. Uno de sus puntos determina que cualquier niño o niña tiene:

> Derecho a estar acompañado de sus padres o de la persona que los sustituya el máximo de tiempo posible durante su permanencia en el hospital, no como espectadores pasivos sino como elementos activos de la vida hospitalaria, sin que eso comporte costes adicionales; el ejercicio de este derecho no debe perjudicar en modo alguno ni obstaculizar la aplicación de los tratamientos a los que hay que someter al menor.

Una de las situaciones habituales durante la hospitalización suele ser la dificultad para mantener la lactancia materna, porque la madre no puede estar con el bebé todo el rato, porque en los centros no suele haber camas de colecho que permitan la alimentación nocturna, o por la tensión que supone estar en el hospital, entre otros motivos.

Además de todas las medidas terapéuticas para que el bebé se cure, poder mamar, estar con su madre y sentirse seguro es clave para su recuperación. A menudo los niños más mayores en el hospital dejan de comer, y la leche materna les ayuda a mantenerse bien y sin perder peso. Todos los procedimientos dolorosos se pueden hacer con el bebé mamando, lo que supone un alivio del dolor y una forma segura de calmar al bebé mientras se lo somete al tratamiento.

Pérdida gestacional

Cuando un bebé muere antes, durante o después del parto, todos los planes se vienen abajo y el mundo parece detenerse, pero el cuerpo materno sigue adelante y la leche que debería tomar el bebé llega de manera atrevida, sin pedir permiso ni ofrecer sosiego, recordando que el bebé no está. Y no hay nada más triste y doloroso que tener los pechos llenos de leche y las manos vacías.

Las sensaciones y la respuesta emocional a esta situación son diferentes en cada madre. Hay mujeres que no quieren saber nada de esta leche y la quieren eliminar lo antes posible, pero hay madres que quieren que su leche sirva para algo, que su leche tenga algún sentido, que algo de lo que les ha tocado vivir lo tenga.

La primera y casi la única opción que se suele ofrecer en los hospitales es tomar las dosis correspondientes de un medicamento justo después del parto para intentar reducir la prolactina en sangre. Y se trata de eso, de un intento, porque muchas veces la leche sube de todas formas, los pechos se llenan y es preciso hacer algo.

Aún circulan métodos antiguos y horribles para tratar de parar la producción de leche: fajarse los pechos, no beber agua o no extraerse leche no son medidas adecuadas y pueden causar un dolor innecesario. Todo es más fácil si lo hacemos de la manera más grata posible. La reducción y suspensión de la producción pasa por la extracción de leche con sacaleches o a mano. Aunque puede parecer que el efecto vaya a ser tener más leche, es la mejor manera de conseguir disminuir la producción de leche. Cada vez que el pecho se sienta lleno se debe vaciar un poco para que el cuerpo entienda que ha fabricado demasiada leche y debe ir reduciendo la producción. Aplicar frío y mantener la extracción hasta que sea oportuno son los medios más acertados para hacer llevadera la situación. Normalmente en una semana o poco más la leche deja de molestar y no es necesario seguir actuando.

Qué hacer con esta leche es, por otro lado, una cuestión que es preciso resolver.

Hay madres que prefieren limitarse a tirarla, pero a otras el hecho de desperdiciarla les agrava la pena y se sienten mal por deshacerse de la leche que habría alimentado a su hijo. Del mismo modo que no tiran la ropa y las cosas del pequeño, tirar su leche sería extremadamente doloroso.

Algunas madres optan por congelarla mientras deciden qué hacer con ella, lo cual puede llevarles meses.

También existe la opción de hacer una donación privada y dar la leche a alguien que pueda aprovecharla: una madre que tenga una baja producción o una madre que deba volver al trabajo y no pueda sacarse leche, por ejemplo. Leche para el pequeño de una amiga. La donación permite dar sentido a la terrible experiencia vivida.

La leche es mucho más que alimento, la leche es nuestro vínculo de unión.

Desde aquí, un abrazo para las madres que habéis sentido que os falta un trocito de vida.[123]

De leche artificial a leche materna (relactar)

La relactación es el proceso por el cual se eliminan las tomas de leche artificial de la alimentación del bebé para llegar a conseguir que tome exclusivamente leche materna. Antes de empezar, sería ideal hacer una valoración previa con el objetivo de determinar las causas por las que se inició la suplementación con leche artificial e intentar resolverlas antes de empezar.[124]

La relactación es una carrera de fondo, un camino largo y complicado en el que vas a necesitar ayuda y apoyo para poder llegar a la meta. Vamos a ver los diez puntos básicos para conseguirlo:

1: Yo puedo

El primer paso para reducir los suplementos es el más complicado; hay que confiar en las propias capacidades, tener paciencia y perseverar. Es necesario saber que durante el proceso darás pasos adelante, pero que también puedes dar alguno hacia atrás y que esto forma parte del desarrollo de la relactación. Buscar ayuda y complicidad en la pareja y en la familia es fundamental para el éxito de la relactación.

2: ¿Cuánta leche artificial toma?

Deberías anotar la cantidad de leche artificial que toma el bebé durante 24 horas. Si la cantidad total es superior a 100 ml, hay que ir poco a poco y dar tiempo al cuerpo para que pueda aumentar la producción de leche (PUNTO 7).

Si la cantidad que se ofrece al bebé en 24 horas es igual o inferior a 100 ml al día, la relactación es más fácil, y con un fin de semana intensivo (PUNTO 9) puedes eliminar totalmente la leche artificial.

---

[123] Si necesitas ayuda: http://www.umamanita.es/
[124] Puede ser clave contar con la ayuda de una experta en lactancia para poder identificarlas.

3: ¿Se agarra?

Que el bebé se agarre al pecho y quiera mamar es un punto a favor de la relactación. Si se niega o muestra rechazo, habrá que tener más paciencia para intentar que vuelva a aceptar el pecho.

4: Esas pequeñas cosas

Se pueden hacer pequeñas cosas que favorecen la producción de leche y la relactación:

- Eliminar las «otras» succiones, en especial el chupete, y buscar métodos de suplementación no invasivos (PUNTO 6).
- Fomentar el contacto piel con piel (real, el bebé debe estar en contacto directo con la piel de la madre).
- Ofrecer el pecho cada dos horas de día y cada tres de noche o siempre que el bebé tenga ganas de mamar.
- Si el bebé no quiere mamar, no conviene obligarlo ni forzarlo, ya que resulta contraproducente. Las técnicas «de seducción», como jugar en la bañera o hacerle cosquillas bajo las sábanas, funcionan mejor.
- Practicar el colecho para que se pueda descansar y amamantar a la vez.

5: El envase importa

Es aconsejable que para dar la leche materna extraída o la artificial busques un método de suplementación no invasivo: jeringa-dedo, vaso, cuchara, relactador...

Si te decides por el biberón, dáselo con el llamado método Kassing: el bebé está sentado y se le da el biberón lo más horizontal posible a fin de que pueda regular la ingesta de leche.[125]

6: Sin restricciones de leche artificial los primeros días

Durante los primeros días en los que se está intentando aumentar la producción de leche con el sacaleches, y el bebé está tomando mayoritariamente leche artificial, se debe seguir administrando la cantidad completa de leche de fórmula, a la vez que se empieza a estimular el pecho con sacaleches o manualmente.

7: Aumentar la producción de leche

El sacaleches o la extracción manual son aliados indispensables para conseguir aumentar la producción de leche.

Al principio del proceso solo es necesario usar el sacaleches, o estimular el pecho de manera manual, unos minutos o hasta que deja de salir leche. La estimulación con

---

[125] El capítulo «La vuelta al trabajo remunerado...» informa sobre los métodos de suplementación.

sacaleches va a depender de las posibilidades de cada madre, pero cuanto más frecuente sea la extracción, aunque dure unos minutos, más leche se consigue.

Los minutos dedicados a la extracción irán aumentando a medida que la cantidad de leche se vaya incrementando.

8: Retirar suplementos

Una forma útil para reducir la leche de fórmula cuando se ha aumentado la producción es la siguiente:

- Reducir la cantidad de suplemento artificial administrado en 24 horas unos 60 cc. Esta reducción se mantiene así durante unos días. Esta cantidad puede dividirse entre varias tomas: por ejemplo, reducir 10 cc en cinco de las tomas de leche artificial o reducir 30 cc en dos tomas.
- Continuar con la cantidad reducida de la leche artificial durante los días inmediatamente siguientes.
- Si el bebé muestra por su comportamiento que está satisfecho y después de una semana ha ganado 125 gramos o más de peso, reducir de nuevo el suplemento de la leche artificial en la misma cantidad (otros 60 cc) durante

unos días y volver a comprobar el peso.
- Si el bebé parece tener hambre o no ha ganado suficiente peso al final de una semana, no hay que reducir el suplemento artificial, sino continuar con la misma cantidad una semana más. Si el bebé continúa pareciendo hambriento o todavía no ha ganado peso después de otra semana, aumentar de nuevo el suplemento a como estaba antes de la reducción.
- Muchas madres prefieren suplementar con la leche artificial solo en algunas tomas.
- Una rutina frecuente es solo amamantar las primeras horas del día y por la noche, y dar el suplemento cuando los pechos se notan más blandos y las criaturas parecen más molestas.
- Otra posibilidad es suplementar alternativamente las tomas.

Es importante controlar la ganancia de peso del bebé (20 g al día si tiene menos de seis semanas)[126] y la cantidad de pañales mojados al día (cinco-seis), para estar seguros de que está obteniendo suficiente leche. En el caso de que el bebé no aumente de peso o pierda peso, no se deben reducir los suplementos de

---

[126] En algunas relactaciones los bebés se estancan en el aumento de peso o ganan el peso justo las primeras semanas. Es algo habitual.

leche artificial. Si es necesario, se volverá a aumentar la cantidad de leche artificial durante un día o dos.

9: ¡Me tiro de la moto!

Cuando el bebé solo toma entre 100 y 200 ml de leche artificial al día, se puede optar por dar el salto definitivo y dejar la leche artificial de lado. Se trata de escoger un fin de semana y olvidarse del mundo para centrarse solo en el bebé y la lactancia. Parece duro, pero ¡funciona!

10: No siempre se consigue

Hay que dejar claro que a veces, por más empeño y ganas que se pongan, no es posible conseguir una relactación completa. Las causas son múltiples y variadas, y nunca ninguna madre debe culparse por no haberlo conseguido: lo ha intentado y esto es lo más importante.

La relactación requiere energía y apoyo porque es una situación que puede desgastar profundamente. Así que, ¡muchos ánimos!

La culpa, la decepción y la aceptación

La lactancia materna crea mucha culpa. No he conocido ningún otro acontecimiento o situación que cause tanto dolor y sentimientos de culpa en las mujeres. Siempre he dicho que he sido muy afortunada, nunca he tenido el menor problema en la lactancia y he disfrutado de dos lactancias duraderas en las que mis hijas se han destetado de manera natural.

Por otro lado, estoy rodeada de mujeres que han luchado o luchan por sus lactancias. Y de muchas otras que se sienten mal por no haberlo conseguido. Se me ocurrió preguntar en mis redes sobre la culpa, hablar con las madres que no habían logrado amamantar para conocer mejor este maldito sentimiento que lo inunda todo. Es tan bestia lo que se llega a sufrir por no conseguir dar el pecho que madres con dos hijos que no habían podido dar el pecho al primero y al segundo sí se sentían culpables por esa primera lactancia fallida.

«Me rendí demasiado rápido.»
«No me informé durante el embarazo.»
«No aguanté el dolor.»
«Sucumbí a las presiones de mi familia.»
«No fui fuerte.»
«No busqué ayuda, no pedí ayuda.»

Las mujeres solemos culparnos por todo, quizá sea debido al tipo de educación que hemos recibido o a la religión, que culpa a las mujeres de todos los males. Sea como sea, la maldita culpa nos reconcome y cuando la lactancia no funciona, nos hundimos en la miseria.

Sin embargo, nos olvidamos de pedir opinión a la persona más importante: nuestro bebé.

¿Crees que el bebé te echa la culpa de algo? ¿Crees que el bebé piensa que has fallado en algo? ¿Crees que te va a querer menos? Yo pienso que no, que tus hijos te van a querer igual, que para ellos lo importante es tenerte, tocarte, olerte. La culpa empieza por perdonarse, sanar las heridas y seguir adelante.

Si a pesar de todo, el dolor inunda tu vida y no te deja seguir adelante, pedir ayuda profesional no está mal ni es algo de lo que avergonzarse.

TODO SE ACABA

Antes de hablar de destete deberíamos concretar cuál es, o cuál debería ser, la duración de la lactancia. En nuestra sociedad, la lactancia sigue siendo muy breve, y se abandona principalmente a causa del dolor, la falta de leche, la falta de apoyo e información y el regreso al trabajo remunerado. Las estadísticas indican que la lactancia en nuestra sociedad dura menos y nada.

Pero ¿ha sido siempre así?

La lactancia forma parte de la historia de la humanidad, pero las distintas culturas, civilizaciones y religiones han marcado (y marcan) la duración de la misma en cada caso. Porque los humanos tenemos un problema: no conocemos con certeza cuál es la duración de la lactancia en nuestra especie. Al ser la lactancia un fenómeno biológico pero a la vez cultural, se ve modelada en cada contexto. Para averiguar cuál sería la duración normal de la lactancia en los humanos se ha recurrido a múltiples ciencias, como la etnografía, la antropología, la historia o el arte, y se ha determinado que en la especie humana la lactancia debe alargarse hasta que el niño tenga entre dos años y medio y siete años. Entre esas edades sería «normal» que un bebé se destetara solo.

En nuestra realidad, la mal llamada lactancia prolongada[127] es aún una situación poco frecuente. Un porcentaje muy pequeño de niños y madres llegan a cumplir las recomendaciones oficiales de mantener la lactancia hasta los dos años como mínimo y, a partir de ese momento, continuarla hasta que ambos quieran. Lo habitual es que se produzcan destetes tempranos, hacia los tres o cuatro meses de vida del bebé, cuando las madres regresan al trabajo. Pero ¿esa debe ser la edad del destete? ¿Es bueno o es malo seguir amamantando muchos meses? ¿Hay que poner una fecha de caducidad a la lactancia?

Son grandes preguntas con respuestas simples.

---

[127] El término «prolongada» no significa lo mismo para todo el mundo. ¿Prolongada es más allá de los primeros seis meses? ¿O es más allá de los dos años y medio? Al no existir consenso sobre en qué momento empezamos a llamarla prolongada, el uso de este término induce a errores.

Cada madre y cada bebé deberían encontrar su momento ideal para decidir cuándo quieren dejar la lactancia sin miedo, ni presiones ni prejuicios. La ciencia ha demostrado que amamantar más allá de lo socialmente establecido y alargar la lactancia diversos años no constituye un perjuicio para la madre ni para el bebé. No existe ninguna evidencia de que cause problemas psicológicos a los bebés o que ponga en riesgo la salud física de la madre. Así que, tanto si tienes claro que vuestra lactancia va a durar unos meses como si quieres dar el pecho (o lo estás dando) durante años, vuestra lactancia no tiene fecha de caducidad y nadie, aparte de vosotros dos, debería decidir cuánto tiempo ha de durar.

El destete

En castellano, entendemos por destete el momento en el que el bebé deja definitivamente el pecho, y hay tantos destetes diferentes como mamás y bebés. De hecho, un bebé de seis meses que toma pecho y empieza a tomar otros alimentos ya está entrando en el período de destete, que será más o menos prolongado dependiendo de lo que se mantenga la lactancia.

El destete tiene implicaciones más allá de la nutrición porque el pecho materno tiene muchas más funciones. Cuando un bebé deja de mamar, se pone fin a un sistema de relación con su madre, se cierra una etapa y hay que explorar nuevas formas de relacionarse. No me gusta decir que los bebés usan el pecho, porque la palabra «usar» destila una connotación terriblemente negativa, pero es cierto que lo usan, y el pecho está pensado para que lo usen en beneficio de ambos. Cuando un bebé llora, el cuerpo de la madre responde a este llanto. El llanto es la forma que tiene el bebé de comunicarse con los adultos, y está creado para activarnos. ¡Y vaya si lo hace! Cuando un bebé llora, aumenta nuestra presión arterial, así como el latido cardíaco, y se segrega oxitocina, lo que hace que sintamos el reflejo de subida de la leche. Nuestro cuerpo nos dice que pongamos al bebé al pecho para que se tranquilice, para que se consuele. Y esta es la segunda y gran función de la lactancia: reconfortar al bebé, conseguir que en la mayoría de las situaciones que puede experimentar, como soledad, miedo, cansancio, sueño, aburrimiento o dolor, encuentre el sosiego que le falta. El pecho le sirve al bebé para recobrarse de múltiples experiencias, y cuando la lactancia termina tenemos que encontrar una manera de dar respuesta a sus necesidades. Y no es nada simple, porque cuando te das cuenta de lo fácil que es sacar el pecho y que el bebé se prenda, todo lo demás parece muy complicado.

He ayudado a muchas madres a dejar la lactancia. A pesar de que hay quien duda en preguntar a una asesora de lactancia este tema y hasta le parece raro hacerlo, el destete forma parte de la lactancia. Y cuando quieres terminar la lactancia también te planteas muchas preguntas.

¿Cuándo es el mejor momento para dejar la lactancia? Pues depende de muchos factores: opciones personales, realidad laboral y mil circunstancias que no siempre podemos controlar.

«Yo tenía muy claro que solo quería dar el pecho los primeros meses y dejarlo al volver a trabajar.»

«Nunca me planteé qué quería hacer. Todo salió rodado y el destete llegó solo, bastante tiempo después de lo que hubiera imaginado.»

«Quería una lactancia de años y desteté a los pocos días de empezar, el dolor no me permitió seguir.»

«Me diagnosticaron cáncer de mama. No tuve más remedio que destetar.»

«Llegó un día en que estaba harta de dar el pecho, me hacía sentir mal.»

«Mi bebé enfermó de otitis, le dolía tanto que dejó de mamar y por más que lo intenté, se destetó.»

«La lactancia se apagó como una vela, un día me di cuenta de que hacía más de una semana que no me pedía el pecho. Nuestra lactancia había terminado.»

Las expectativas son una cosa y la realidad es otra. Los planes que has hecho antes de empezar quizá se tuerzan. Imagina una vela: cuando la enciendes sabes que tarde o temprano se apagará sola, o puedes optar por apagarla con los dedos o soplando, aunque quizá un golpe de viento extinguirá la llama sin que puedas hacer nada. Esta es la mejor manera de entender la lactancia y el destete. Sabemos que la lactancia tiene un final en un horizonte más o menos lejano, pero si es necesario podemos apagarla cuando lo deseemos.

Tan solo hay que saber cómo hacerlo para no quemarse los dedos.

El destete dirigido por la madre

Puedes decidir acabar la lactancia en el momento que quieras y por la razón que quieras, lo único que debes saber es cómo hacerlo para poder hacerlo bien. Hay dos factores que debemos tener presentes, que son la edad del bebé y el cuidado de tus pechos.

Actualmente se sigue recomendando a las mujeres ciertas medidas para el destete como las siguientes:

No te saques leche: La leche no desaparece, no se reabsorbe, no se volatiliza. Si tienes el pecho lleno y te molesta, debes sacarte la leche del pecho, dejando una parte dentro para que la producción disminuya poco a poco.

No uses el sacaleches: Esta recomendación llega en relación con la primera. Si no te puedes sacar leche, menos aún usar el sacaleches. Porque se cree que hacerlo estimula la producción de leche, por lo que no dejarás de producir leche nunca. Totalmente falso, ya sea con sacaleches o a mano, si necesitas sacarte leche porque el pecho está muy cargado, puedes hacerlo. Eso sí, sacando solo una pequeña cantidad, la justa para que no te duela, dejando leche dentro del pecho para que la glándula entienda que se ha pasado de producción y la vaya disminuyendo.

No bebas agua: Este consejo se da suponiendo que, si no bebes nada de líquido, la glándula no va a tener agua para fabricar leche. Para que eso fuera cierto deberías estar deshidratada, así que no hay razón para que durante el destete dejes de beber el agua que quieras.

Véndate los pechos: Otra absurda recomendación. Fajar un pecho cargado de leche es extremadamente doloroso y con mucha facilidad puede favorecer la formación de una mastitis que agravaría el proceso de destete y causaría más dolor.

Tómate la pastilla para cortar la leche: A esta sugerencia le dedico un apartado entero más adelante.

Ahora, según la edad de tu bebé vas a tener que seguir unos pasos u otros:

Bebés de pocos días

Si has empezado la lactancia y decides terminar cuando tu bebé tiene días o semanas, no suele ser demasiado complicado que acepten la tetina y la leche artificial.

El problema principal pueden ser tus pechos. La producción de los primeros días es muy abundante, por lo que vas a tener que controlar el pecho extrayendo leche. No tengas miedo de manipular el pecho y sacar un poco de leche para aliviar la tensión. Dejando leche dentro del pecho, el FIL[128] actuará e irá disminuyendo la producción de leche, así en poco más de una semana el pecho dejará de dolerte y no tendrás que extraerte más leche.

Bebés de entre 1 y 6 meses

Si el bebé no ha tomado nunca biberón ni chupete, puede tener ciertas dificultades para agarrar la tetina del biberón o rechazarla porque le da asco. Así que un destete radical, dejando el pecho de un día para otro, a veces resulta complicado.

Cuando el bebé muestra rechazo es importante ir despacio y darle la oportunidad de irse acostumbrando. Así que sustituye una toma de pecho por biberón; cuando el bebé lo acepte

---

[128] En el capítulo «¿Cómo me preparo?» se explica la función del FIL (factor inhibidor de la lactancia)

y lo veas cómodo con el proceso, elimina otra toma. Y sigue de este modo hasta terminar el destete.

Controla el estado de tu pecho, si se llena y aparecen bultos no dudes en vaciarte el pecho a mano o con sacaleches; poco a poco la producción se reducirá.

Bebés de 6 meses a un año

A pesar de que sea más mayor, la leche sigue siendo su principal fuente de alimentación, de modo que si no le das el pecho, deberás ofrecerle leche artificial[129] juntamente con los alimentos complementarios.

A esta edad los niños empiezan a tener claro de dónde sale la leche y saben «servirse», con lo que no lo van a poner nada fácil. Es posible que se muestren enfadados o tristes, es normal. Puedes optar por ofrecer la leche en biberón o en un vaso de aprendizaje. De hecho, si tu bebé se acerca al año o ya lo tiene, el vaso es la primera opción para evitar que luego tenga que pasar por el «destete» del biberón.

Controla tu pecho e intenta extraerte leche siempre que lo necesites. Aplícate frío para disminuir la inflamación. Como en el caso de los bebés de menos de seis meses, lo deseable es un destete paulatino, pero si quieres suspender todas las tomas de un día para otro, asegúrate de que el bebé acepta el recipiente con el que le das la leche, así como la leche.

Niños de 1 año a 2 años

Para los bebés de un año o más, la lactancia forma parte del día a día, y la mayoría de ellos llevan bastante mal que esta termine. No es tan simple como negarles el pecho y darles otra cosa. El bebé luchará e intentará mamar sí o sí.

Lo primero es hablar, tratar de compartir tu decisión y ver qué opina de ella, si la comparte y se siente a gusto con el destete o reacciona con un no rotundo. Evita decirle que ya es muy mayor para mamar, que la teta es de niños pequeños o frases similares porque el problema no es su edad. Dile lo que sientes: que estás cansada, que ya no te gusta, que a veces te pones nerviosa, lo que sientas. Aunque parezca que un niño de un añito no lo entiende, debe saberlo antes de que empiece el proceso.

Hay diversas técnicas para que se vaya destetando, y deberás elegir de acuerdo con la prisa que tengas:

---

[129] Si tienes que dar leche artificial a tu bebé, siempre que puedas y durante todo el primer año es mejor ofrecer la leche de inicio o tipo 1, ya que es más adaptada que la de continuación o tipo 2.

TÉCNICAS PARA FACILITAR EL DESTETE

No negar, no ofrecer: Esta técnica consiste en no negar el pecho cuando el bebé se acuerda de él y lo pide, y en no ofrecerle teta si no se acuerda. Cuando lo pide, le damos el pecho sin rechistar y sin tensión, y al cabo de unos minutos mamando, le proponemos una actividad que le encante y que le dé ganas de dejar de mamar (también podemos pactar contar hasta un número y dejar el pecho al alcanzar esa cifra). Cuanto menos mame, menos leche tendrás, y el niño se irá destetando.

Distraer: «Mamá, teta.» Nada más oír esto te toca proponer lo más chulo que se te ocurra, como si no te hubieras enterado: «Oye, vamos a jugar con los coches», «Vamos a pintar con las pinturas nuevas», «¿Quieres que juguemos a peinarnos?»... Ya puedes preparar una lista larga de actividades para que se emocione. Debes ser muy convincente y tener a punto muchos recursos. Y, de nuevo, si te lo pide, le das el pecho sin rechistar e intentas que la toma sea lo más corta posible.

Ayuda al rescate: Si estás muy agobiada o cansada de tanta teta y de atender a tu hijo, pide ayuda. Tu pareja, tu madre o tu hermana seguro que te quieren ayudar y pueden intentar distraer a tu hijo, jugar más con él, prestarle más atención para que se acuerde menos del pecho. Esta técnica, al igual que las otras, funciona unas veces y otras, no. Si tu hijo acepta los cuidados de otra persona y se distrae, magnífico, pero si se enfada o se pone nervioso, es mejor que le des el pecho un rato para que luego la persona que te esté ayudando proponga una actividad divertida que le apetezca.

Los niños son muy sensibles a nuestras emociones y muchas veces, cuando nosotras deseamos con todas nuestras fuerzas que se desteten, perciben esta tensión y como no saben lo que pasa, aumentan su demanda y piden más teta. Así que, aunque es muy fácil de decir y complicado de poner en práctica, intenta estar lo más relajada posible a la hora de afrontar el destete para que todo sea más fácil.

Niños de más de 2 años

Cuando la madre de un niño mayor de dos años decide dejar de dar el pecho puede intentar las técnicas anteriores para conseguirlo, pero dejar de dar el pecho a un niño de dos años o más, que sabe perfectamente lo que quiere y cuando lo quiere, no es fácil. Para ellos es una situación muy complicada. Quizá con un ejemplo entenderás lo que supone para un niño mayor que su madre decida terminar la lactancia: vamos a imaginar que te regalo un coche (un cochazo, diría yo) y, por si fuera poco, como te quiero tanto yo me hago cargo de todo: de llenar el depósito cada vez que lo requieras, de pasar la ITV, de limpiarlo a fondo, de pagar el seguro religiosamente, de las reparaciones... Vaya, que me ocupo de todo y con mucho gusto. Aquí tienes tu regalo, me hace inmensamente feliz hacerte este regalo. ¡Disfrútalo!

Y cuando pasan dos años (por decir algo, aunque podría ser entre uno y cinco años), te miro a los ojos y te digo: «¡Basta! ¿Sabes? Me he cansado, ya no me gusta que dispongas de mi coche, ya estoy harta de que lo necesites constantemente y he decidido que se acabó. Hasta aquí hemos llegado. Espero que lo comprendas y respetes mi decisión. Te quiero mucho pero ya no puedo más.

¿Qué opción elegirías?

A) Muchas gracias. Me ha encantado disfrutar del coche todos estos meses, vaya regalazo me has hecho. He sido muy afortunado y te lo agradezco infinitamente, ha sido maravilloso.

B) ¿Por qué? ¿Qué he hecho? ¿Por qué me lo quitas? ¡No quiero! Ya me he acostumbrado, lo necesito, ahora no me puedes hacer esto. No me habías avisado. ¡No es justo!

Ahora cambia «el regalo» y piensa en la lactancia. Piensa en lo que siente un niño mayor cuando la madre decide un destete unilateral. Él raramente escogerá la opción A, más bien se aferrará con uñas y dientes a su regalo, es decir, tomará la opción B. No digo que una madre no pueda destetar cuando crea que ha llegado el momento, solamente digo que es necesario hacerse una idea de lo que el niño puede sentir cuando su madre decide quitarle el REGALO, y que este puede ser un proceso duro.

TÉCNICAS PARA FACILITAR EL DESTETE DE UN NIÑO A PARTIR DE 2 AÑOS

Aplazar: Esta técnica solo funciona si el niño comprende el concepto de esperar y la negociación. Cuando el niño pide pecho le decimos que espere un momento. Al principio este «momento» debe ser muy corto, de uno o dos minutos. Si vemos que antes de que transcurra ese tiempo se pone nervioso o pide el pecho insistentemente, se lo damos de inmediato. Si entiende el concepto y es capaz de aguantar iremos aumentando los tiempos de espera.

Te quiero mucho, pero estoy cansada: Expresar lo que sentimos no es malo, a los niños más mayores les va a permitir empatizar y entender que en ocasiones mamá no tiene ganas de sentarse para dar el pecho. Lo que es muy importante es remarcarles que aunque no tengamos ganas de darles teta los queremos un montón. Y debemos compensar la falta de teta con muchos más besos, mimos y caricias.

Fijar una fecha en el calendario: Si el niño ya entiende el concepto del paso del tiempo y de los días, podemos fijar una fecha en el calendario para dar por finalizada la lactancia. Hay que hablarlo antes y pactar que el día elegido se va a terminar la teta (es posible que luego le cueste cumplirlo). Se puede preparar una fiesta de despedida o programar una salida familiar de celebración. Hay madres y bebés que programan el destete para el día del cumpleaños del niño, como un acontecimiento más. Por otra parte, es importante no insistir en la idea de «te has hecho mayor» o «los niños mayores no toman el pecho», porque puede producir un efecto rebote en él, o sea, «no quiero crecer» o «no soy mayor».

Existen otras técnicas de destete pero no son nada aconsejables. Como asesora puedo entender que en determinadas circunstancias la madre se desespere en ciertos momentos y tenga una necesidad imperiosa de dejar la lactancia.

En todo caso, siempre que se pueda habrá que evitar usar técnicas como las de untar sustancias amargas en el pezón o irse de casa. En la medida de lo posible, lo mejor es acabar la lactancia con el mejor recuerdo para ambos.

El destete dirigido por el bebé

Es raro, muy raro que un bebé menor de un año se destete, pues la leche es para él su alimento principal. Aun así, puede pasar porque siente dolor, porque le chifla la comida, porque las tomas se han reducido y hacía muy pocas... Existe la posibilidad de que sean ellos los que decidan dejar de mamar.

En este momento, la pelota está en tu tejado y la pregunta es: ¿qué quieres hacer? ¿Ya te va bien que se haya destetado o no lo esperabas y prefieres intentar que vuestra lactancia no termine?

Si te va bien que se haya destetado él, tan solo deberás controlar el estado de tus pechos y extraer leche en el caso de que se carguen, aplicar frío y esperar que la producción se reduzca.

Si crees que no es el momento, que quizá se trata de una huelga de lactancia y no te apetece que lo deje, puedes intentar reenamorarlo del pecho.[130]

El destete forzoso

Hablamos de un destete forzoso cuando por determinadas situaciones la lactancia tiene que terminar en días o en horas. Se produce en circunstancias graves, como una enfermedad de la madre o del bebé o una situación de emergencia.[131] Siempre que sea posible, es mejor un destete paulatino y lento que permita a la madre y al bebé terminar la lactancia con la mayor serenidad.

Si tienes que dejar la lactancia de manera inmediata y llevas meses dando el pecho, debes saber que las pastillas que se suelen recetar para, supuestamente, «cortar la leche» no son la opción ideal.[132] Y de la misma manera, las recomendaciones que hemos visto al principio, como fajarse el pecho, no vaciarlo o no beber líquidos, están fuera de lugar, ocasionan mucho dolor y son totalmente innecesarias.

Cuando te ves obligada a dejar de amamantar, debes seguir sacándote leche a mano o con sacaleches. No tengas miedo de realizar este paso. Es posible que no te lo hayan recomendado, pero es la manera más fisiológica de hacerlo. Cuando sientas que tu pecho está lleno, sácate un poco de leche, lo suficiente para que notes la diferencia, pero sin intentar extraer el máximo volumen de leche. Si dejas leche dentro, el cuerpo entiende que debe producir menos leche y va disminuyendo el volumen producido día a día. De la misma manera, aplicar frío para desinflamar la zona es de mucha ayuda.

---

[130] En el capítulo «Cosas de mayores» tienes detalladas las técnicas para que vuelva a mamar.
[131] Asegúrate de que el destete es la única solución y que no hay más remedio que dejar de dar el pecho de inmediato. La necesidad de que la madre tome medicaciones suele ser la principal causa de destete y no está de más comprobar en la web de los pediatras de APILAM, www.e-lactancia.org, que realmente la medicación sea incompatible.
[132] Tienes más información al final del capítulo.

Los destetes abruptos deberían realizarse únicamente en situaciones de emergencia, enfermedades graves o cuando la agitación por amamantamiento[133] haga inviable seguir con la lactancia.

El destete nocturno

Algunas madres a partir del año se sienten agotadas y a pesar de que les gusta dar el pecho, necesitan que el bebé duerma un poco más y así ellas puedan dormir seguido. Una opción es intentar un destete nocturno y continuar con la lactancia a lo largo del día.

Durante el destete las tomas nocturnas siempre son las más complicadas de eliminar. Al anochecer tanto ellos como nosotras estamos más cansados y con menos paciencia, así que la principal necesidad en un destete nocturno es hacer acopio de paciencia. La segunda es la ayuda: resulta indispensable contar con el apoyo incondicional de la pareja o de cualquier otro familiar que cuide al niño habitualmente.

El destete nocturno es ideal empezarlo en época de vacaciones o cuando tengamos unos días libres, porque las noches van a ser movidas y nos tocará descansar de día.

Es importante que una semana antes de empezar el destete pongas fecha en el calendario y le expliques al niño que la teta por la noche se va a terminar ese día concreto. No es necesario recordárselo mil veces al día, pero sí hacer que sea consciente a diario de que cada vez queda menos, y recalcarle que a pesar de que se acabe la teta le vas a querer y mimar igual. Además, dependiendo de su madurez, vas a tener que ir dando respuestas a sus inquietudes. Hay diversos métodos que puedes intentar para conseguirlo, y aquí te los expongo de más a menos respetuosos para el niño:

TÉCNICAS PARA EL DESTETE

El sol y la luna: Se puede explicar mediante un cuento, que la teta va a dormir por las noches, que por la noche no habrá teta, que solo habrá teta cuando haya sol. Ojo con esto porque en verano amanece muy temprano y si el pacto es cuando haya sol te va a tocar darle el pecho a las seis de la mañana. Muchas madres están dispuestas a dar la última toma (aunque sea ya de noche) para relajar al bebé y aprovechar que se duerma, y no le vuelven a dar hasta el día siguiente.

---

[133] Hay más información sobre este sentimiento en el capítulo «La vida de una madre lactante».

El método padre:[134] Si se hace colecho y la familia duerme junta en la misma cama tan solo es necesario variar el orden en el que se descansa, de manera que el bebé esté lo más alejado posible de la madre. Si el bebé se despierta por la noche es la pareja la que se ocupa del bebé e intenta que se calme sin el pecho.

Ir a otra cama: Si el método padre no funciona y todo el mundo se pone nervioso, existe la opción de que la madre duerma unos días en otra habitación. Es preciso igualmente que la pareja se ocupe del bebé, lo calme y lo mime hasta que se vuelva a dormir.

---

[134] A pesar de ser llamado «método padre», podemos hablar de «método pareja» o «método familia».

Ninguno de estos métodos es fácil de aplicar y, a pesar de que muchos niños lo entienden relativamente rápido y empiezan a dormir sin pedir teta, muchos otros lo pasan realmente mal y pueden estar llorando varias noches. Por todo ello es esencial que la persona que se hace cargo del bebé tenga mucha mano izquierda y mucha paciencia para no ponerse nerviosa y saber dar respuesta a la tristeza y el enojo del niño.

Si para las parejas no es fácil, para las madres tampoco lo es. Estar cerca, oyendo los lloros y como el niño reclama la teta, sin claudicar es una misión complicada. Hay que mentalizarse mucho y tener claro que se quiere conseguir sí o sí un destete nocturno.

Después del destete pueden pasar dos cosas: que el bebé duerma del tirón[135] o que se siga despertando pidiendo agua o comida. A los niños mayores la lactancia, por mucho que nos sorprenda, les sigue aportando una buena dosis de calorías y, a falta de teta, te pueden pedir cualquier cosa.

El destete parcial o pactado

Cuando los niños crecen y aún siguen mamando es posible que no te sientas cómoda dando el pecho en cualquier sitio y ser el blanco de todas las miradas o tener que aguantar comentarios fuera de lugar. Por ello, muchas madres con niños mayores pactan con ellos los sitios o situaciones en los que no van a poder tomar el pecho: en la

---

[135] Nadie duerme del tirón, es una frase hecha. Todos tenemos microdespertares nocturnos y los bebés también. Lo necesario es que aprendan a dormirse solos sin succionar.

calle, en casa de la tía Pepita, en el metro... Los niños suelen aceptar bastante bien estas restricciones parciales, y cuando son más mayores incluso deciden ellos mismos dónde no quieren tomar el pecho. No debemos olvidar que la lactancia materna de niños mayores sigue siendo un tema tabú que genera comentarios desagradables, y cuando el niño es consciente de estas situaciones incómodas para él puede querer limitar la demanda a espacios que sean «amigos de la lactancia» y le resulten seguros.

El destete paulatino... o cuando la vela se apaga

El destete espontáneo en niños mayores existe y, aunque parezca increíble, se produce. En las lactancias que duran años, la acción de amamantar se vuelve una rutina que pasa casi inadvertida. Las madres podemos padecer algún momento de crisis o cansancio, pero dar de mamar es un acto que tenemos tan integrado que apenas si nos damos cuenta de que lo hacemos.

Y llega un día en el que te paras a pensar y no sabes si hace uno o dos días que no ha pedido el pecho y no te has dado ni cuenta. Y luego al día siguiente pide una toma, y pasan tres o cuatro días más y hace una o dos tomas, o no hace ninguna. Entonces, sin que os deis cuenta, vuestra lactancia se va apagando.

¿En qué momento se apaga? Pues en algún momento entre los dos años y medio y los siete años,[136] y es tan paulatino, tan silencioso que no lo percibes. Además, al ser tan gradual no hay que hacer nada con los pechos, ni se sienten llenos, ni aparecen bultos.

Las pastillas para «cortar» la leche

Las pastillas para «cortar» la leche no existen. Cuando una madre quiere dejar la lactancia se le recomienda tomar unas milagrosas pastillas que parecen tener un efecto mágico: te hacen desaparecer la leche de los pechos con solo tomarte un par. Visto y no visto, sin rastro de leche, eso es lo que esperan las madres, pero la verdad es que este efecto no suele producirse.

Desde que somos adolescentes y en las siguientes etapas de nuestra vida enmascaramos las sensaciones y reacciones de nuestro cuerpo: pastillas para no tener molestias durante la regla, hormonas para modificar nuestros ciclos, medicaciones para que el parto no duela, pastillas para cortar la leche...

Estas pastillas consiguen reducir la segregación de prolactina. Bien, la prolactina es la hormona encargada de fabricar leche, pero cuando la lactancia está establecida, allá por los tres meses, la glándula se regula gracias a la demanda del bebé y la prolactina pierde importancia.

---

[136] La edad natural del destete en los humanos se ha situado en esta franja de edad, pero hay niños que maman más allá de los siete años.

Cuando le recetan esta pastilla, la madre espera que la leche de sus pechos se seque, desaparezca y deje de producirse. Muchas veces la receta va acompañada de las recomendaciones claras y estrictas que hemos comentado anteriormente: no tocarse los pechos, no sacarse leche, no beber agua y, a veces, hasta vendarse los pechos.

Creo que no se puede describir el dolor que pueden producir estas innecesarias medidas. La glándula mamaria es un órgano diseñado para conseguir la supervivencia del bebé y va a hacer todo lo posible para seguir fabricando leche, a pesar de las pequeñas zancadillas que podamos ponerle mediante el uso de fármacos para disminuir la prolactina. La leche no se corta, la leche no desaparece por arte de magia, la leche es vida y nuestro cuerpo va a luchar. No podemos esconder la leche ni la lactancia.

Cuando queremos dejar de dar el pecho debemos tenernos respeto, respetar la glándula y sus tiempos. No es tan simple como tomarse una pastilla y olvidarse de todo, pero podemos conseguir que en una semana la leche deje de estar presente. Tendremos leche durante mucho tiempo, pero solo podremos verlo si nos apretamos un poco los pezones. La leche está ahí porque no desaparece, porque la leche no se borra de un plumazo.

Cuando queremos dejar la lactancia debemos hacer entender a la glándula que debe disminuir la producción de leche. Debes ir regulando la producción a la baja para dejar de tener subidas de leche o el pecho hinchado.

Lo ideal es que te saques leche cuando sientas el pecho lleno, a mano o con el sacaleches, tocar el pecho antes y después de la extracción y notar que, aunque dejas leche dentro, no hay dolor ni bultos ni molestias. Cada vez que notes el pecho cargado, lo vacías un poco. De esta manera la leche que permanece dentro manda una señal a la glándula y le dice que debe reducir el ritmo productivo.

De esta manera tan simple, en una semana conseguirás disminuir el volumen de leche que fabricas. La leche deja de estar presente y podemos decir que la lactancia ha terminado.

Cómo afrontar emocionalmente el destete

La lactancia es cosa de dos, no nos cansamos de repetirlo: madre y bebé. Sois los verdaderos protagonistas y los que debéis decidir cómo queréis que termine vuestra aventura con la lactancia. No hay dos lactancias iguales, es importante que lo recuerdes cuando la vecina del quinto te cuente lo fácil o difícil que fue el destete de su hija.

La vida sin lactancia es una nueva etapa que se inicia, que va a ser diferente y que significa un cambio importante en vuestras rutinas y costumbres.

Tu hijo y tú vais a tener que encontrar una nueva manera de relacionaros y comunicaros. Parece imposible, pero cuando amamantamos solucionamos muchas de las dificultades que surgen en el día a día con la teta. Por lo tanto, ¿cómo debes afrontar el cambio? ¿Cómo ayudarás a tu hijo a afrontarlo? Pues dependerá de su edad y madurez, evidentemente, aunque hay cosas que siempre va bien poner en práctica:

Anticipación: Si la lactancia es cosa de dos, no dejes que el final sea unilateral. Avísale, cuéntale que la lactancia se está terminando, recuérdale lo bonita que ha sido y los momentos tan preciosos que habéis compartido, y explícale cosas bonitas que pasarán, qué significado tendrá en su madurez y el paso de gigante que estáis a punto de dar, de la mano, juntos. Evita decirle que ya es mayor y que los niños mayores no toman el pecho. Es un comentario desafortunado que hace que muchos niños reaccionen mal, enfadándose y angustiándose por querer evitar «crecer».

Amor y atención: El destete no es el fin de tu amor, no reprimas tus ganas de abrazar, besar y demostrar tu amor. Es un cambio importante en su vida, tus demostraciones afectivas serán fundamentales para que lo lleve bien. Deberás sustituir el pecho por mucho amor y compensar la pérdida con todas las atenciones que sean necesarias.

Comprensión: La sociedad nos ha educado para que sigamos siempre adelante negando nuestros sentimientos, y, lamentablemente, esto también se transmite a nuestros hijos. Terminar la lactancia es importante y tal vez ambos os sintáis tristes, desconcertados o incluso os asuste el cambio. Enséñale a detectar los sentimientos, validarlos y compartirlos contigo. Los dos vais a experimentar una etapa de duelo, pasarla juntos siempre es más fácil.

Alternativas: La lactancia está presente en muchos momentos del día y puede ser un apoyo importante para relajar, dormir o demostrar afecto y seguridad. A partir del destete hay que rellenar esos espacios con otras cosas. Cada uno encontrará lo que mejor le funcione: masajes, canciones, cuentos, juegos...

Vuestra lactancia es vuestra. Insisto en este punto porque la falta de experiencia en destetes respetuosos nos deja en un punto del camino donde este se bifurca en dos opciones: seguir infinitamente hasta que el bebé se destete solo o terminar abruptamente la lactancia. Y si es vuestra, puedes hacerlo del mejor modo para vosotros dos. El objetivo es terminar bien, con un buen sabor de boca para ambos.

¿Cuánto tiempo voy a tardar en conseguir que se destete?

Cada bebé y cada mamá son un mundo. No hay dos destetes iguales y no se puede generalizar. Las distintas situaciones y edades van a requerir tiempos diferentes. Los destetes pausados pueden durar meses y, en cambio, cuando existe una necesidad imperiosa de destetar el proceso se puede completar en un par de semanas.

También es importante tener en cuenta que si durante el destete el bebé se pone enfermo o está en pleno bache de crecimiento, podemos aplazar o interrumpir el destete hasta que el niño haya superado las dificultades. Por ejemplo, querer destetar a un bebé de dos años puede ser muy complicado y exigir mucho tiempo y paciencia, ya que a esa edad la teta es un salvavidas para él y le hace más falta que nunca.

Al empezar el destete, y si no tienes la necesidad de destetar en poco tiempo, déjate sorprender por tu hijo. Sus reacciones y su grado de madurez te van a mostrar un poco cuál va a ser el camino.

Tus sentimientos cuando llega el momento

Una madre a la que acompañé hace años en sus lactancias me llamó un día llorando para decirme que no podía más, que quería dejar de dar el pecho, que estaba cansada y harta y que había decidido destetar a su hija de quince meses. Su convicción era firme y su agobio, muy visible. Hablamos largo y tendido de cuál sería la mejor manera de destetar para ella, y de todas las opciones ella quería la más rápida. No podía más, quería dejarlo de inmediato y optó por marcharse de casa un fin de semana. Dejó a su hija con su madre y se marchó de viaje con unas amigas (y el sacaleches) un puente de otoño.

Cuando volvió a casa me llamó otra vez llorando. La tristeza y el desasosiego de su voz eran muy evidentes, y ella no era capaz de contarme por qué lloraba.

Después de un buen rato al teléfono consiguió calmarse y me contó que su hija ya se había destetado, que le había ofrecido el pecho y que no había sabido mamar. Parecía que había conseguido justo lo que quería, un destete rápido y sin demasiada dificultad, pues la niña había estado de maravilla con su abuela, que la había sabido acompañar y calmar en los momentos que la niña había pedido teta. Además, su pecho había dejado de llenarse, ni siquiera le molestaba.

Entonces ¿qué le pasaba?

Aunque dejar la lactancia sea lo que más quieres en el mundo, aunque no pienses en otra cosa que destetar y dejar de dar el pecho, cuando la lactancia se acaba puede doler.

Muchas madres al dejar de amamantar sienten un terrible vacío, una sensación de pérdida y tristeza que lo anula todo. Muchas madres experimentan algo así como un duelo real al final de la lactancia.

Algo se rompe en la relación con el bebé, y comienza algo nuevo que deja atrás no solo una fuente de alimentación, sino una fuente de relación y vínculo, del que a veces no eres demasiado consciente hasta que lo pierdes. Y cuando lo pierdes, duele.

Como todo duelo, hay que pasar por las preceptivas fases para poder superarlo. Tras el destete, hace falta tiempo para encontrar una manera de relacionarte con tu hijo, es necesario explorar otras maneras de mostrarle tu amor.

PREGUNTAS Y RESPUESTAS

El 13 de septiembre de 2017 vio la luz *Somos la leche*. Aún recuerdo la mañana en que por fin los libros llegaron a mis manos. Estaba tan nerviosa que no podía abrir la caja. Han pasado muchas cosas desde ese día, la mayoría no habría podido ni soñarlas. Quiero daros las gracias, unas gracias infinitas, por cada mensaje que me ha llegado estos años; por todas las veces que me pedís que os firme vuestros ejemplares (con la vergüenza que me da), y por hacer crecer el libro. GRACIAS. Cómo no, he seguido aprendiendo sobre la lactancia materna. Hay algunos temas que quedaron pendientes en el libro y que ahora, después de haber respondido vuestras preguntas por las redes y por la aplicación LactApp, me apetecía tratar más a fondo en este nuevo apartado del libro. Espero que le saquéis todo el provecho.

....

Mi bebé tiene el frenillo de la lengua corto, ¿qué repercusiones puede haber?

En los últimos años, seguro que habéis oído que muchos niños tienen el frenillo de la lengua corto; parece que sea una moda y que todas las complicaciones en la lactancia sean por culpa de lo mismo. Si te han dicho que el bebé tiene el frenillo de la lengua corto, pueden pasar varias cosas o puede no pasar ninguna. Muchos bebés con frenillo corto pueden encontrar dificultades para mamar, pero muchos otros lo tienen y consiguen que la lactancia funcione.

El frenillo lingual se encuentra debajo de la lengua, insertado, de manera ideal, dentro de ella. Sin embargo, cuando en etapas embrionarias se produce la separación de los músculos que la forman, algunas fibras quedan fuera de los músculos de la lengua, en su parte exterior, dando lugar al frenillo que mantiene atada la lengua al suelo de la boca. Esto puede impedir que la lengua realice los movimientos que le permiten al bebé extraer la leche del pecho de manera eficaz e indolora.

Cuando un frenillo corto interfiere en la lactancia, lo más habitual es que la madre tenga dolor al amamantar, grietas o mastitis de repetición. En el caso de los bebés, lo más frecuente suele ser el escaso aumento de peso.

Habrás oído que los frenillos se clasifican del 1 al 4. Se trata de una clasificación anatómica que nos permite saber en qué punto de la lengua se inserta el frenillo. Esta clasificación no implica mayor o menor gravedad, pero sí mayor dificultad a la hora de encontrar un profesional que haga la intervención para seccionarlo. Cabe decir que esta clasificación anatómica nunca se refiere a las dificultades que vayan a presentar la madre o el bebé.

Si nuestro bebé tiene el frenillo de la lengua corto, lo primero que deberíamos intentar es optimizar el agarre y la postura durante la toma. Si, a pesar de ello, las molestias o dificultades persisten, se puede intervenir, idealmente, una vez que el bebé haya recuperado el peso del nacimiento y antes de los tres meses.

Si se realiza el corte del frenillo, debemos saber que en la mayoría de los casos se trata de una intervención muy rápida que deja una cicatriz temporal en la zona, que poco a poco se cura. En los frenillos posteriores (3-4), se recomienda realizar ejercicios diarios para evitar que el tejido se adhiera de nuevo.

....

Mi lactancia anterior no funcionó, ¿qué pasará con la segunda?

No podemos predecir qué pasará en el futuro, nadie puede decirnos cómo irá nuestra siguiente lactancia y si en este caso va a funcionar o no. Desde la primera vez, contamos con cono-cimientos a favor: hemos adquirido más experiencia y recursos, sabemos qué es normal y que no. A pesar de ello, puede que tengas mucho miedo. Por eso es preciso que te rodees de profesionales que puedan ayudarte y acompañarte, especialmente los primeros días, y ver qué pasa y cómo se desarrollan los acontecimientos. No tenemos garantía de nada en la vida, pero podemos intentarlo a tope; si ponemos todas las ganas, podremos estar tranquilas de que lo hemos hecho lo mejor que hemos sabido y podido.

....

Me han recomendado la extracción prenatal de calostro. ¿Qué es y cómo se hace?

La extracción prenatal de calostro consiste en la extracción de pequeñas cantidades de calostro en la última etapa del embarazo. No es una técnica recomendada para todas las mujeres embarazadas, solo en el caso de que sepamos que podemos tener alguna dificultad en el posparto inmediato: si va a ser necesario separar al bebé de nosotras por alguna patología, si sabemos que presenta un crecimiento intrauterino retardado y, en el caso de las madres, está especialmente recomendado si la mujer padece diabetes, diabetes gestacional o si tiene alguna patología que puede afectar a la lactancia o tiene una mala experiencia previa.

La técnica es muy simple: a partir de las 34 semanas de gestación, se extrae calostro una vez al día. Después de una ducha relajante, se lleva a cabo una extracción manual y se recoge con una cuchara todo el calostro que sea posible. Se consiguen unos pocos mililitros que habrá que recolectar con una jeringa, que etiquetaremos y congelaremos adecuadamente.

Cuando nos pongamos de parto, podemos llevar al hospital el calostro que hayamos conseguido y, de esta manera, evitamos la suplementación de leche artificial y proporcionamos una nutrición más abundante los primeros días. Si quieres más información, no dudes en preguntar a tu comadrona para que te indique cómo se ejecuta el proceso con más detalle.

....

¿Qué es la extracción poderosa o extracción intensiva?

Estos últimos años también se ha puesto de moda recomendar esta técnica, llamada en inglés *power pumping*, a las mujeres que tienen alguna dificultad en la producción de leche. Lo que se consigue con ella es, teóricamente, un aumento de la producción de leche.

Pero ¿es adecuada en todos los casos? La respuesta es que no; esta técnica requiere una gran disponibilidad física y mucha fortaleza emocional.

Se trata de un proceso que inicialmente no parece exigente y se contempla como una opción válida y asequible. Las madres que lo practican muchas veces terminan el proceso agotadas e incluso frustradas.

Hay diversas opciones para poner en práctica esta técnica, a pesar de que la base es la misma: seguir dando el pecho al bebé y usar de manera recurrente el sacaleches. Esta recurrencia en el uso del sacaleches lleva a que las madres tengan que usarlo cinco o diez minutos cada hora (con una pausa nocturna de entre cuatro y seis horas) durante dos días. De esa manera, se crean picos de prolactina[1] y, por ende, se aumenta la producción de leche.

Los casos en que suele recomendarse este tipo de extracción son esencialmente dos: cuando la madre necesite aumentar su suministro de leche de manera rápida (bebés prematuros, enfermos o situaciones de emergencia) y, junto con el acompañamiento de una profesional experta, cuando es preciso valorar si la glándula mamaria es capaz de responder a la demanda, pues de esta manera se puede confirmar o refutar si existen o no dificultades en la producción de leche.

Cosas que debes saber antes de iniciar cualquier ciclo de extracción poderosa:[2]

---

[1] La prolactina es la hormona encargada de producir leche.
[2] La IBCLC Catherine Watson Genna acuña este término, pero posteriormente a la aparición de su sistema de extracción poderosa aparecen adaptaciones y variaciones.

- Vas a requerir ayuda por parte de tus familiares, pues no vas a tener tiempo de nada.
- Es fundamental usar un sacaleches doble para que el proceso sea totalmente eficaz.
- Realizar las extracciones en un espacio que te resulte confortable.
- Debes seguir amamantando a tu bebé, idealmente un mínimo de ocho veces en 24 horas, mientras se realiza el proceso.
- No siempre se consigue un aumento de la leche extraída, por lo que el proceso puede resultar inútil.

Una vez que sabes todo esto, el proceso se lleva a cabo de esta manera:

- Deberías usar el sacaleches diez minutos cada hora.
- Durante la noche, las extracciones pueden ser cada cuatro o seis horas, para que puedas dormir.
- Cuando en cada extracción, entre los dos pechos, consigues de 15-20 ml/hora, puedes empezar a distanciar las extracciones, de manera que pasen a ser sesiones de bombeo de veinte minutos cada dos horas.
- Seguir así, tanto si aumenta o no la producción, durante 48 horas.
- Y, según sea necesario, la leche conseguida puede congelarse o administrársele al bebé.

Es muy importante que, si has conseguido este aumento de producción y quieres dejar de usar el sacaleches de manera intensiva, mantengas los días posteriores al proceso un control sobre el pecho, con cuidado de que no queden zonas con leche retenida, bultos o dolor que podrían afectar al transcurso de la lactancia.

....

Mi bebé es prematuro, me han hablado de una técnica de extracción que optimiza la producción de leche, ¿cuál es?

Es probable que se refieran a la extracción llamada «combinada» (en inglés, *hands-on pumping*) propuesta por Jane Morton, enfermera experta en prematuros. Esta extracción es ideal para que la pongan en práctica las madres de bebés prematuros o bebés que presentan una enfermedad cuando nacen y en los que se prevé que no van a poder mamar de manera inmediata.

Beneficios de la extracción combinada:

- Empleando esta técnica las madres consiguen un 48 % más de leche.
- La leche materna conseguida contiene el doble de grasa que realizando una extracción al uso.
- La producción de leche de las madres no se estanca y sigue aumentando a lo largo de las primeras ocho semanas, mientras que cuando la madre no pone en práctica este tipo de extracción, el volumen de leche conseguido suele estancarse alrededor de las 4 semanas.

Se trata de una técnica relativamente simple, que busca la optimización entre la extracción manual y la mecánica. Para realizarla, es necesario:

1. Empezar siempre el proceso con un masaje en el pecho para estimular la eyección de la leche.
2. Usar un extractor doble.
3. Durante el proceso de extracción doble, aplicar compresión mamaria; es decir, comprimir el pecho colocando la mano en forma de C por todo el tejido mamario.
4. Una vez terminada la extracción doble, hacer una extracción manual en ambos pechos.

Las madres terminan el proceso en unos 25 minutos e, idealmente, la extracción se repite unas ocho veces a lo largo de 24 horas.

....

Me dicen que para dar el pecho tengo que tomar suplementos nutricionales, ¿es cierto?

Si no tienes una carencia concreta, no necesitas los multivitamínicos creados para la lactancia, que suelen ser muy caros y no tienen trascendencia para la salud de la madre.

Pero también es cierto que, según donde vivas, pueden existir recomendaciones específicas en lo que a suplementación se refiere. En España, por ejemplo, en el caso de que la madre no tome diariamente tres lácteos no ecológicos y tampoco consuma sal yodada para cocinar, se recomienda que tome cada día doscientos microgramos de yodo.

....

Durante el embarazo no he podido comer pescado crudo. ¿Puedo hacerlo ahora dando el pecho?

Sí, puedes comer pescado crudo siguiendo las recomendaciones higiénicas para evitar la presencia de anisakis en el pescado. La única recomendación referente al consumo de pescado durante la lactancia es evitar el consumo frecuente de grandes pescados como atún rojo, tiburón, mero, caballa o pez espada, ya que tienen gran contenido de mercurio.

El consumo no está totalmente prohibido, solo se recomienda comerlos idealmente no más de una vez al mes.

....

Estoy destetando a mi bebé, ¿qué leche tengo que darle?

La clave para saber qué leche artificial es la adecuada para tu hijo después del destete va a depender, sobre todo, de la edad que tenga en el momento en que deje el pecho y también de las preferencias familiares.

- De 0 a 6 meses: fórmulas de inicio o tipo 1.
- De 6 a 12 meses: fórmulas de continuación tipo 2 o seguir con la tipo 1.

---

[3] Puede ser leche entera de cualquier otro mamífero cuya leche se comercialice: vaca, cabra, oveja, yegua...

- Más de 12 meses: leche entera.[3]
- Niños de cualquier edad con APLV:[4] fórmulas especiales para bebés sin proteína de leche de vaca, que siempre estarán recetadas por un profesional de la salud.
- Familias veganas: fórmulas especiales para bebés sin proteína de leche de vaca, que siempre estarán recetadas por un profesional de la salud.

....

¿En qué situación va a ser, teóricamente, más fácil destetar a un niño a partir del año?

Los niños «usan» el pecho para muchas cosa en su vida y la principal no siempre es comer. El pecho, durante la crianza de nuestro hijo, es una herramienta esencial que nos facilita el trabajo y que genera mucha tranquilidad al bebé; es, muchas veces, su salvavidas, y es que la teta les sirve para todo.

Las indicaciones siguientes pueden servirte para valorar, cuando el destete esté intrínsecamente dirigido por ti, si el proceso va a ser más o menos fácil:

- Cuando el niño coma una buena cantidad y variedad de alimentos sólidos.
- Cuando sepa dormirse sin el pecho o se duerma con otras personas.
- Cuando sepa consolarse sin el pecho.

- Cuando mame poco de noche o lo haga de manera esporádica.
- Si ha reducido el número de tomas.
- Si el bebé sabe beber en vaso o taza.
- Si, como madre, te sientes preparada para ello y tienes el apoyo necesario.

A priori, cuantas más premisas de este listado cumpla el bebé, con más facilidad se podrá destetar.

....

Mi bebé tiene 4 meses y medio, siempre se ha agarrado perfectamente, pero ahora veo que cierra más la boca y no hay manera de recolocarlo, ¿puedo hacer algo para mejorarlo?

Durante los 3 primeros meses, aproximadamente, es importante revisar que el agarre del bebé sea lo más efectivo posible: la boca muy abierta y la nariz y el mentón tocando el pecho. De esta manera, la toma es placentera y eficaz.

Una vez que el bebé supera los tres meses de edad, el agarre ya no es algo tan importante. Los bebés llegan a mamar de la punta del pezón, muy separados de nuestro cuerpo, a veces con la boca bastante cerrada; cuando crecen un poco, incluso adoptan posturas imposibles.

En esta etapa, aunque hagan todo esto, normalmente no sentimos dolor, la transferencia de leche es buena y ya

---

[4] Las siglas APLV hacen referencia a la alergia a la proteína de leche de vaca.

no es necesario estar pendientes de cómo mama el bebé.

....

Tengo bolsas de leche materna congelada que no voy a usar para mi bebé, ¿se puede cocinar la leche materna?

Claro, se puede usar la leche materna como cualquier leche animal. Lo único que debemos tener en cuenta es que, si calentamos la leche a una temperatura superior a los 62,5 °C, todas las defensas y células vivas de la leche se destruirán. El problema aparecería si el bebé solo fuera a tomar leche cocinada; evidentemente, eso no va a ocurrir: el bebé mamará lo que necesite y una o dos veces al día, en todo caso, tomará un alimento cocinado con leche materna.

Por cierto, si os habéis planteado hacer yogur casero con leche materna, ya os digo que es complicado, pues cuesta mucho que cuaje; adquiere una textura más similar al kéfir que al yogur. Y si la leche materna ha caducado, también puedes aprovecharla para hacer jabón para ti y para tu bebé o, si te animas, una bonita joya de leche para poder recordar siempre vuestra lactancia.

....

¿Cómo puedo mantener una lactancia mixta?

La lactancia mixta es la que combina lactancia materna con leche artificial. Para muchas madres, la lactancia mixta es una realidad y el deseo de muchas es poder mantenerla el máximo tiempo posible, ya que suele ser habitual que una lactancia mixta pase a ser lactancia artificial en su totalidad por el rechazo del pecho por parte del bebé. Y es que los bebés llegan a rechazar el pecho tanto por tener que realizar una succión diferente para obtener la leche del pecho o de la tetina como por la diferencia del volumen recibido con el biberón, que suele ser muy superior al que consiguen al mamar. No hay tetinas que se parezcan al pezón materno y tampoco biberones que eviten que el bebé acabe rechazando el pecho.

Si queremos mantener una lactancia mixta el mayor tiempo posible, podemos intentar:

- Ofrecer, siempre que sea posible, primero el pecho y después el biberón, y terminar con el pecho. De esta manera, le será más fácil al bebé no olvidar que la saciedad y la fuente de alimentación es el pecho.
- Intentar mantener el biberón lo más horizontal posible para que el bebé tome la leche que necesite y no se sobrealimente.
- Recordar que el biberón también se da a demanda: tanto en horarios como en cantidades.
- Si es posible, combinar métodos de suplementación para que el bebé no se acostumbre a un único método: vaso, jeringa-dedo, relactador, biberón, cuchara.

Es plenamente posible mantener una lactancia mixta todo el tiempo que desees; cuidando un poco estos detalles, es más fácil conseguirlo.

....

Se me cae el pelo a puñados, ¿qué puedo hacer?

Sí, durante el posparto, el pelo se cae en grandes cantidades. Durante el embarazo, lucimos una melena fantástica, pero una vez que llega el bebé, el pelo se cae. Es un proceso normal denominado «efluvio telógeno».

En el mercado hay muchos productos destinados a frenar esta caída y mejorar el aspecto de nuestro pelo. No existe evidencia de que funcionen, pero la mayoría suelen ser compatibles con la lactancia. Ante la duda, podéis revisar la web de los pediatras de API-LAM, www.e-lactancia.org, o consultar con el farmacéutico.

....

Mi bebé se atraganta y rechaza el pecho, ¿qué hago?

Cuando los bebés se atragantan repetidamente cuando maman, es probable que sea a causa de un reflejo de eyección hiperactivo. En algunas mujeres, el reflejo de eyección es tan potente y la leche sale con tanta fuerza que el bebé no es capaz de gestionar toda la leche que le llega.

Cuando esto pasa, el bebé suele estar inquieto en el pecho, mama haciendo ruidos con la lengua o se le escapa la leche por todas partes.

Para que el bebé pueda gestionar mejor la leche, podemos intentar varias cosas:

- Estimular el pecho para producir un reflejo de eyección y esperar a que deje de salir la leche a chorro.
- Recostarnos hacia atrás para que la gravedad ayude a que la leche salga más despacio y el bebé pueda succionar con más facilidad.
- Colocar la mano plana en la parte superior del pecho para frenar el flujo de leche.

A medida que los bebés crecen y aprenden a mamar cada vez con más eficacia, suelen gestionar mejor el flujo de leche y se atragantan menos.

....

¿Puedo hacerme la depilación láser? Me han dicho que no es compatible con la lactancia.

Tanto la fotodepilación por láser como la luz pulsada son totalmente compatibles con la lactancia. No hay ningún riesgo en realizarlas mientras estás amamantando, no modifican la composición de la leche ni suponen un riesgo para el bebé.

Lo que no parece quedar tan claro es si la efectividad del proceso de depilación es la misma con lactancia o sin ella. Los centros que la aplican dicen que la efectividad es menor; en todo caso, la decisión debería ser tuya.

....

Me gustaría hacerme un tatuaje. ¿Puedo hacerlo si estoy dando el pecho?

Los tatuajes son compatibles con la lactancia. Existe mucho miedo y desconocimiento que lleva a que algunos tatuadores pidan un documento firmado por un médico que los autorice a realizar el tatuaje.

Los miedos son muchos, y los más destacables son:

- ¿Qué pasa si el tatuaje se infecta y la madre necesita antibióticos?
- Si la madre siente mucho dolor, ¿la leche se corta?
- ¿Existe riesgo con las tintas de tatuar?
- ¿Qué pasa si la madre se contagia de alguna enfermedad por falta de higiene?

Evidentemente, si quieres hacerte un tatuaje o llevar a cabo cualquier otro procedimiento estético, te recomiendo que busques locales que cumplan toda la normativa sanitaria, tanto en la esterilización de los materiales como en el uso de tintas. Si el local donde quieres hacértelo no cumple con todo esto, es mejor que no te lo hagas, sobre todo por tu salud. Si el local cumple con toda la normativa, puedes hacerlo con tranquilidad, y si por mala suerte se infectara, siempre puedes revisar en la web de los pediatras de APILAM que los antibióticos que te recete el médico sean compatibles con la lactancia.

Y, por supuesto, el dolor no hace desaparecer tu producción de leche.

Tengo que ir a trabajar y mi bebé tendrá que tomar la leche en biberón, ¿cómo consigo que lo acepte?

El proceso para que acepte el biberón puede ser angustiante y quizá una alternativa sea no intentar acostumbrarlo antes de que regreses al trabajo; es decir, continuar con el pecho hasta el último minuto y dejar que el cuidador encuentre la manera de que tome la leche cuando no estés. El mayor cambio no va a ser el de alimentación, sino el de cuidador. El hecho de que otra persona lo alimente es el verdadero cambio al que los bebés se enfrentan y necesitarán tiempo, paciencia y opciones para, poco a poco, conseguirlo.

Si tu decisión es que el bebé se acostumbre al biberón antes de que vuelvas a trabajar, es importante saber que suele costarles aceptar la tetina. La mayoría se opone o se niega a comer, lo que aumenta nuestra angustia. Y es que si tenemos que separarnos de nuestro bebé y no nos queda otra que hacer que acepte el biberón o por alguna razón es necesario que tome la leche materna en él, te doy unos trucos para intentar que sea más fácil que lo acepte:

- No le des tú el biberón. Es muy complicado que lo acepte si tú se lo ofreces y algo más fácil si lo hace otra persona.
- Intenta no estar en casa cuando se le ofrezca el biberón.
- Trata de que le ofrezcan el biberón

en un lugar sin distracciones y tranquilo.

- Procura que el bebé también esté relajado y que solo tenga un poco de hambre. Si no tiene hambre, no va a aceptarlo, y si tiene demasiado apetito, es posible que se desespere.
- Ofrece el biberón lo más horizontal posible, deja que sea el bebé el que vaya descubriéndolo; puede ser necesario repetir el proceso unas cuantas veces.
- No todas las tetinas son iguales y, a veces, es necesario comprar y probar varias hasta dar con la más adecuada.
- No suelen aceptar el biberón a la primera; por ello, es necesario repetir el proceso una vez al día con total tranquilidad. Bajo ningún concepto forzando al bebé o haciendo que se desespere.

....

Me han dicho que las pezoneras disminuyen la producción de leche, ¿es cierto?

Hace unos años, las pezoneras eran muy gruesas (de caucho o incluso de cristal); de hecho, en algunos países aún se pueden encontrar. Su uso comprometía la lactancia, ya que era imposible estimular la zona del pezón y la areola correctamente para conseguir una buena transferencia de leche. Las pezoneras de última generación, fabricadas con silicona, son mucho más ergonómicas, adaptables y permiten una correcta estimulación, sin olvidar que existen distintas tallas y debemos usar la que mejor se adapte a nuestro pecho.

Si el bebé consigue un buen agarre, similar al que debería tener sin ellas, la producción de leche no debería verse afectada.

....

Quiero saber qué es la confusión tetina-pezón

La confusión tetina-pezón aún está en entredicho. Desde mi experiencia, puedo contaros que veo a muchos bebés cuya lactancia se compromete al ofrecerles un biberón. En realidad, no es un proceso inmediato; se tarda un poco, pero puede llegar el momento en el que el bebé rechace de lleno el pecho. Esto pasa por dos motivos: el primero es que la tetina del biberón no se parece en nada a un pezón materno, y el segundo, el gran volumen de leche que reciben en poco tiempo, lo que hace que se frustren al mamar.

La confusión tetina-pezón no tiene por qué ser definitiva y se puede intentar que vuelvan a mamar. Para ello, seguimos estos pasos:

1. Si el bebé toma la leche en biberón, buscamos otro recipiente o varios para ofrecerle la leche.
2. No forzamos al bebé a mamar: dejamos el pecho a su alcance, pero sin colocarlo en la posición para tomar el pecho, ya que a veces lo rechazan con mucha persistencia.

3. Usamos el sacaleches para aumentar la producción de leche y que cuando el bebé mame encuentre más leche en el pecho; eso lo animará a mamar.
4. Hacemos compresión mamaria mientras el bebé mama, para que salga más leche.
5. Fomentamos el contacto físico e incluso piel con piel, para facilitar el acceso del bebé al pecho.

No siempre es fácil que el bebé vuelva a aceptar el pecho y hay que tener mucha paciencia, ya que es un proceso que requerirá ir poco a poco.

....

Mi bebé tiene menos de un mes y quiero hacer un banco de leche por si acaso, pero me dicen que debo evitar usar el sacaleches, ¿es verdad?
No, para nada. No sé de dónde ha salido la creencia de que durante el primer mes hay que evitar el uso del sacaleches, pero no es cierto. Si, por la razón que sea, necesitamos hacer banco de leche, podemos usar el sacaleches cuanto queramos y conseguir así leche extra. Lo importante es no dejar las extracciones de golpe, ya que eso sí puede producirnos molestias o dolor.

También es incierto que haya que extraer leche del pecho después de cada toma para tener mucha leche, tal y como se les indica aún a muchas madres. Si nuestro bebé gana peso de manera óptima, no hay que hacer nada especial.

....

¿Cómo sé si la leche extraída está mala?
La leche extraída tiene diferentes tiempos de conservación, dependiendo de si está a temperatura ambiente, en el refrigerador o el congelador. Un miedo habitual es saber si la leche se ha puesto mala y puede ser perjudicial dársela al bebé.

La leche materna extraída adquiere sabores muy diversos que pueden confundirnos a la hora de saber si está o no pasada o mala. Los olores jabonosos, rancios o metálicos suelen ser habituales, mientras que el olor de la leche estropeada es totalmente repugnante.

Si la leche se ha conservado correctamente, aunque nos parezca que no tiene el color o el olor que esperamos, lo más probable es que esté en perfecto estado para dársela al bebé.

....

¿Puedo portear y lactar?
Aprender a portear, llevar a tu bebé en un fular o mochila y amamantar resulta sumamente práctico y te va a permitir tener más libertad de movimientos. La única recomendación, en el caso de que sea tu primera lactancia, es que aprendas bien ambas técnicas antes de simultanearlas.

Durante los primeros meses de lactancia es esencial que el bebé tenga un agarre efectivo al pecho y una posición correcta para evitar dolor y otras complicaciones. De la misma manera, es importante aprender a portear de manera segura. Cuando domines las dos técnicas, podrás unirlas y amamantar porteando.

Tengo mastitis, me dicen que tome probióticos, pero no sé si van bien.

Desde hace unos años, los probióticos para la mastitis o para el dolor al amamantar se han propuesto como una solución. Aún nos falta más evidencia científica sobre su uso y sus posibles efectos sobre las mastitis.

En el caso de querer tomar probióticos, solo debes tener presente que no puedes olvidar o relegar los autocuidados esenciales en casos de mastitis:

- El vaciamiento eficaz y repetido del pecho afectado.
- La aplicación de frío en la zona.
- El control con antiinflamatorios y antibióticos que te recomendará tu médico, si la fiebre no desaparece o dura más de 24 horas.
- Descansar. Es muy importante que te cuides igual que si fuera una gripe y eso implica guardar reposo.

En el caso de que tengas que medicarte con antibióticos, sí se recomienda, al terminar, tomar probióticos para restaurar lo antes posible la flora intestinal y mamaria.

Si tengo mastitis, ¿la leche puede hacerle daño al bebé?

No, a pesar de que la leche contiene más cantidad de bacterias (estafilococo áureo en el caso de las mastitis agudas y estreptococo epidermidis en las llamadas subagudas), para el bebé no representan ningún problema. Es como echar un cubo de arena en la playa; no se nota nada de nada.

Lo que puede pasar es que el bebé esté inquieto o rechace el pecho, ya que esto es un efecto secundario de la mastitis. Durante el proceso, la producción disminuye temporalmente y la leche está más concentrada, lo que le da un sabor más salado, y eso suele molestar a muchos bebés.

Una vez que se haya solucionado la mastitis, todo volverá a la normalidad.

Me han dicho que mi bebé tiene intolerancia a la lactosa, ¿qué hago?

Existen dos tipos de intolerancia a la lactosa, la primaria y la secundaria. La primaria es una patología rara y mortal causada por falta de lactasa en el intestino, que aparece en el recién nacido. La secundaria se produce después de un proceso inflamatorio de la mucosa intestinal, causado, por ejemplo, por un virus o por la ingesta de un antibiótico que disminuye temporalmente la lactasa del intestino. Mientras el intestino no se recupera, el bebé puede tener molestias digestivas, cacas más verdes o más líquidas. En el caso de la intolerancia secundaria, no es necesario destetar y se puede seguir con la lactancia. A veces, proporcionar un probiótico extra al bebé le ayuda a recuperar la flora.

Por otro lado, es muy habitual que se les haga a los bebés un cultivo de heces y aún más habitual que en ese cultivo aparezcan azúcares reductores, lo que muestra un resultado positivo.

Ante este resultado, por desgracia, se desaconseja la lactancia materna y habrá que ofrecerle al bebé lecha artificial sin lactosa. Los azúcares reductores están presentes en las heces de los bebés, ya que la leche materna tiene grandes cantidades de oligosacáridos que llegan a las heces y la orina de los bebés amamantados. Se cree que estos oligosacáridos tienen la función de alimentar las bacterias intestinales del bebé, a la vez que hay otros que tienen un papel más protector y le evitan infecciones habituales en la infancia.

....

¿Qué enfermedades o situaciones de la madre hacen que no pueda dar el pecho?

Sin duda, la primera situación es que la madre no quiera dar el pecho. Si no te apetece, tienes dudas o no lo ves claro, no es necesario que lo hagas. Cada madre debe sentirse libre para elegir de qué manera quiere alimentar a su bebé y, una vez que lo haya decidido, es importante que encuentre el apoyo y respeto que necesite.

En lo que respecta a las enfermedades, en el primer mundo solo existen dos situaciones en las que es mejor que no amamantes: virus de la inmunodeficiencia humana (VIH) y el virus de la leucemia humana de células T-I. El resto de las patologías que una madre pueda sufrir no hacen necesario renunciar a la lactancia materna: hepatitis, tuberculosis, Chagas...

Si has superado un cáncer de mama y ahora quieres intentar amamantar con el pecho no afectado, o el afectado, si no se ha realizado una mastectomía, debes saber que puedes amamantar. Tal vez necesites ayuda, como cualquier otra madre durante las primeras semanas después del parto para garantizar la instauración de la lactancia.

....

¿Existe algún caso en el que los niños no puedan tomar leche materna?

La única situación en la que los bebés no pueden tomar leche materna es la galactosemia. La galactosemia es una enfermedad congénita de origen genético. Se trata de una enfermedad rara, con una incidencia de aproximadamente 1 de cada 50.000 personas. Las niñas y los niños afectados no pueden tomar leche materna, ya que el consumo de lactosa, presente en la leche, es mortal para ellos. En el resto de las patologías que conocemos (errores congénitos del metabolismo[5]) los bebés pueden tomar, aunque sea de manera parcial o limitada, leche materna.

---

[5] Los errores congénitos del metabolismo más habituales en los que hay que controlar la ingesta de leche materna son: fenilcetonuria, fructosemia, defectos congénitos del metabolismo de las vitaminas o minerales o alteración del metabolismo de los aminoácidos, entre otros.

RECURSOS, IDEAS...
NO ESTÁS SOLA

Hoy en día existe la posibilidad de encontrar ayuda e información, productos y profesionales con relativa facilidad. En España contamos con muchos grupos de apoyo distribuidos a lo largo de toda nuestra geografía. Es posible que debas desplazarte para acudir a uno. Sé sobradamente que después del parto la sola idea de salir de casa e ir en coche a reunirte con un grupo de apoyo o a ver a un profesional se te va a hacer una montaña, pero si tienes dificultades con la lactancia o dudas, pide ayuda, ármate de valor y dirígete donde te puedan ayudar.

Aparte de los grupos, existen otros profesionales y servicios que te pueden ser de utilidad. En internet hay mucha información sobre la lactancia muy interesante, pero también muchos mitos e información poco o nada actualizada, así que aquí tienes una pequeña selección de sitios y personas a los que puedes recurrir si lo necesitas.

Como verás, los grupos de apoyo de fuera de España funcionan de forma bastante diversa. Hay grupos que solo ofrecen atención telefónica, mientras que otros realizan reuniones mensuales a través de Facebook.

En primer lugar, me gustaría presentarte a mi «otro bebé». En el año 2015 lancé junto a Maria Berruezo la aplicación LactApp. Se trata de una aplicación que proporciona respuestas personalizadas sobre la lactancia, desde el embarazo hasta el destete, pasando por otros muchos temas relacionados con la crianza: sentimientos de la madre, vuelta al trabajo, relactación, inducción... Se puede descargar gratis en los markets, para Android y iOs.

www.lactapp.es

Grupos de apoyo y federaciones en España

La Liga de la Leche

Dispone de grupos de apoyo por todo el mundo. Suelen realizar reuniones mensuales en las que se trata un tema concreto y en las que las asistentes pueden plantear preguntas a las monitoras o líderes.

http://www.lalecheleague.org/

En su web encontrarás, además de las localizaciones y horarios, información muy valiosa sobre la lactancia materna.

Todos los servicios de atención a las madres son gratuitos. Si lo deseas, te puedes hacer socia para ayudar a otras madres, ya que las asesoras son voluntarias.

Fedalma

Fedalma es la federación de grupos de apoyo a la lactancia en España. En su web encontrarás un listado de casi un centenar de grupos de apoyo repartidos por toda España.

http://www.fedalma.org/

Federación Catalana de Grupos de Apoyo a la Lactancia

Es la federación que reúne a todos los grupos de apoyo a la lactancia federados en Cataluña. Si quieres saber qué es un grupo de apoyo o qué es una asesora, en su página encontrarás toda la información:

http://www.grupslactancia.org/es/

FEDEGALMA

Fedegalma es la federación que da cobijo a todos los grupos de apoyo gallegos.

http://fedegalma.es/

Plataforma de Lactancia informada

Es una iniciativa que surgió para exigir profesionales sanitarios con formación actualizada en lactancia materna, para reivindicar el derecho de las familias a estar correctamente informadas y a disponer de apoyo suficiente para decidir con total libertad la forma de alimentar a sus hijos. También pretende que se cumpla la legislación vigente para proteger y fomentar la lactancia materna.

En Facebook puedes encontrar diversos grupos de diferentes zonas y países.

http://www.plataformalactanciain formada.com/

IBCLC

IBLCE Internacional

Un IBCLC es un consultor internacional de lactancia materna certificado por el Consejo Internacional de Certificación de Consultores en Lactancia (IBCLCE), y es el profesional de la salud mejor preparado y formado para proporcionar ayuda cualificada a la lactancia materna.

En esta web podrás encontrar la relación de países que disponen de IBCLC:

http://iblce.org/

IBCLC España

En esta web se detallan las IBCLC que trabajan en España. La figura del IBCLC es aún poco conocida en nuestro país. Las y los IBCLC son profesionales formados en lactancia materna, la certificación se concede cada cinco años, lo que implica que los conocimientos de los que disponen van a estar actualizados. Las y los IBCLC trabajan para garantizar la mejor atención a madres y bebés.

http://ibclc.es/

EUROPA

Andorra

Mamandorra

C/ Callaueta, 14ad 500 Andorra la Vella, Andorra

http://www.mamandorra.word press.com

mamandorra@gmail.com

Francia

Fanny Mora, IBCLC

Ille et Vilaine

Visitas a domicilio y consultas por teléfono e internet (en español y francés)

07 70 18 56 74

moravidal.fe@gmail.com

Suiza

En Suiza hay diversas monitoras que atienden en castellano.

http://lalecheleague.ch/es/

AMÉRICA DEL NORTE (IBCLC hispanohablantes)

Canadá

Montreal

Rosalie Sarasua

Rosehelps@yahoo.ca

(513) 928-7850

Estados Unidos

Liga de la Leche

En este enlace podrás encontrar todos los grupos de la Liga de la Leche en Estados Unidos en los que se habla español.

http://www.llli.org/lang/espanol/ gruposusa.html

Listado de IBCLC que hablan Español:

California

Brawley

Irma N Martinez M.Ed.R.D.IBCLC

WIC Program Director

Clinicas de Salud del Pueblo Inc.

561 E Street

Brawley, CA 92227

Tel. (760) 344-9606

Fax (760) 344-5063

Los Angeles

Rebeca Pacheco, IBCLC

(562) 450-6078

breastfed_bestfed@yahoo.com

San Diego

Kim Speckhahn, B.S., IBCLC

Lactation Consultant & WIC Nutrition Assistant

San Diego

Kim Speckhahn, B.S., IBCLC
Lactation Consultant & WIC Nutrition Assistant
(760) 752-4324 Tues
(760) 752-4315 Th/Fr
   kim.speckhahn@nchs-health.org
   www.nchs-health.org

Florida

Coral Springs
Maria Elena Penades, IBCLC
Práctica privada
Coral Springs, Florida
1(954)274-2634
   www.childbirthservicesflorida.com
   mariaelenapenades@gmail.com

Illinois

Chicago (cerca de)
Alison Velasco, IBCLC
Evanston, IL
(847) 594-2489
   alisonvibclc@gmail.com

Ohio

Cincinnati
Olga Tamayo, MSN, RNC, IBCLC
Centro para la Lactancia Médica
División de terapia nutritiva
Cincinnati Children's Hospital Medical Center MLC 1040, 3333 Burnet Avenue
Cincinnati, OH 45229-3039
Olga.Tamayo@cchmc.org
513-636-3930
513-803-3103 (fax)
   www.cincinnatichildrens.org/breastfeeding

New Jersey

Teaneck, NJ
Carmen E. Baker-Clark, BA, IBCLC, RLC
(201) 214-7222
   carmenclark@optonline.net
Visita a áreas de Bergden, Hudson y Essex

Texas

San Antonio
Laura María Gruber, IBCLC
417 E. Laurel
San Antonio, Texas 78212
Visitas a domicilio
(210) 209-1002
WhatsApp: 2102091002
BreastfeedingHousecalls.com

McAllen
Myrna Gabriela Reyna, IBCLC
McAllen, TX 78504
(956) 570-8333
   gabyreyna@yahoo.com

México

Centro Nantli
Tepic, Nayarit
Doula Massiel Hdez
Andry Montoya
En Facebook: NANTLI

PILU
Programa Integral de Lactancia Universitaria y su Red Universitaria de Lactarios.
   https://www.facebook.com/pg/lactanciauniversitaria/about/?ref=page_internal

Lactan
Cd. Obregón, Sonora, México
Karla Silva Doula
En Facebook: Lactan

Grupo de Apoyo a la lactancia
Magenta Educación Perinatal
Guadalajara, Jalisco.
Primer jueves de cada mes de 18.00 a 20.00 h.
En Facebook: Lactancia Magenta Educación Perinatal

Crisálida
Círculo de apoyo para la lactancia y crianza.
Fernando Moreno 209 Col. San Sebastián. CP 50150
Toluca, México.
Reuniones primer viernes de cada mes.
Horario de 6.00 a 20.00 h.
Contacto lactancia@crisalida.mx
Tel. 7223412349
Ana Su Gutierrez

En tribu con más corazón
Guadalajara, México
Av. San Ignacio 906 -912
El tercer jueves de cada mes 11.00 h.
Aportación voluntaria
Contacto: Alondra Ramírez 3331571484
www.facebook.com/mascorazonmas

Círculo de apoyo a la lactancia
Querétaro, México
Bondin' en Pathé 62 col Pathé
Primer sábado de cada mes
https://www.facebook.com/LactanciaMaterna/?pnref=story

Maternidad en Plenitud
Aguascalientes, México
(449) 914 35 17

Amamanta Tabasco
Villahermosa, Tabasco.
Facebook: Amamantar Tabasco

Acclam
Es un directorio de IBCLC en México.
http://www.acclam.org.mx/directorio

CENTROAMÉRICA
Costa Rica
Del corazón de mamá
Grupo de apoyo a la lactancia en Costa Rica
En Facebook con el mismo nombre, podrás ver las reuniones que ofrecen.

El Salvador
CALMA
El Centro de Apoyo de Lactancia Materna (CALMA) surgió hace 33 años como una iniciativa para proteger, fomentar y rescatar la práctica de la alimentación al pecho materno en El Salvador, la cual, debido a la promoción indiscriminada de sucedáneos, se encontraba en decadencia. En su web puedes encontrar información sobre la lactancia y sobre salud nutricional.
http://www.calma.org.sv/consejeria/

Guatemala
Lactancia Materna Grupo de Apoyo Guatemala
Grupo virtual en Facebook con el mismo nombre.

Honduras
Lactancia Materna Tepas-Tegus
Col. 15 de Septiembre
30113 Tegucigalpa
+504 9819-0289

La liga de la lactancia materna
Honduras
  http://laliga.hn/

Nicaragua
Ciao Mamma
Managua, Nicaragua, Lomas del Valle,
de la aguja de entrada 3c arriba
#73 50584626230
  www.ciaomamma.net

Panamá
Lactancia SOS Panamá
  http://www.lactanciasos.com/

Puerto Rico
Carmen Cabrer, Lacted
Centro Educativo ubicado en el Centro Comercial Laguna Gardens, oficina 209 en Isla Verde. Cuenta con grupos de apoyo todos los miércoles (llamar antes).
(787) 512-0507

AMÉRICA DEL SUR
(Revisa los grupos de la Liga de la Leche en su web.)

Argentina
LacMat
Se trata de una fundación que proporciona información sobre la lactancia y también un listado de grupos de apoyo.

http://www.fmed.uba.ar/fundalac/grupos.htm

Galam Argentina
En esta web encontrarás un listado de grupos de apoyo madre a madre, así como información sobre lactancia materna.
  http://galamargentina.blogspot.com.es/

Fundalam
Es una organización sin ánimo de lucro, conformada por mujeres, padres y profesionales que creen que gestar un hijo, dar a luz, amamantarlo, y acompañarlo hasta que pueda independizarse es solo una pequeña parte de un proceso más amplio que nos involucra como personas y que implica valores de vida que nos trascienden.
  http://www.fundalam.org.ar/
  En Facebook: FUNDALAM

Chile
Lactivismo Chile
Facebook: Lactivismo Chile

Red de Apoyo a la Lactancia Materna en Chile
En esta web puedes encontrar un listado de asesoras y pediatras, así como una guía de lactancia materna.
  http://reddeapoyoalalactanciamaternachile.cl/acerca-de-la-red/

La Liga Chilena de Lactancia Materna

No debe confundirse con la Liga de la Leche. Tiene un grupo activo en Facebook y que realiza reuniones presenciales.

https://www.facebook.com/liga.lactancia

Criamor en Chile (V Región)

Quillota
Segundo sábado del mes en el Centro Khalma a las 11.30 h
Último viernes del mes en el Banamor junto al Chile Crece Contigo de la Municipalidad

GALM San Miguel

Grupo de apoyo en el Hospital Exequiel González Cortés, Comuna de San Miguel, Santiago de Chile.
Segundo sábado de cada mes a las 11.00 h

GALM.sur@gmail.com
https://m.facebook.com/GALMSM/

Colombia

Amo Ser Mamá y Mi Vida Caóticamente Hermosa

https://amosermamablog.com/
Facebook: Amo Ser Mamá y Mi Vida Caóticamente Hermosa

Lactancia Materna Colombia

Grupo virtual en Facebook.

Amamantar

Disponen de videoconferencias con información sobre lactancia e información en las redes sociales.

http://www.amamantar.co/hangouts/

Ecuador

Grupo de apoyo a la lactancia y la maternidad Quito

Todos los viernes de 10 a 12.00 h
Aula 705 de la Universidad Andina Simón Bolívar
Contacto: Lucila Donoso 0999730133, 2286030
luciladonosog@gmail.com

Paraguay

Maternar Paraguay

Todo sobre la maternidad y sus particularidades, el embarazo, el parto, el posparto, la crianza y sus desafíos, a partir de las experiencias de otras mujeres.

En Facebook: Maternar Praguay

Parto Humanizado CDE

Clase de lactancia gratuita una vez al mes en Ciudad del Este.

CDEamamanta, Ciudad del Este

cdeamamanta@gmail.com
+5950983807708

Amamanta Paraguay

Grupo en Facebook del mismo nombre

Perú

Crianza e instinto

crianzaeinstinto@groupmail.com
En Facebook: crianza e instinto

Uruguay

Instituto Uruguayo de Lactancia Materna
http://www.iulam.org.uy/

Nacer mejor
Segundo jueves de cada mes a las 17
Cardal 322
099669078
En Faceboook: nacer mejor
Criando en Tribu
Montevideo - 099480063

Maternando en Tribu
Maldonado - 099 396 530

Relacahupan
099 618 146 -099 60 40 20

Lactancia en Uruguay
Círculo virtual para familias en período de lactancia y profesionales de áreas afines en Uruguay con la finalidad de brindar información, disipar dudas sobre la lactancia materna y ayudar a buscar acompañamiento presencial, ofreciendo apoyo y el máximo respeto por las decisiones de cada mujer y el proceso de cada bebé o niño.
En Facebook: Lactancia en Uruguay

Asesoras de lactancia
Bettina Antelo - Montevideo
099 224 794
bettiantelo@gmail.com

Camila Chiribao - Maldonado
099 396 530
camilachiribao@gmail.com

Carmen Hernandez Saavedra, Montevideo
099 60 40 20

Mariel Bonnefon, La Paz, Las Piedras, Montevideo
099480063

Mariana Caceres, El Pinar, Canelones
095556374

Marina Markk, Ciudad Vieja
099 451855

Karen Rasmussen Kroch, 093921206, Cordón, Mdeo.

Myriam Alvez 099508128, Malvin, Buceo, Punta gorda.

Melania Raszap, zona centro y este de Montevideo y también Ciudad de la Costa, 099226151

Rossina Inés Torterolo, Neptunia
099256208

Venezuela

Fundación Bengoa
Listado de grupos de apoyo a la lactancia materna.
http://www.fundacionbengoa.org/lactancia/apoyo/

WEBS RELACIONADAS CON EL PARTO Y EL NACIMIENTO

El Parto es Nuestro

Es una asociación sin ánimo de lucro, formada por usuarias y usuarios y profesionales, que pretende mejorar las condiciones de la atención a madres e hijos durante el embarazo, el parto y el posparto en España.

https://www.elpartoesnuestro.es/

Que no os separen

Información sobre los derechos de los padres y los recién nacidos centrados en el fomento del contacto piel con piel.

http://www.quenoosseparen.info/

RECURSOS, WEBS RELACIONADAS CON ORGANIZACIONES INTERNACIONALES Y PROFESIONALES DE LA SALUD

FAME

Federación de las Asociaciones de España. En su web puedes encontrar los documentos y la información dirigida a conseguir un parto natural.

http://www.federacion-matronas. org/

Organización Mundial de la Salud

En su web se publican todas las recomendaciones de lactancia de la OMS.

http://www.who.int/topics/breast feeding/es/

Unicef

Web en español del Fondo de las Naciones Unidas para la Infancia, contiene información clave acerca de la lactancia materna.

https://www.unicef.org/spanish/ ffl/04/

Asociación Española de Pediatría (comité de lactancia)

Una web donde podrás encontrar mucha información sobre lactancia, así como un foro de consultas dirigido por los pediatras del comité de lactancia.

http://www.aeped.es/comite-lac tancia-materna/preguntas-frecuentes-sobre-lactancia-materna

IHAN

La Iniciativa para la Humanización de la Asistencia al Nacimiento y la Lactancia (IHAN) ha sido lanzada por la OMS y UNICEF para animar a los hospitales, servicios de salud, y en particular las salas de maternidad a adoptar las prácticas que protejan, promuevan y apoyen la lactancia materna exclusiva desde el nacimiento.

https://www.ihan.es/

Asociación Española de Psicología Perinatal

Si necesitas ayuda, si sufres depresión posparto o tristeza posparto no dejes de contactar con ellos.

http://www.asociacionpsicologia perinatal.com/

APILAM

Los pediatras de APILAM han creado la web de consulta imprescindible para la madre lactante. En ella podrás encontrar la compatibilidad de medicamentos, plantas, enfermedades y pruebas diagnósticas.

http://www.e-lactancia.org

Carlos González

El pediatra Carlos González es autor de múltiples libros sobre la lactancia y uno de los más grandes expertos en la materia. En su web puedes encontrar información acerca de la lactancia, así como de las charlas que realiza.

http://www.carlosgonzalezpediatra.com/

Acpam

Se trata de la web de la Asociación Catalana Pro Alletament Matern. Contiene información sobre lactancia, así como la posibilidad de comprar libros y vídeos sobre la lactancia.

http://www.acpam.org/

El frenillo lingual

El pediatra Luis Ruiz es uno de los grandes expertos mundiales sobre la anquiloglosia o frenillo lingual corto. En su web hallarás gran cantidad de información sobre esta situación, que puede afectar a la lactancia.

http://www.elfrenillolingual.com/

Gavà Salut Familiar

Se trata de la web de los pediatras Luis Ruiz y Carlos González. Además, para completar el equipo cuentan con varios profesionales, entre ellos, Olga Allyón, experta dietista y nutricionista.

http://www.gavasalutfamiliar.com/

Julio Basulto

Julio Basulto es experto en nutrición y dietética. Tanto en su web como en sus libros podrás encontrar mucha información sobre lactancia y alimentación infantil.

http://juliobasulto.com/

Cristina Silvente

Es psicóloga y es experta, entre otros muchos temas, en psicología perinatal.

https://cristinasilvente.wordpress.com

Amalia Arce

En la web de la doctora Arce podrás consultar información sobre la lactancia, la crianza y la salud de los peques.

http://www.dra-amalia-arce.com/

Paula Rodríguez Alesi

La doctora Paula Rodríguez es IBCLC y ofrece diversos servicios en su web.

http://www.moltpekes.com/

Armando Bastida

Armando es enfermero de pediatría, con una amplia formación en lactancia. En su web ofrece información y le podrás hacer consultas.

http://armandobastida.com/

WEBS DE MADRES Y PADRES

Miriam Tirado
Miram es periodista. En su blog y su canal de YouTube podrás encontrar mucha información acerca de los niños y de la crianza.

http://miriamtirado.com/ca/

Maternidad Continuum
Web de la farmacéutica e IBCLC Pilar Martínez. Contiene numerosa información sobre lactancia y divertidísimos vídeos.

http://www.maternidadcontinuum.com/

Reeducando a mamá
María Berrozpe es doctora en biología y experta en sueño infantil, uno de los temas que más preocupan a los padres.

http://reeducandoamama.blogspot.com.es/

Marujismo
En esta web encontrarás un poco de todo: embarazo, crianza, lactancia, alimentación...

http://www.marujismo.com/

Sara Ribot
En su web podrás consultar sus dos libros, así como artículos sobre la crianza.

http://crianzaconapegootromundoesposible.blogspot.com.es/

Crianza con apego natural
¿Quieres aprender sobre Baby Led Weaning? En el libro de Mayka Martí encontrarás todas las respuestas.

https://crianzaconapegonatural.blog/libro-blw/

Gemelos al cuadrado
En ella dispones de la información que ofrece la IBCLC Gema Cárcamo, madre por partida doble de gemelos. Si vas a tener dos bebés y les quieres dar el pecho, estás en las mejores manos.

http://gemelosalcuadrado.com/

AGRADECIMIENTOS

Tengo un vicio tonto: me gusta dar las gracias. Y en el caso del libro no podía dejar de hacerlo, pues tengo mucha gente a la que agradecer que me ayudaran a cumplir el objetivo que me quedaba: escribir un libro. Así que allá voy.

En primer lugar, gracias a mi familia. A mi marido y a mis hijas. Por ellas aterricé en el mundo de la lactancia, gracias a ellas he aprendido casi todo lo que sé. Han aguantado y aguantan a una madre colgada de un teléfono casi las 24 horas del día y que se pasa la vida hablando de tetas. ¡Os quiero, Maria y Abril!

Gracias a mi marido Antonio Romero, por estos veinte años juntos, por no desesperar casi nunca (je, je), por saber que esto de la lactancia no era una locura y por decirme cada día mil veces que me quiere.

Gracias a mis padres por estar siempre ahí, por creer en mis sueños y ayudarme a hacerlos realidad.

A Maria Berruezo, algo más que mi socia. Gracias por elegirme, soy una privilegiada. GRACIAS por cada día, por cada risa, cada lágrima y cada locura. Gracias por creer, soñar y permitirme volar juntas. Gracias por ese viernes en el que viniste a buscarme. Gracias por la paciencia infinita, por cada una de tus enseñanzas... Y muy especialmente por animarme a escribir, porque este libro lo soñaste tú antes que yo.

A Bea Rodríguez por ser mi hermana gallega, por ese sentimiento que nos une, que no lo da la sangre pero que vale tanto o más. Por cada comentario, cada planteamiento en este libro... Y sobre todo por cada madrugada robada al sueño. Por tantas despedidas en el aeropuerto entre lágrimas y abrazos infinitos.

A Ruth Escutia y Mari Lazar, por respetar siempre mis locuras de las tetas, por los momentos buenos y por los malos. Por estar siempre a mi lado y al lado de mi familia.

A mi *sister* Isabel Domènech, por estar siempre contenta con todo lo bueno que me pasa. Por su humor y sus abrazos.

A Rita da Costa, por todo el tiempo en que formamos dúo. Aprendimos un montón juntas.

A Carlos González, por sus libros, por su proximidad, por los mails y toda su sabiduría. Bendito el día en que leí por primera vez *Mi niño no me come* y amplié horizontes.

A Eulàlia Torras e Inma Marcos, por ser mi referente y mis salvadoras. Por ellas estoy aquí, por ellas soy quien soy. Y por supuesto al grupo ALBA Lactancia Materna, en él he crecido y aprendido.

A Núria Carrasco y Laia Aguilar, por su fuerza, esfuerzo y amabilidad y por todo eso que nos une, que va mucho más allá del grupo de lactancia.

A Karina Maass Frittelli, que a pesar de la distancia (ella está en Dubái y yo, en Barcelona) nos contamos que estábamos «embarazadas» casi el mismo día. Yo pariré este libro y ella una hermosa guerrera llamada Alana.

A Alma Obregón, que ha prologado este libro y que tanta felicidad ha regalado a mis hijas.

A Julio Basulto, por ayudarme a perseverar y por su generosidad y honestidad.

A Helena González, porque es una madraza increíble que me ha enseñado mucho más de lo que ella cree.

A Enric Pallarés, por su flexibilidad y paciencia conmigo. Y por aprender juntos que la frase que repito, y que por fin cumplo, era de José Martí.

A la editora de este libro, Teresa Petit, por su primera llamada y por su primera pregunta: ¿quieres escribir un libro?

A Zory Luna, por mandarme cada día a escribir: «¡Abre el ordenador y escribe!».

A la doctora Mercè Casamitjana y a Carles Boté, que han revisado el libro, me han dado consejos y acompañado en todo momento.

A Laura Esteban y a su pequeño primo Ausiàs, por contarme esa gran respuesta.

A Roser Jordà, de Mares de Llet, por recordarme la estructura matriarcal de las orcas y su comportamiento en la crianza y la lactancia.

A Alicia Vilaret, por pasarme su listado de grupos de apoyo a la lactancia para que pudiera mejorar el que sale en el libro.

A Glòria y a Bruna; a Laura y a Guifré; a Marta, a Sira y a Naira; a Nuria y a Adrià, por prestarnos su tiempo y sus caras para ilustrar este libro.

A Eva Piquer y a Carles Capdevila. Si ellos no me hubieran dado la primera oportunidad y empujón para escribir sobre lactancia materna, hoy este libro no estaría en vuestras manos.

Y finalmente, a todas y cada una de las madres que me han permitido estar a su lado durante estos años. GRACIAS por dejarme aprender con vosotras.

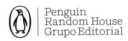

Penguin
Random House
Grupo Editorial

Segunda edición, ampliada: febrero de 2020
Octava reimpresión: diciembre de 2022

Printed in Spain – Impreso en España

Fotografías de interior: Frank Díaz

ISBN: 978-84-18007-15-6
Depósito legal: B-403-2020

Maquetación: M. I. Maquetación, S. L.

Impreso en Gráficas 94, S.L.
Sant Quirze del Vallès (Barcelona)

DO 0715 A